全国医药中等职业教育药学类"十三五"规划教材

（供药学类专业用）

U0273726

中药鉴定技术

（第2版）

主　编　丁冬梅　马立本

副主编　王加文　张小红　张福莹

编　者　（以姓氏笔画为序）

　　　　丁冬梅（广东省食品药品职业技术学校）

　　　　马立本（甘肃省医药学校）

　　　　王加文（江西省医药学校）

　　　　李红芳（江苏省连云港中医药高等职业技术学校）

　　　　李树光（广东省潮州卫生学校）

　　　　张小红（广东省食品药品职业技术学校）

　　　　张红梅（四川省食品药品学校）

　　　　张福莹（潍坊医药职业中等专业学校）

　　　　曹　莉（湛江中医学校）

　　　　赖寒花（广东省食品药品职业技术学校）

中国健康传媒集团

中国医药科技出版社

内容提要

本教材是全国医药中等职业教育药学类"十三五"规划教材之一,是根据中等职业学校中药专业、中药制药专业教学标准中药鉴定技术课程的基本要求和特点编写,同时兼顾各相关专业本课程教学实际,共收入 288 种药材的鉴定。与上版相比,本教材增加彩图和案例分析,使中药鉴定学习更加直观,学以致用;并配套有"医药大学堂"在线学习平台,包括电子教材、教学大纲、课程知识点和每章教学指南、课件、题库、视频或微课、药材照片,从而使教材内容立体化、生动化,易教易学。

本教材分 11 个项目,项目一为概述,介绍中药鉴定的基本概念和中药质量标准的发展和现状,阐述了中药鉴定在保证中药质量中的作用;项目二按照《中国药典》(2015 年版)标准讲解中药鉴定的基本技能;项目三到项目十一,按照用药部位分别介绍 288 味药及其炮制品的鉴定基础知识,附有彩色图片和部分伪品、易混品的照片。药材鉴定侧重于性状鉴定,辅以特征的、简便实用的显微鉴定或理化鉴定。为拓展学生的知识面,增加趣味性,每味药都有知识拓展内容。每个项目附实践活动,并增加目标检测,便于学生对每个项目内容进行总结巩固。

本教材供中药、中药制药专业使用。本教材参照国家中药调剂员(中级)应掌握的药材设定内容,适当增加了中药商品的知识,可以供中药鉴定课程和中药商品学课程教学使用,也可作为相关工作人员的参考书。

图书在版编目(CIP)数据

中药鉴定技术/丁冬梅,马立本主编. —2 版.

—北京:中国医药科技出版社,2016.8

全国医药中等职业教育药学类"十三五"规划教材

ISBN 978 – 7 – 5067 – 8443 – 6

Ⅰ.①中… Ⅱ.①丁… ②马… Ⅲ.①中药鉴定学 –

中等专业学校 – 教材 Ⅳ.①R282.5

中国版本图书馆 CIP 数据核字(2016)第 183482 号

美术编辑 陈君杞

版式设计 麦和文化

出版 **中国健康传媒集团** | 中国医药科技出版社

地址 北京市海淀区文慧园北路甲 22 号

邮编 100082

电话 发行:010 – 62227427 邮购:010 – 62236938

网址 www. cmstp. com

规格 787×1092mm $^1/_{16}$

印张 24

字数 478 千字

初版 2011 年 5 月第 1 版

版次 2016 年 8 月第 2 版

印次 2019 年 2 月第 5 次印刷

印刷 三河市万龙印装有限公司

经销 全国各地新华书店

书号 ISBN 978 – 7 – 5067 – 8443 – 6

定价 58.00 元

全国医药中等职业教育药学类"十三五"规划教材

修 订 说 明

为满足全国医药中等职业教育药学类专业教学的需要，中国医药科技出版社根据教育部《中等职业教育改革创新行动计划（2010—2012年）》精神，于2011年组织编写出版了"全国医药中等职业教育药学类规划教材"，受到广大医药卫生中等职业院校师生的欢迎。其中，7门教材被评为教育部中等职业教育改革创新示范教材，14门专业技能课教材全部入选教育部"十二五"职业教育国家规划教材。

第2轮规划教材，即全国医药中等职业教育药学类"十三五"规划教材，是中国医药科技出版社在广泛调研和充分论证的基础上，于2015年12月正式启动组织修订编写的，是在教育部、国家食品药品监督管理总局的领导和指导下，根据教育部2014年颁布的《中等职业学校专业教学标准（试行）》等文件精神，在全国医药中等职业教育药学类"十三五"规划教材建设委员会领导和专家的支持和指导下，经过全国40余所院校300余名教学经验丰富的专家、教师精心编撰而成，目前即将付梓出版。

全套教材共计26种。主要供全国医药卫生中等职业院校药学类专业教学使用。

本套教材主要有如下特点：

1. 强化技能，理论适度　教材内容体现了中等职业教育的属性，更加注重学生职业能力的培养，以及介绍学生掌握技能所必需的理论知识。专业技能课程按"任务驱动"型构建教材体系，通过任务分析，对教学内容进行选择。

2. 注重实践，突出案例　教材在介绍基本理论知识的同时，通过引入药品生产、流通、使用等环节的实践案例，使教材内容更加贴近实践、贴近岗位，有助于学生了解实际岗位的知识与技能要求，做到学以致用。

3. 优化模块，易教易学　在保持教材主体框架的基础上，通过设计生动、活泼的教学模块，如"课堂互动""岗位对接""知识链接""知识拓展"，以增强教材的可读性、趣味性，利于师生教学互动，拓宽学生知识面。

4. 科学整合，有机衔接　本套教材内容设置做到科学整合，注意各门教材之间的有机衔接，避免重要知识点的遗漏以及教材之间不必的交叉重复。

5. 工学结合，优化团队　每门教材的编写，尤其是专业技能课教材，吸纳了一些具有丰富实践经验的企业人员参与，使编写团队更加优化，以保证教材内容更加贴近岗位要求，更加体现职业教育的职业性、实践性和开放性。

6. 多媒融合，促进教学　本套教材除3门公共基础课教材外，其余教材均免费配套"医药大学堂"在线学习平台（包括电子教材、教学大纲、教学指南、视频、课件、题库、图片等），使教学内容资源更加丰富和多样化、立体化，便教易学。

编写出版本套高质量的教材，得到了全国各相关院校领导与编者的大力支持，在此一并表示衷心感谢。出版发行本套教材，希望受到广大师生欢迎，并在教学中积极使用本套教材和提出宝贵意见，以便修订完善，共同打造精品教材，为促进我国医药中等职业教育药学类专业教学改革和人才培养作出积极贡献。

中国医药科技出版社
2016 年 7 月

全国医药中等职业教育药学类"十三五"规划教材

教材建设指导委员会

刘长久（四川省食品药品学校）

孙永霞（江苏省常州技师学院）

苏　锦（四川省食品药品学校）

苏兰宜（江西省医药学校）

李承革（四川省食品药品学校）

李家庆（长江职业学院）

杨汉祥（长江职业学院）

杨莉莉（南昌市卫生学校）

张小明（四川省食品药品学校）

林　玲（梧州市卫生学校）

林　勇（江西省医药学校）

欧阳小青（广东省食品药品职业技术学校）

虎松艳（广东省食品药品职业技术学校）

周　勇（四川省食品药品学校）

周　容（四川省食品药品学校）

郑小吉（广东省江门中医药学校）

陈川惠（甘肃省医药学校）

赵统臣（上海市医药学校）

柯宇新（广东省食品药品职业技术学校）

莫小卫（梧州市卫生学校）

秦胜红（四川省食品药品学校）

徐学泉（上海市医药学校）

夏鸿林（长江职业学院）

常光萍（上海市医药学校）

程　敏（四川省食品药品学校）

龚子东（河南应用技术职业学院）

楚　斌（河南应用技术职业学院）

全国医药中等职业教育药学类"十三五"规划教材

书　目

序号	教材名称	主　编	ISBN
1	药用化学基础(一)——无机化学(第2版)*	张雪昀	978-7-5067-8406-1
2	药用化学基础(二)——有机化学(第2版)*	张雪昀　徐学泉	978-7-5067-8407-8
3	药物制剂技术(第2版)*	缪立德　刘生阶	978-7-5067-8408-5
4	中医基础(第2版)*	石磊　邓岩	978-7-5067-8409-2
5	分析化学基础(第2版)*	龚子东　柯宇新	978-7-5067-8410-8
6	中药学基础(第2版)*※	李承革　封银曼	978-7-5067-8411-5
7	药事法规概论(第2版)*	杨汉祥	978-7-5067-8412-2
8	药品储存与养护技术(第2版)*※	夏鸿林	978-7-5067-8413-9
9	医药商品学(第2版)*	周容	978-7-5067-8414-6
10	中成药商品学(第2版)	张小明	978-7-5067-8415-3
11	医药市场营销技术(第2版)*※	王冬丽	978-7-5067-8416-0
12	应用药理基础(第2版)*	王建新　杨莉莉	978-7-5067-8417-7
13	药用植物学基础(第2版)※	秦胜红　陈川慧	978-7-5067-8418-4
14	药物分析技术(第2版)*	李家庆	978-7-5067-8419-1
15	中药炮制技术(第2版)※	冯建华　郑晓吉	978-7-5067-8420-7
16	医学基础(第2版)*	赵统臣　林玲	978-7-5067-8421-4
17	微生物与寄生虫基础(第2版)*	林勇	978-7-5067-8422-1
18	中药化学基础(第2版)※	苏锦	978-7-5067-8423-8
19	中药鉴定技术(第2版)	丁冬梅　马立本	978-7-5067-8443-6
20	医药英语(第2版)△	常光萍	978-7-5067-8445-0
21	数学(第2版)△	孙永霞　楚斌	978-7-5067-8446-7
22	生物化学基础(第2版)	莫小卫	978-7-5067-8447-4
23	中药制剂技术(第2版)	周勇	978-7-5067-8448-1
24	中药调剂技术(第2版)※	苏兰宜　邓仕年	978-7-5067-8449-8
25	医药计算机基础及应用(第2版)△	刘长久	978-7-5067-8450-4
26	医药物流实务	欧阳小青	978-7-5067-8451-1

注:*为"十二五"职业教育国家规划教材
※为中等职业教育改革创新示范教材
△示未配套"医药大学堂"在线学习平台

前言

中药鉴定技术是中药、中药制药专业等开设的核心专业课程。学生通过本课程的学习，掌握近 300 种中药材的鉴定技术，适应中药调剂、采购验收、仓储销售、检验等岗位的要求，具有辨别中药真伪优劣的基本知识和技能。

本教材为任务驱动式课程教材。根据中药鉴定工作岗位的内容和要求，突出中药鉴定技术的实用性和实践性，满足一线实际操作的需要，知识以必需够用为度，侧重于对药材的性状鉴别和简便、特征的显微理化鉴定，并按照《中国药典》（2015 年版）标准鉴定的项目和操作。收录内容涵盖中等职业学校中药专业、中药制药专业等教学标准中药鉴定技术课程要求，并参照中药调剂员（中级）要求。

本版教材所收药材图片均为彩色照片，使鉴别更加直观，增强实用性。教材内容设有学习目标、案例分析、课堂讨论、目标检测，对学生自学、自我检查都有指导作用。加入一定的拓展内容，如有关药材的小故事、药材鉴定的最新发展、新闻报道、所含有效成分等，既可以增强课程学习的趣味性，又可以丰富学生的知识结构。本教材增加了中药品质优劣评价的内容，医药营销专业开设中药商品学的可以选讲其中商品学的内容。

本教材配套有"医药大学堂"在线学习平台，包括电子教材、教学大纲、课程知识点和每章教学指南、课件、题库、视频或微课、药材照片，为学生提供随时随地的课堂。

本教材分为 11 个项目，项目一为概述，介绍中药鉴定的基本概念和中药质量标准的发展和现状，阐述了中药鉴定在保证中药质量中的作用；项目二按照《中国药典》的条目讲解中药鉴定的基本技能；项目三至项目十一，按照用药部位分别介绍各味药及其炮制品的鉴定基础知识，侧重于性状鉴定，辅以特征的、简便实用的显微鉴定或理化鉴定，为拓展学生的知识面，增加学习趣味性，每味药都有知识拓展内容。每个项目附实践活动，并加目标检测，便于学生对每个项目内容进行总结巩固。

本教材编写分工如下：丁冬梅负责项目一、项目二；王加文和李树光负责项目三；张福莹负责项目四；张小红、曹莉负责项目五；赖寒花负责项目六；李红芳负

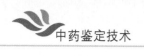

责项目七、项目八；张红梅负责项目九；马立本负责项目十、项目十一。

　　本教材的编写得到了广东省食品药品职业技术学校幸聪同志的帮助，黄超华同志为本教材提供部分图片，在此深表感谢。

　　由于编写时间和编者水平的限制，书中有不妥或疏漏的地方，敬请广大师生和读者提出宝贵意见。

编者

2016 年 4 月

目录

第一部分　总论　中药鉴定基本知识

项目一　了解中药鉴定技术的基本知识 \ 3

任务一　学习中药鉴定的概念 …………………………………………………… 3
　一、中药鉴定的含义 …………………………………………………………… 3
　二、中药鉴定的起源与发展 …………………………………………………… 4
　三、中药鉴定的任务与意义 …………………………………………………… 5
任务二　体会中药质量的重要性 ………………………………………………… 7
　一、中药质量现状 ……………………………………………………………… 7
　二、影响中药质量的因素 ……………………………………………………… 7
任务三　掌握中药鉴定的标准要求 ……………………………………………… 9
　一、药品标准的定义 …………………………………………………………… 9
　二、其他与药材有关的药品标准 ……………………………………………… 9

项目二　掌握中药鉴定的基本操作技能 \ 12

任务一　掌握中药鉴定操作基本程序 …………………………………………… 12
　一、取样 ………………………………………………………………………… 12
　二、鉴定 ………………………………………………………………………… 13
任务二　掌握性状鉴别 …………………………………………………………… 14
　一、性状鉴别的步骤 …………………………………………………………… 14
　二、性状鉴别的描述 …………………………………………………………… 14
任务三　掌握显微鉴别 …………………………………………………………… 15
　一、显微制片 …………………………………………………………………… 15
　二、显微测量 …………………………………………………………………… 18
　三、显微理化鉴定 ……………………………………………………………… 19

四、显微鉴别法注意事项 ·· 19

五、记录 ··· 20

六、结果与判定 ··· 20

任务四　掌握检查 ··· 20

一、杂质 ··· 20

二、水分 ··· 20

三、灰分 ··· 22

四、浸出物测定 ··· 24

五、其他理化检查方法 ·· 24

第二部分　中药鉴定

项目三　根及根茎类中药的鉴定 \ 31

任务一　学习根及根茎类中药的鉴定 ······································· 31

细辛（33）　　　　狗脊（35）　　　　大黄（36）　　　　何首乌（38）

牛膝（40）　　　　川牛膝（41）　　　威灵仙（43）　　　川乌（44）

草乌（45）　　　　附子（46）　　　　白芍（49）　　　　赤芍（50）

黄连（51）　　　　白头翁（53）　　　升麻（54）　　　　防己（55）

延胡索（56）　　　板蓝根（58）　　　甘草（59）　　　　黄芪（61）

葛根（62）　　　　山豆根（63）　　　苦参（64）　　　　人参（65）

红参（68）　　　　西洋参（70）　　　三七（71）　　　　白芷（74）

当归（75）　　　　川芎（76）　　　　防风（77）　　　　柴胡（78）

独活（80）　　　　羌活（81）　　　　北沙参（82）　　　龙胆（83）

秦艽（84）　　　　紫草（85）　　　　丹参（86）　　　　黄芩（87）

玄参（88）　　　　地黄（89）　　　　熟地黄（90）　　　巴戟天（91）

桔梗（92）　　　　党参（93）　　　　木香（94）　　　　白术（95）

苍术（96）　　　　紫菀（97）　　　　泽泻（98）　　　　半夏（99）

百部（102）　　　川贝母（103）　　浙贝母（104）　　黄精（106）

玉竹（107）　　　天冬（108）　　　麦冬（108）　　　知母（110）

郁金（111）　　　天麻（112）　　　天花粉（113）　　山药（114）

远志（116）　　　香附（117）

任务二　识别常用根及根茎类中药（1） ·· 120

任务三　识别常用根及根茎类中药（2） ·· 121

任务四　识别常用根及根茎类中药（3） ·· 122

任务五　识别常用根及根茎类中药（4） ·· 123

项目四　叶、花类中药的鉴定 \ 129

任务一　学习叶类中药的鉴定 ·· 129
淫羊藿（130）　　大青叶（131）　　番泻叶（133）　　枇杷叶（134）
紫苏叶（135）　　罗布麻叶（136）　桑叶（137）　　　银杏叶（138）

任务二　学习花类中药的鉴定 ·· 139
辛夷（140）　　　丁香（142）　　　金银花（144）　　款冬花（146）
菊花（147）　　　野菊花（149）　　旋覆花（150）　　红花（150）
密蒙花（153）　　合欢花（154）　　蒲黄（155）

任务三　识别叶类中药 ·· 158
任务四　识别花类中药（1） ·· 159
任务五　识别花类中药（2） ·· 160
实验　红花的鉴别 ··· 161

项目五　果实和种子类中药的鉴定 \ 164

任务一　学习果实类中药的鉴定 ··· 164
五味子（165）　　山茱萸（166）　　枸杞子（167）　　木瓜（169）
山楂（171）　　　瓜蒌（172）　　　补骨脂（173）　　吴茱萸（174）
小茴香（175）　　连翘（177）　　　栀子（177）　　　砂仁（179）
豆蔻（180）　　　草果（182）　　　金樱子（182）　　枳壳（183）
枳实（184）　　　陈皮（186）　　　化橘红（187）　　佛手（188）
使君子（189）　　马兜铃（190）　　火麻仁（191）　　女贞子（192）
牛蒡子（193）

任务二　学习种子类中药的鉴定 ··· 193
菟丝子（194）　　牵牛子（195）　　沙苑子（197）　　郁李仁（198）
槟榔（199）　　　苦杏仁（201）　　酸枣仁（203）　　决明子（204）
王不留行（205）　肉豆蔻（207）　　柏子仁（208）　　胖大海（209）
薏苡仁（210）　　青葙子（211）　　车前子（212）

任务三　识别常用果实类中药 ·· 216
任务四　识别常用种子类中药 ·· 217

项目六　全草类中药的鉴定 \ 221

任务一　学习全草类中药的鉴定 ··· 221
麻黄（222）　　　金钱草（224）　　广藿香（226）　　荆芥（227）
薄荷（229）　　　益母草（230）　　香薷（232）　　　车前草（233）
穿心莲（234）　　青蒿（235）　　　茵陈（236）　　　佩兰（237）

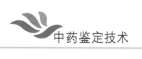

蒲公英（237）　　　小蓟（238）　　　石斛（239）　　　紫花地丁（242）
肉苁蓉（243）　　　锁阳（244）　　　瞿麦（245）

　　任务二　识别常用全草类中药（1）···247
　　任务三　识别常用全草类中药（2）···247

项目七　茎木类中药的鉴定 \ 253

　　任务一　学习茎木类中药的鉴定···253
苏木（254）　　　　钩藤（255）　　　槲寄生（256）　　　川木通（258）
通草（260）　　　　大血藤（261）　　鸡血藤（262）　　　桂枝（263）
桑枝（264）　　　　首乌藤（265）　　皂角刺（265）

　　任务二　识别常用茎木类中药（1）···267
　　任务三　识别常用茎木类中药（2）···267

项目八　皮类中药的鉴定 \ 271

　　任务一　学习皮类中药的鉴定···271
厚朴（272）　　　　肉桂（274）　　　杜仲（275）　　　黄柏（277）
合欢皮（278）　　　秦皮（279）　　　白鲜皮（280）　　牡丹皮（281）
香加皮（283）　　　地骨皮（284）　　桑白皮（285）

　　任务二　识别常用皮类中药···286
　　实验　黄柏、厚朴的显微鉴别···287

项目九　动物类中药的鉴定 \ 291

　　任务一　学习动物全体类中药的鉴定··292
全蝎（292）　　　　土鳖虫（293）　　水蛭（295）　　　斑蝥（296）
蜈蚣（297）

　　任务二　学习皮、肉、脏器类中药的鉴定···298
地龙（298）　　　　蛤蚧（299）　　　金钱白花蛇（301）　蕲蛇（302）
乌梢蛇（302）　　　哈蟆油（303）

　　任务三　学习角、甲、贝壳类中药的鉴定···304
鹿茸（304）　　　　羚羊角（308）　　龟甲（309）　　　石决明（311）
牡蛎（312）

　　任务四　学习生理、病理产物类中药的鉴定······································313
珍珠（313）　　　　牛黄（315）　　　燕窝（316）　　　桑螵蛸（318）
蟾酥（319）

　　任务五　识别常用动物类中药···322

项目十　矿物类中药的鉴定 \ 325

任务　学习矿物类中药的鉴定 ……………………………………………… 325

朱砂（327）　　赭石（329）　　磁石（330）　　自然铜（332）
雄黄（333）　　石膏（334）　　芒硝（337）　　滑石（338）

项目十一　藻、菌、树脂类及其他植物类中药的鉴定 \ 342

任务一　学习藻、菌、树脂类及其他植物类中药的鉴定 …………………… 342

昆布（343）　　海藻（344）　　冬虫夏草（345）　　灵芝（348）
茯苓（349）　　猪苓（351）　　乳香（353）　　　没药（354）
冰片（355）　　青黛（356）　　芦荟（357）　　　海金沙（358）

任务二　识别藻、菌、树脂类及其他植物类中药 …………………………… 360
实验　猪苓、茯苓的显微鉴别 …………………………………………………… 361
目标检测参考答案 …………………………………………………………………… 364
参考文献 ……………………………………………………………………………… 367

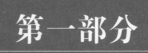

第一部分

总论
中药鉴定基本知识

项目一　了解中药鉴定技术的基本知识

学习目标

知识要求

1. **掌握**　中药鉴定的定义、中药标准有关规定、药材鉴定的内容。
2. **熟悉**　中药鉴定的任务和中药质量的影响因素。
3. **了解**　中药鉴定的意义，中药质量的现状。

技能要求

能根据药材的变异情况，判断是否属于假药劣药；会查阅《中国药典》等标准。

任务一　学习中药鉴定的概念

一、中药鉴定的含义

中药鉴定是运用现代科学理论知识和技术方法，对中药的品种和质量进行检验。一般分为基原鉴定、性状鉴定、显微鉴定和理化鉴定，习称"四大鉴定"。

中药是指在中医药理论指导下用于防病和保健的天然药物及其制品，包括中药材、中药饮片和中成药。按照《中国药典》一部内容，还应包括植物油脂和提取物。中药材是取自天然的未经加工或简单的产地加工的原料药，包括植物药、动物药和矿物药三大类，也称"药材"。中药饮片是指药材经过炮制后可直接用于中医临床调剂和制剂生产的药材加工品。中成药也称中药制剂，是以中药饮片为原料，根据规定的处方要求，采用相应的制备工艺和加工方法，制备成适宜的剂型，具有一定规格的药品，如丸剂、片剂、颗粒剂、口服液、膏剂、酒剂等。中药制剂分析有专门的课程讲授，我们这里的中药鉴定研究对象仅指中药材、中药饮片。

基原鉴定：通过对中药的原植物、动物、矿物来源鉴定，结合本草考证，确定正确的中药品种来源。基原鉴定是中药鉴定的首要环节。

性状鉴定：中药性状是指药材的性状、大小、色泽、表面特征、质地、断面（切断面和折断面）、气味等特征。性状鉴定就是运用感官（眼看、手摸、鼻闻、口尝）鉴

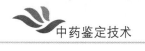

别、水试、火试等简便方法对药材性状进行鉴定。性状鉴定是中药鉴定的基础，是不可取代的有效鉴定方法，也是评价中药品质的重要方法。性状鉴定有着几千年的经验积累，在中药鉴定的实践中应用最为广泛。

显微鉴定：利用显微镜来观察药材的组织构造、细胞形态、内含物特征，鉴定药材的真伪和纯度。显微鉴定观察的是药材的粉末、切面，每一种药材都有与其他物种不同的特征，具有规律性和专属性，相当于微观的性状，所以显微鉴定是重要的一种中药鉴定方法。同时，显微鉴定还可以观察到非药物成分，例如泥沙、其他组织，所以显微鉴定可以评价药材的纯度，进而反映药材的质量。

理化鉴定：利用物理的、化学的或仪器分析方法鉴定中药的真伪、优劣。这是近年来发展最迅速的方法。通过特征的理化反应、光谱法、色谱法进行鉴定，专属性强，质量评价准确可靠。不但可以确定药材的真实性，还可以测定有效成分、指标性成分的含量，药品标准中鉴别、水分、灰分、重金属及农药残留、浸出物、含量测定均采用理化分析方法。

二、中药鉴定的起源与发展

从人类懂得用药开始，就伴随着用药的辨别。人们通过不断尝试，学会了运用眼、耳、鼻、舌、手等感官辨别那些可供药用植物、动物、矿物的形、色、味、质地特点，这些药物知识凭借师承，口耳相传，直至有文字记载，形成本草，即古代记载药物知识的专著称为本草。从秦、汉，到清代，我国本草著作有400余种。这些本草著作是中药鉴别的重要资料，也是中华民族与疾病斗争的宝贵经验。

《神农本草经》是我国最早的药物学专著。作者不详，成书年代约为汉朝，是汉代以前药物知识的总结，简称《本经》。该书收载药365种，分为上、中、下三品，对药物的形状、颜色、气味都有描述，并对药物的产地、采收时间和方法做概括性描述。如药"有毒无毒，阴干暴干，采造时月，生、熟、土地所出，真伪陈新，并各有法。"原书早已失传，今所见均为后世历代本草收载。其实，最早关于药用植物鉴别在《诗经》中就有记载。《淮南子》记载了秦皮的水试鉴别"以水浸之正青"。

《本草经集注》是梁代陶弘景所著，以《神农本草经》和《名医别录》为基础编纂，载药730种。本书按药物自然属性分类，分为玉石、草木、虫兽、果、菜、米食、有名未用七类，是后世本草按药物性质分类的始祖。对药物的产地、采收、形态、鉴别进行描述，如火试，硝石"以火烧之，紫青烟起"；品质鉴定，朱砂"光色如云可拆者良"，原书失传，主要内容收载于后世本草中。

《新修本草》是公元659年唐朝官府组织编写并颁行，由苏敬等22人集体编纂完成，又称《唐本草》。所以说这是我国的第一部药典，也是世界上最早的药典。该书载药850种，增加114种，如豆蔻、乳香等外来药物。该书有较多的基原鉴定，并附图文鉴定。

其他对后世影响很大的本草，如唐代的《食疗本草》《海药本草》，宋代的《开宝本草》《嘉祐本草》《图经本草》，其中《图经本草》首创版印墨线药图，多为实地写生，真实形象，对药物的产地、形态、用途均有说明，是后世本草的范本。宋代还有一本重要的本草《证类本草》，唐慎微校订增补，本草图经合一，《经史证类备急本草》，简称《证类本草》，收药 1746 种，是对宋代以前药物鉴定知识的总结，质量很高，是我国现存最早的完整本草，也是研究古代药物最重要的典籍之一。

《本草纲目》是明代伟大的医药学家李时珍所著。该书编纂历时 27 年，1596 年成书，载药 1892 种，药方 11096 首。该书是我国 16 世纪以前医药成就的总结，收载内容的广度、深度、编写质量远高于明代以前的本草，是我国药学发展史上的传世巨著。该书以自然属性分类，每药标名为纲，列释为目，名称统一，结构严谨。对药物的形态鉴别方法较完善。

其他本草：《本草纲目拾遗》，清代赵学敏编撰，拾遗补正《本草纲目》，载药 921 种。

新中国成立后，中医药事业的发展受到国家的重视，中药鉴定方面取得了显著成绩。为了保障人民用药安全有效和加强对中药质量的管理，1953 年颁布了第一部法定药品标准——药典，至今已经第十版。现行版药典为 2015 年版，分为四部，一部收载中药材、植物油脂和提取物、中药成方制剂；二部收载化学药品；三部收载生物制品。四部为通则和药用辅料。《中国药典》（2015 年版）一部收载品种 2598 个，新增 440 个，修订 517 种。本版药典在现代新技术的应用、加强安全性控制、提高药品的有效性和可控性、保护野生资源等方面都有明显变化。在鉴定的方法和内容方面，每版药典都比前一版有所提高，使中药的质量标准不断完善。

《中国药典》是国家药品质量的法定技术标准。每版新药典颁布实施，旧版标准停止使用，如新版未收载的，则仍以旧版执行。

三、中药鉴定的任务与意义

1. 中药鉴定的任务 鉴别中药的真伪和优劣，保证用药的准确、安全有效。

鉴别中药的真伪和优劣，首先应知道假药和劣药的概念，《药品管理法》对假药和劣药的界定作了以下规定。

有下列情形之一为假药：

（1）药品所含成分与国家药品标准规定的成分不符；

（2）以非药品冒充药品或以他种药品冒充此种药品的。

有下列情形之一的，按假药论处：

（1）国务院药品监督管理部门规定禁止使用的；

（2）依照本法必须批准而未批准生产、进口，或者依照本法必须检验而未经检验即销售的；

（3）变质的；

（4）被污染的；

（5）使用依照本法必须取得批准文号而未取得批准文号的原料药生产的；

（6）所标明适应证或功能主治超出规定范围的。

导致假药产生的原因有很多，因技能不足，误采误收；利欲熏心，有意作假；保管储运不当，污染变质。

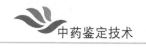

劣药：药品成分的含量不符合国家药品标准的。

有下列情形之一的，按劣药论处：

（1）未标明有效期或更改有效期的；

（2）不注明或更改生产批号的；

（3）超过有效期的；

（4）直接接触药物的包装和容器未经批准的；

（5）擅自添加着色剂、防腐剂、香料、矫味剂及辅料的；

（6）其他不符合药品标准的。

涉及药材劣药的情形如水分、灰分、浸出物不符合规定；包装药材的容器不符合规定；为了增重，用化工原料浸泡药材等，均导致药材性状发生变化。

2. 中药鉴定的意义

（1）确定正确的中药品种。中药的品种约有12800种，同一名字的中药，全国各地使用的药材品种可能不同，例如以贯众为名的药材有58种，北方称败酱的药材其实是苣荬菜，广东所用升麻实为菊科的广升麻，称为地丁药材有紫花地丁、苦地丁、甜地丁等，这就是同名异物；有一些药材各地的叫法不同，即药材别名，例如青果又称橄榄、甘榄、白榄，栀子又叫黄枝子、山枝子、大红栀，肉豆蔻也叫玉果、肉果，芡实称为鸡头米、肇实，等等，这是同物异名；还有一种药有多种来源，例如辛夷的来源有望春花、玉兰和武当玉兰，灵芝有紫芝和赤芝，柴胡为柴胡或狭叶柴胡的干燥根，等等。这种混乱自古就有，同名异物、同物异名、一物多基原，如果再加上各地的代用品、混淆品就更多了，这就为我们正确用药提出了要求，药材必须经过鉴别无误才能使用。

（2）保证中药质量，保证药品的疗效和用药安全。通过中药鉴定，检验药材和饮片的质量，合格的才能用于生产和使用，可以保证中药的有效性和安全性。中医中药经过千百年的发展，对中华民族的繁衍生息和健康起到至关重要的作用。但市场中的药材的确存在掺伪、以次充好、杂质多等现象，通过中药鉴定，正确评价中药材的质量，保证合格的中药材投入使用，进而保证中成药的质量。

案例分析

　　案例　为加强中药材及饮片管理，保障公众用药安全，国家食品药品监督管理总局近期组织开展了中药材及饮片专项抽验。共从全国31个省（区、市）有关中药材及饮片的生产、经营和使用单位抽取蒲黄、柴胡、川贝母、血竭、薄荷、木通、苍术、附子、制川乌和制草乌等10个品种772批样品，经检验发现93批不符合标准规定。

　　分析　总体上看，抽验的中药材及饮片的质量状况不容乐观，染色、增重、掺伪、掺杂等问题仍然比较突出。除薄荷、木通和制川乌外，其余7个中药材及饮片均检出不符合标准规定产品。其中，蒲黄的不合格率最高，发现存在染色、增重及掺杂等问题；川贝母发现存在掺伪问题；血竭发现存在掺杂问题。

　　[国家食品药品监督管理总局网站：国家食品药品监管总局通报中药材及饮片专项监督抽验结果（2014年09月23日）]

　　请同学们分析一下，在上一案例中，发现了如下问题，请判断哪些属于伪药，哪些属于劣药？

　　（1）苍术主要化学成分与标准比较差异大；

　　（2）柴胡掺杂；

　　（3）川贝母的鉴别项：聚合酶链式反应不符合规定；

　　（4）附子（黑顺片）炮制不当，有效成分下降；

　　（5）血竭掺杂。

任务二　体会中药质量的重要性

一、中药质量现状

　　中药是来自于自然界的天然产物，不是工业化产品，质量不是均一的。受自然条件的限制，例如植物药的产地、气候、采收时间、加工方法都直接影响中药的质量。

　　《中国药典》每5年修订一次，每次修订，内容都有大幅度的改进。《中国药典》（2015年版）大量采用了专属性更强的方法鉴定药材。但是，由于药品质量标准属于技术性标准，受科技发展的阶段性的制约，例如有的中药我们还不知道有效成分是什么，不能设定控制项目；有的虽然知道了一些有效成分，但还没找到合适的方法控制；对有的中药认识不全面，控制方法不科学；检验技术需要更新，不能凭控制某一个成分的含量来评价该药品的疗效；等等。中药质量标准的提高，会引导药品质量的发展方向。药品质量的稳定和提高，依赖于新技术、新仪器的发展。甚至对中医中药的认识，也会改变控制质量的方法，例如以前我们以一个有效成分来评价某药品的质量，现在发现有效成分的组群控制更能反映药品的质量，这也是中医中药整体观念的体现。我国中药标准在国际上是处于领先地位的。《中国药典》中大量采用药材对照品或提取物对照品，为那些药效成分不明确的药材提供了明确质量指标，而且从另一个角度诠释了中药的整体观念。药品标准的完善和提高对更加有效地控制中药的质量是非常重要的。

　　中药材多为农副产品，大部分没有实行批准文号管理。中药的规范化种植刚刚起步，种植范围小，品种少，对中药市场的影响很小。因此，对中药的监管需要更加深入有效。

二、影响中药质量的因素

　　1. 中药品种的影响　品种是影响质量至关重要的因素。但是中药同名异物、同物异名、一物多基原现象是普遍存在的，影响中药的质量。如《中国药典》规定柴胡为伞形科柴胡和狭叶柴胡的干燥根，但全国做柴胡使用的有很多种，经检验，不同产地和品种

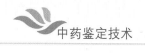

的柴胡中柴胡皂苷 a、b、d 之和在 0.62% ~3.04%，含量差异大，而产于云南的川滇柴胡仅含痕量的柴胡皂苷 a、b、d。由此可见，品种对中药质量的影响不容忽视。

2. 产地的影响　药材产地对药材质量的优劣影响很大。不同的地质、气候环境对中药有效成分的产生、积累有直接的影响。如防风原产东北和内蒙古，引种到南方后，药材常分枝，且木化程度高，与原有性状差异很大；青蒿在全国都有分布，但抗疟成分青蒿素从北到南，含量差异巨大，从痕量到 0.9%，相差 5 ~6 数量级；不同产地葛根中的葛根素含量从 1.04% ~6.44%，含量相差 5 倍多。有效成分的含量差异肯定影响的是疗效的差异，也就是质量。产地影响药品质量在人们懂得使用中药时就已经有所体会了，正如李时珍所说"性从地变，质与物迁"，因此，自古就有道地药材的概念。

道地药材也称地道药材，是指那些历史悠久、品种优良、产量宏丰、疗效显著、具有明显地域特色、质优效佳的中药材。只有在特定的生产区域内，受土壤、气候、水质和生态环境的影响，和优良的种植技术、加工技术，才能生产出优质药材，道地药材代表的是优质药材，是中药的一大特色，例如四大怀药（怀地黄、怀牛膝、怀山药、怀菊花）、浙八味（浙贝母、浙玄参、杭菊花、杭白芍、杭麦冬、山茱萸、延胡索、白术）、四大西北药材（当归、黄芪、党参、大黄）、东北药材三宝（人参、细辛、五味子），以及宁夏的枸杞、山东的阿胶、云南的三七、四川的黄连、川乌、川贝、附子等，均属地道药材。据统计，我国现在比较公认的道地药材约有 200 余种。

3. 采收加工的影响　中药有效成分的含量与药材的生长期有明显关系。一般药用根及根茎的，选择秋冬植物枝叶干枯，营养成分和有效成分集中于地下时采挖；药用全草、枝叶时，多于植物枝叶繁茂时采收；药用花时，则可在花未开时或花盛放时采摘。槐花花蕾时芦丁含量达 28%，开花后含量急剧下降；对穿心莲不同生长期的有效成分（穿心莲内酯和脱水穿心莲内酯）含量检测发现，8、9 月份花蕊期至开花前含量最高，穿心莲采收就应在这个时期。只有那些不受生长期影响的才可以全年采收。

药材采收后，要进行干燥、除去非药用部位、切片等产地加工，也有为了适应临床需要进行炮制的，这都属于药材的加工。药材加工不当，直接影响疗效的发挥。简单的，如片块太大，有效成分无法充分提取；宜阴凉干燥的药材如花类、挥发油多的药材，经太阳暴晒或高温烘干，有效成分会损失殆尽；复杂的，如半夏、附子，炮制不当，不能降低毒性，使用后果将很严重；含水溶性成分的药材不宜久泡润药。所以药材加工方法对中药质量的影响也是至关重要的。

4. 包装贮藏的影响　药材的采收时期限制和生产地域限制、商品流通的发展，都需要对药材进行适宜的包装和一定时间的储存。在产地时，药材包装比较原始，有用化肥袋、饲料袋装药材的，也有直接捆扎，不用包装的，这些都会直接影响药材质量，造成药材的污染、鼠害等。针对药品包装的问题，国家有明确规定，可以使用纸箱、麻袋、编织袋，但不能用纸袋、草席包、柳条筐等物品，《药品管理法》规定药品包装必须适合药品质量要求，方便储存、运输和医疗使用，发运中药材必须有包装。每件包装必须注明品名、产地、日期、调出单位，并附有合格标志。药材包装是保护药品的屏障。

药材如果储存不当，会出现发霉、虫蛀、走油、变色、气味散失、风化、粘连等质量问题，导致药材质量劣化，以致失去药用价值。储藏期间应注意药材的养护，避免热、潮湿、氧化、光照和虫害、鼠害的发生，所以，贮藏条件和方法不当是影响中药变质的重要因素。

5. 其他　有时不法分子为了追求利益，掺杂、制假，例如广金钱草药用地上部分的，不去除根；柴胡药用部位为根，却带地上茎叶销售；海金沙中掺土；金银花连带枝梗；茯苓干燥不彻底，水分高，为了防止发霉，用硫黄熏蒸；冬虫夏草体内插铁丝增重；以生晒参充西洋参；将杂木染黄、整形冒充黄柏等，诸如此类，这是假药劣药产生的主要原因，也是中药鉴定的主要任务。

另外，由于药材从业人员技能不足，误采误收、加工方法不当、储存养护错误等，都给药材的质量保证埋下隐患。

任务三　掌握中药鉴定的标准要求

一、药品标准的定义

中药鉴定的依据是药品标准。《药品管理法》规定："药品必须符合国家药品标准。"药品标准是国家对药品的质量规格和检验方法所做的技术规定，是药品生产、销售、使用和检验单位必须共同遵守的法定依据。药品标准包括国务院药品监督管理部门颁布的《中华人民共和国药典》（简称《中国药典》）和药品标准。国家药品标准是国家为保证药品质量而制定的法典，是强制性标准，具有法律效力。

二、其他与药材有关的药品标准

1.《中华人民共和国卫生部药品标准》中药材（第一册）　选取《中国药典》未收载的、来源清楚、疗效确切，多地区经营使用的常用中药材，收载 101 种药材，正文体例与药典相同，于 1991 年 2 月 10 日起施行。

2.《中华人民共和国卫生部进口药材标准》　收载 31 种进口药材，体例与药典相同，是对外签订药材进口合同条款和到货验收的法定依据。包含品种有丁香、儿茶、马钱子、血竭、苏合香、西洋参、胡黄连等。

如果国家药品标准均未收载的品种，可依据地方药材标准。地方药材标准也没有的，参考中药专著，如《中药大辞典》《中药志》等，中药专著没有法律效力。

▷项目小结◁

本项目主要介绍中药鉴定的定义、意义、发展和法规管理要求。通过对本项目的学习，应该明确中药鉴定的目的就是鉴定中药的真伪和优劣，它直接关系到中药用药的安全和有效。中药鉴定是理论与实践结合紧密的技能，必须通过长期的实践才能掌握。

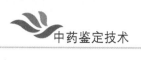

目标检测

一、单项选择题

1. 具有简单、易行、迅速特点的鉴别方法是（　　）
　　A. 基原鉴定　　　B. 性状鉴定　　　C. 显微鉴定　　　D. 理化鉴定

2. 药材鉴定的法定依据是（　　）
　　A. 中药志　　　　　　　　　　B. 中药大辞典
　　C. 药材鉴定手册　　　　　　　D. 中国药典

3. 药材、饮片、成药三者之间的区别是（　　）
　　A. 来源不同　　　　　　　　　B. 产地不同
　　C. 加工程度不同　　　　　　　D. 形状不同

4. 我国第一部药物学专著是（　　）
　　A.《中华本草》　　　　　　　　B.《新修本草》
　　C.《本草纲目》　　　　　　　　D.《神农本草经》

5. 世界第一部药典是（　　）
　　A.《本草纲目》　　　　　　　　B.《新修本草》
　　C.《神农本草经》　　　　　　　D.《本草经集注》

6. 下列属于假药的是（　　）
　　A. 发霉不能药用的
　　B. 水分太高
　　C. 制川乌的双酯型生物碱含量高于标准要求
　　D. 黄芩中黄芩苷含量低于标准要求

7. 下列属于劣药的是（　　）
　　A. 被化肥污染的
　　B. 走油
　　C. 发霉不能药用的
　　D. 药材中泥沙太多，总灰分高于标准要求

8.《中国药典》现行版是（　　）
　　A. 1991 年 2 月出版　　　　　B. 2000 年版
　　C. 2015 年版　　　　　　　　 D. 2010 年版

9. 属于道地药材的是（　　）
　　A. 广金钱草　　　B. 怀山药　　　C. 广西山药　　　D. 湖南山银花

10.《本草纲目》的作者是（　　）
　　A. 孙思邈　　　　B. 李时珍　　　C. 苏敬　　　　　D. 赵学敏

二、多项选择题

1. 属于中药的是（　　）

  A. 中药材　　　　　B. 中药饮片　　　C. 中药制剂　　　D. 汉方药

2. 中药鉴定包含的鉴定方法是（　　　　）

  A. 显微鉴定　　　　B. 基原鉴定　　　C. 理化鉴定　　　D. 性状鉴定

3. 药材鉴定的目的是（　　　　）

  A. 扩大中药药源　　　　　　　　B. 与国际接轨

  C. 保证用药的准确、安全、有效　　D. 鉴别中药的真伪和优劣

4. 道地药材的特点是（　　　　）

  A. 具有明显地域特色

  B. 老字号企业生产的名牌中药材

  C. 质量好，价格高，品牌影响大

  D. 历史悠久、品种优良、质优效佳的中药材

5. 影响药材质量的因素有（　　　　）

  A. 采收加工　　　　　　　　　　B. 从业人员素质

  C. 产地　　　　　　　　　　　　D. 中药品种

6. 中药的药品标准有（　　　　）

  A. 中药大辞典　　　　　　　　　B. 《中国药典》

  C. 中药材验收标准　　　　　　　D. 地方药材标准

7. 药品标准的特点是（　　　　）

  A. 是强制性标准

  B. 药品质量的法典

  C. 具有法律效力

  D. 国家对药品的质量规格和检验方法所做的技术规定

8. 必须遵守药品标准的单位是（　　　　）

  A. 药品销售单位　　　　　　　　B. 药品使用单位

  C. 药品检验单位　　　　　　　　D. 药品生产单位

9. 按照假药论处的是（　　　　）

  A. 填补国内空白的品种（未获批准）

  B. 海外代购少量自用（未获批准）

  C. 储藏不当气味散失

  D. 产地加工不当发霉

10. 按照劣药论处的是（　　　　）

  A. 为改善包装密封性，将 PET 塑料瓶改为玻璃瓶

  B. 根据最新研究成果，包装加印一个适应证（批准）

  C. 药品包装印刷错误

  D. 已过期但经检验合格，继续销售的

（丁冬梅）

项目二 掌握中药鉴定的基本操作技能

学习目标

知识要求

1. **掌握** 中药鉴定的基本操作程序；取样的原则和方法；性状鉴别的方法；显微鉴别的方法；杂质检查方法。
2. **熟悉** 各种检查项目的方法。
3. **了解** 其他显微装片方法和理化检验的方法。

技能要求

会取样、分样；能准确描述药材性状；会做显微粉末装片。

任务一 掌握中药鉴定操作基本程序

中药鉴定一般包括取样、鉴定、出具鉴定结果（报告）三个过程。

一、取样

取样是指从整批药品中抽取一部分具有代表性的样品的过程。取样的代表性直接影响到检定结果的正确性。因此，必须重视取样的各个环节。

1. 取样前的准备 取样前，应核对品名、产地、规格等级及包件式样是否一致，检查包装的完整性、清洁程度以及有无水迹、霉变或其他物质污染等情况，详细记录。凡有异常情况的包件，应单独检验并拍照。

2. 取样原则 从同批药材和饮片包件中抽取检验用样品，原则如下。

（1）不足5件的，逐件取样；

（2）5~99件，随机抽5件取样；

（3）100~1000件，按5%取样；

（4）超过1000件的，超过部分按1%取样；

（5）贵重药材和饮片，不论包件多少均逐件取样。

3. 取样方法 每一包件至少在2~3不同部位各取样品1份，包件大的应从10cm

以下的深处分别抽取；对破碎的、粉末状的或大小在 1cm 以下的药材，可用采样器（探子）抽取样品；包件较大或个体较大的药材，可根据实际情况抽取具有代表性的样品。

每一包的取样量一般按下列规定：一般药材 100～500g；粉末状药材 25～50g；贵重药材 5～10g。

4. 样品的处理　将所取样品混合拌匀，即为样品总量。若抽取样品总量超过检验量数倍时，可按四分法再取样，即将所有样品摊成正方形，依对角线划"×"字，使分为四等分，取用对角两份；再如上操作，反复数次至最后剩余的量足够完成所有必要的试验以及留样数为止，此为平均样品。个体大的药材，可用其他适当方法取平均样品。平均样品的量一般不得少于检验所需用量的 3 倍，即 1/3 供实验室分析用，另1/3 供复核用，其余 1/3 则为留样保存。

二、鉴定

包括来源、性状、显微、理化四大鉴定。药品标准中分为来源、性状、检查、浸出物、含量测定等项目。

1. 来源　鉴定药材的原植物、动物、矿物、用药部位、加工是否符合规定。为了正确鉴定药材，必要时可用符合《中国药典》规定的相应药材标本作对照。

2. 性状　系指药材的形状、大小、色泽、表面特征、质地、断面（包括折断面或切折断面）特征及气味等。供鉴定的药材如已切碎，除"性状"项已不完全相同外，其他各项应符合规定。

3. 鉴别　系指检定药材真实性的方法，包括经验鉴别、显微鉴别、理化鉴别、聚合酶链式反应法等。

经验鉴别系指用简便易行的传统方法观察颜色变化、浮沉情况以及爆鸣、色焰等特征。

显微鉴别系指用显微镜观察药材切片、粉末或表面等的组织、细胞特征。照药材及成方制剂显微鉴别法制片观察。

理化鉴别系指用物理、化学、光谱、色谱的方法，对药材进行的鉴别试验。

（1）物理常数　如相对密度、旋光度、熔点、折光率等的测定，对挥发油、加工品等真实性和纯度有重要的鉴别意义。如蜂蜜，规定相对密度在 1.349 以上；冰片熔点为 205～210℃。

（2）荧光法　将药材（包括断面、浸出物等）或经酸、碱处理后，置紫外光灯下约 10cm 处观察所产生的荧光。除另有规定外，紫外光灯的波长为 365nm。

（4）微量升华　取金属片或载玻片，置石棉板网上，金属片上放一高约 8mm 的金属圈，圈内放置药材的粉末薄层，圈上覆盖载玻片，在石棉网下用酒精灯缓缓加热，至粉末开始变焦，去火待冷，载玻片上有升华物凝集。将载玻片反转后，置显微镜下观察结晶形状、色泽，或取升华物加试液观察反应。

（5）色谱法　是《中国药典》中采用最多的鉴别方法。常用有薄层色谱法、液相色谱法、气相色谱法、紫外－可见分光光度法、红外分光光度法等。《中国药典》（2015 年版）中还采用了更加先进合理的鉴定方法，如指纹图谱、DNA 分子标记等。

（6）聚合酶链式反应鉴别法　通过比较药材、饮片的 DNA 差异来鉴别药材、饮片的

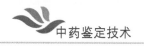

方法。

4. 检查 系指检测药品或在加工、生产和贮藏过程中可能含有并需要控制的物质或物理参数是否符合标准要求，包括安全性、有效性、均一性和纯度要求。检查项目有杂质、水分、总灰分、酸不溶灰分、重金属及有害元素（如丹参）、二氧化硫残留量（如山药）、农药残留量（如甘草）、过氧化值（如苦杏仁）等，对于一些毒性药材，设置特定成分的限量检查，如制川乌中双酯型生物碱的限量：乌头碱、次乌头碱、新乌头碱的总量不得过 0.040%。

5. 浸出物 对于有效成分尚不清楚或有效成分尚无成熟的定量分析方法的中药，选用水或其他适宜的溶剂对药材中可溶性物质进行测定。

6. 含量测定 测定药材中有效成分的含量或指标性成分的含量。含量测定的方法很多，常用容量法、重量法、紫外 – 可见分光光度法、气相色谱法、液相色谱法以及其他理化检测方法等。最常用的是高效液相色谱法（HPLC）。

任务二　掌握性状鉴别

一、性状鉴别的步骤

性状鉴别就是用眼看、手摸、鼻闻、口尝、水试、火试等简便方法，观察药材的外观性状，判断药品的优劣和真伪。方法简单、迅速、有效、实用，是从事中药生产、经营、调剂必备技能。一般步骤如下。

1. 取样 按照"药材取样法"进行。

2. 观察性状 通过观察，将检品与标准进行比较核对。

3. 比对标本 可用符合《中国药典》规定的相应药材标本作对照。

4. 核对文献 标准中没有的品种，可以查阅中药鉴定的专著。

5. 记录和出具结果 真实记录鉴别内容，给出鉴别结论。

二、性状鉴别的描述

1. 形状 是指干燥药材的形态。观察时一般不需预处理，如果观察很皱缩的全草、叶或花类，可先浸湿使软化后，展平观察。观察某些果实、种子时，如有必要可浸软后，取下果皮或种皮，以观察内部特征。

2. 大小 是指药材的长短、粗细（直径）和厚度。一般应测量较多的样品，可允许有少量高于或低于规定的数值。测量时可用毫米刻度尺。对于细小的种子，可放在有毫米方格线的纸上，每 10 粒种子紧密排成一行，测量后求其平均值。

3. 表面 是指在日光下观察药材和饮片的表面色泽（颜色和光泽度）；如用两种色调复合描述色泽时，以后一种色调为主。例如黄棕色，即以棕色为主；以及观察其表面的光滑、粗糙、皮孔、皱纹、附属物等外观特征。观察时供试品一般不作预处理。

4. 质地 是指手折断药材和饮片时的感官感受。

断面指日光下观察药材和饮片的断面色泽以及断面特征。如果折断面不易观察到纹理，可削平后观察。

一般用手掂、折、捏、压等方法，体会重量、断裂的难易程度，观察折断的变化，如声音、粉尘飞出等。特别坚硬的药材可用锤、钳等工具使其破碎，检验机械强度和干燥程度。质地特征一般用体重、体轻、质硬、质脆、质韧、质油润及粉性、角质、革质等术语来描述。莪术体重，质坚实；通草体轻；地黄质软；黄芪不易折断称质韧；北沙参硬而易折为质脆；当归软而含油为质油润；富含淀粉，折断有粉尘飞出的为粉性，如山药；质地硬，折断面半透明状成为角质，如天麻；厚而韧的叶成革质，如石韦；等等。

断面包括折断面、切断面（横切面、纵切面）和破碎面。饮片被切过的面成为"切面"。观察断面的颜色、纹理等特征，折断面、破碎面断处是否整齐。例如牛膝的筋脉点、何首乌的云锦花纹、槟榔的大理石纹样等。如果折断面不易看清纹理，可以用刀削平后再看。纹理不清，用湿布擦一下，一般就会显现清晰的纹理。但是太湿会看不清楚。

观察表面特征、质地和断面时，样品一般不作预处理。

5. 气味　检查气味时，可直接嗅闻，或在折断、破碎或搓揉时进行。有时用热水湿润后检查。药材所散发出来的气味一般统称为香气。令人舒适的称清香，令人厌恶的称气浊，气特别的称气特异，或用其他气味形容，如阿魏的大蒜样臭气，鱼腥草的鱼腥气等。

6. 味感　检查味感时，可取少量直接口尝，或加开水浸泡后尝浸出液。有毒的药材如需尝味时，应注意防止中毒。尝完一种药材后要漱口后再尝另一味药材，以免串味。不要在饮酒、抽烟和吃完辛辣、刺激性食物后尝味，以免味感不准确。味道用酸苦甘辛咸来描述，有时会加上表示程度的"极""微"等修饰。

7. 水试、火试　这是传统的经验鉴别，少数药材可以用这些方法鉴定。

（1）水试　鉴别在水中具有特殊变化的药材，如西红花用水浸泡，水变成金黄色；胖大海可吸水膨胀；秦皮用水浸泡，水浸液在日光下可见碧蓝色荧光等。

（2）火试　将药材点燃或灼烧，观察燃烧时的烟雾、气味、声音、灰烬来鉴别药材。如血竭粉末置白纸上用火烘烤即融化，但无扩散的油迹，色鲜红如血而透明；降香点燃香气浓烈，燃时有油流出，烧完有白灰；海金沙易燃，有爆裂声及闪光等。

任务三　掌握显微鉴别

一、显微制片

在进行显微鉴别时，首先要将"检样"制成适于镜检的标本。对于完整的药材可制成各种切面的切片；对于粉末药材（包括丸、散等中成药）可直接装片或作适当处理后制片。

1. 不同部位切制方法

（1）观察叶类、花类及全草类药材的叶片、花冠、萼片、苞片等的表皮组织，需

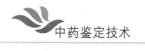

要将其制成表面片。

（2）观察比较坚硬的细胞组织，如导管、纤维、石细胞等的形态，要进行"解离组织"后装片。

（3）观察花粉粒、孢子等的形态特征或构造，需用花粉粒与孢子制片法制片。

（4）观察矿物药或有些坚硬的动物类药材如珍珠、石决明及动物骨骼，可采用磨片法制片。

2. 横切片或纵切片

（1）药材的预处理及注意事项 先将药材表面泥沙刷洗干净，将应观察的部位，切成适当大小的块或段，一般以宽1cm、长3cm为宜，切面削平整。

质地软硬适中的药材可直接进行切片。

质地坚硬的则需先使其软化后再切片。软化方法为放在吸湿器（即玻璃干燥器底部盛蒸馏水并滴数滴苯酚防霉，上部瓷板上置药材样品吸湿）中闷润，或在水中浸软或煮软。

有些根、根茎、茎及木类药材，质地虽坚实，可将削平的切面浸水中片刻，表面润湿时取出，直接切片也能切成较完整的薄片。

过于柔软的材料，可将其浸入70%～95%乙醇中，约20分钟后可变硬些，即可进行切片。

对于细小、柔软而薄的药材，如种子或叶片，不便直接手持切片，种子类可放在软木塞或橡皮片中（一侧切一窄缝，将种子嵌入其中），叶类药材可用质地松软的通草或向日葵的茎髓作夹持物进行切片。

供试品软化处理后徒手或包埋切片成10～20μm薄片。选取平整的薄片置载玻片上，根据观察要求，滴加甘油醋酸试液、水合氯醛试液或其他试液1～2滴，盖上盖玻片观察。必要时进行透化后观察。

药材在预处理时应注意不能影响要观察的显微鉴别特征。如要观察菊糖、黏液等，在软化、切片、装片等过程中，均不可与水接触，以免溶解消失；观察挥发油、树脂等，则不可与高浓度乙醇或其他有机溶媒接触。

（2）切片方法 右手持刀片，左手拇指和示指夹持药材，中指托着药材的底部，使药材略高出示指和拇指，肘关节应固定，使材料的切面保持水平，刀口向内并使刀刃自左前方向右后方切削，即可切得薄片。操作时，材料的切面和刀刃需经常加水或50%乙醇保持湿润，防止切片粘在刀片上。切好的切片用毛笔蘸水轻轻从刀片上推入盛有水或50%乙醇的培养皿中。本法操作简便，迅速，制成的切片可保持其细胞内含物的固有形态，便于进行各种显微化学反应观察。

（3）装片 选取薄而平整的切片置载玻片上，根据所要观察的内容要求，滴加适宜的试液1～2滴，盖好盖玻片，即可在显微镜下观察。如加水合氯醛试液透化，将薄片移至载玻片上，滴加1～2滴水合氯醛试液，在酒精灯上微微加热，至边缘起小泡即停止加热，继续补充试液再加热，以不烧干为度直至透化完全为止；加热温度不能过高，以防水合氯醛试液沸腾，使组织内带入气泡；加热时应将载玻片不断移动，不宜对准一处加热，以免受热不匀而炸裂；透化后放冷，加甘油乙醇试液1～2滴后加封盖玻片，作好标记。

冬日室温较低时，透化后未放冷时即滴加甘油乙醇液，以防水合氯醛结晶析出而妨碍观察。水合氯醛对草酸钙结晶无作用，为观察草酸钙结晶的良好试剂。如需观察菊糖等一些多糖物质则加水合氯醛试液不需加热。

3. 粉末制片　主要用于药材及成方制剂的粉末显微观察。

（1）药材预处理及注意事项　药材先打成细粉，并需通过四号筛，混合均匀。必要时需先干燥，干燥时，一般温度不能超过60℃，避免经受高温，使淀粉粒糊化，难以观察完整者。

粉末制备时，注意取样的代表性，应注意各部位的全面性，例如：根要切取根头、根中段及根尾等部位，必须全部打成粉，不得丢弃渣头。

（2）制片方法　用解剖针挑取粉末少许，置载玻片的中央偏右的位置，加适宜的试液1滴，用针搅匀（如为酸或碱时应用细玻棒代替针），待液体渗入粉末时，用左手示指与拇指夹持盖玻片的边缘，使其左侧与药液层左侧接触，再用右手持小镊子或解剖针托住盖玻片的右侧，轻轻放下，则液体逐渐扩延充满盖玻片下方。如液体未充满盖玻片，应从空隙相对边缘滴加液体，以防产生气泡；若液体过多，用滤纸片吸去溢出的液体，最后在载玻片的左端贴上检品的标签或书写上标记。

（3）粉末制片的注意事项

①粉末加液体搅拌及加盖玻片时容易产生气泡。如用水或甘油装片时，可先加少量乙醇使其润湿，可避免或减少气泡的形成，或反复将盖玻片沿一侧轻抬，亦可使多数气泡逸出。搅拌时产生的气泡可随时用针将其移出。

②装片用的液体如易挥发，应装片后立即观察。用水装片也较易蒸发而干涸，通常滴加少许甘油可延长保存时间。

③需用水合氯醛试液透化时，应注意掌握操作方法。装片后用手持其一端，保持水平置小火焰约1～2cm处加热，并缓缓左右移动使之微沸，见气泡逸出时离开火焰，待气泡停止逸出再放在小火上，并随时补充蒸发的试液，如此反复操作，直至粉末呈透明状为止，放凉后滴加甘油镜检。

④粉末药材制片时，每片取用量宜少不宜多，为使观察全面，可多做些制片。如取量多，显微特征单一轮廓不清，反而费时，不易得出准确结论。中成药制剂的粉末检查，因需在多味药材粉末中寻找某一味药的某一显微特征，有时较难查见，可以取粉末量多些，置试管或小烧杯中，加入水合氯醛试液，加热透化。透化好后再用吸管吸出，滴在载玻片上，加盖玻片，即可观察。

4. 表面制片　主要用于叶类、花类（萼片、花瓣）、果实、草质茎及鳞茎等药材的表面特征如毛茸、气孔、表皮细胞等的观察。质地菲薄的药材可以整体装片；较厚的药材则需撕下表皮然后装片。

（1）整体装片　适用于较薄的叶片、萼片和花瓣。剪取欲观察部位约4mm^{2}的两小片，一反一正放在载玻片上，加水合氯醛试液，加热透化至透明为止，盖好玻片即得。

另法：剪取欲观察薄片8mm^2，置试管中加水合氯醛试液加热透化，然后移至载玻片上，切成相等两部分，将其中一片翻过来，与另一片并列，再加1～2滴甘油封藏，

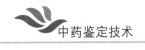

盖好玻片即得。

（2）表面撕离装片　凡较厚的或新鲜药材，用上法不能使之透化或不便于整体装片时，采用表面撕离装片法。将软化了的或新鲜材料固定住，然后用镊子夹住要剥取撕离的部分，小心撕离或用解剖刀轻轻割（刮）去不需要的各层组织，只保留表皮层（上层或下层），将欲观察的表皮表面朝上，置载玻片上，加透化剂透化后，放冷，加稀甘油 1 滴，盖上玻片，作上记号，即得。

5. 解离组织片　适用于厚壁组织或输导组织等的单个细胞的显微观察。将样品切成段（长约 5mm，粗约 2mm）或片（厚约 1mm），对于木类或茎类木质部，最好切成纵长的小段。然后根据细胞壁的性质，按照下列方法之一进行处理：对于薄壁组织占大部分，木化组织少或分散存在的样品，可用氢氧化钾法；如样品坚硬，木化组织较多或集成较大群束，可用硝铬酸法或氯酸钾法。

（1）氢氧化钾法　置样品于试管中，加 5% 氢氧化钾溶液适量，加热至用玻璃棒挤压能离散为止，倾去碱液，加水洗涤后，取出少量置载玻片上，用解剖针撕开，以稀甘油装片观察。

（2）硝铬酸法　置样品于试管中，加硝铬酸试液适量，使之浸没样品，放置至用玻璃棒挤压能离散为止，倾去酸液，用水洗涤后，取出少量置载玻片上，用解剖针撕开，以稀甘油装片观察。

（3）氯酸钾法　置样品于试管中，加硝酸溶液（1→2）及氯酸钾少量，缓缓加热，待产生的气泡渐少时，再及时加入氯酸钾少量以维持气泡稳定地发生，至用玻璃棒挤压能离散为止。倾去酸液，用水洗涤后，撕开，封藏。

6. 花粉粒与孢子制片　取花粉、花药（或小的花）或孢子囊群（干燥样品浸于冰醋酸中软化），用玻璃棒捣碎，纱布过滤，滤液置离心管中，离心，取沉淀加新鲜配制的醋酐与硫酸（9:1）的混合液 1～3ml，置水浴上加热 2～3 分钟，离心，取沉淀，用水洗涤 2 次，取沉淀滴加水合氯醛试液，盖上盖玻片，或加 50% 甘油与 1% 苯酚 1～2滴，用品红甘油胶封藏观察。

7. 磨片制片　凡需观察断面，以一般切片法无法制作的标本，如坚硬的动物类药材珍珠、石决明、动物骨骼、矿物药等可采用磨片法制片。片的厚度一般为 20～50μm。一般手工磨制。

二、显微测量

显微测量用以测定细胞及细胞内含物等的大小，应用最多的则是长度测定。常用的量具是目镜测微尺与载物台测微尺。例如淀粉粒的大小、纤维的长短等是药材特征时，均需进行显微测量。

1. 目镜测微尺　又称目镜量尺或目微尺。它是放在目镜内的一种标尺，是一个直径 18～20mm 的圆形玻璃片，中央刻有精确等距离的平行线刻度，常为 50 或 100 条。

目镜测微尺是用以直接测量物体用的，但其刻度所代表的长度是根据显微镜放大倍数不同而改变，故使用前必须用载物台测微尺来标化。

2. 载物台测微尺　又称镜台测微尺或台微尺。它是一种特制的载玻片，中央粘有一小圆形玻片，上刻有将 1mm（或 2mm）精确等分为 100（或 200）小格的细线，每一小格长为 10μm，它是用以标化目镜测微尺的。

3. 测定细胞及细胞内含物的方法　将载物台测微尺取下，换以装有待测的标本载片。对光，调焦，移动载片，使需测量目的物置于目镜量尺范围内，调清物像，计数目的物占测微尺的小格数，乘以目镜量尺每 1 小格的长度值即得。计算公式为：

$$待测物体长度（\mu m）= \frac{载物台测微尺与目镜测微尺重合时所具的长度（\mu m）}{目镜测微尺与载物台测微尺重合时所占的格数} \times 所测物体占有目镜测微尺的格数$$

例如：测得淀粉粒长径为 20 小格，每小格长 2.35μm，$20 \times 2.35\mu m = 47\mu m$。

三、显微理化鉴定

显微理化鉴定用于细胞壁和细胞内含物性质鉴别。

1. 木质化细胞壁　加间苯二酚试液 1~2 滴，稍放置，加盐酸 1 滴，因木质化程度不同，显红色或紫红色。

2. 木栓化或角质化细胞壁　加苏丹Ⅲ试液，稍放置或微热，显橘红色至红色。

3. 纤维素细胞壁　加氯化锌碘试液，或先加碘试液湿润后，稍放置，再加硫酸溶液（33→50），显蓝色或紫色。

4. 硅质化细胞壁　加硫酸无变化。

5. 淀粉粒　加碘试液，显蓝色或紫色。

6. 糊粉粒　加碘试液，显棕色或黄棕色。

7. 脂肪油、挥发油或树脂　加苏丹Ⅲ试液，显橘红色、红色或紫红色。加 90% 乙醇，脂肪油不溶解（蓖麻油及巴豆油例外），挥发油则溶解。

8. 菊糖　加 10%α - 萘酚乙醇溶液，再加硫酸，显紫红色并很快溶解。

9. 黏液　加钌红试液，显红色。

10. 草酸钙结晶　加稀醋酸不溶解，加稀盐酸溶解而无气泡发生。加硫酸溶液（1→2），逐渐溶解，片刻后析出针状硫酸钙结晶。

11. 硅质　加硫酸不溶解。

四、显微鉴别法注意事项

（1）粉碎用具用毕后，必须清洁干净，干燥后才能使用于另一种药材。

（2）所用盖玻片和载玻片应绝对干净。新片要用洗液浸泡或用肥皂水煮半小时，用水冲洗，再用蒸馏水冲洗 1~2 次，置于 70%~90% 乙醇中，取出，烘干。

（3）进行显微鉴别实验时有一定的步骤，一般先进行甘油醋酸片的观察，后进行水合氯醛片观察，最后再进行滴加试剂或结合其他理化试剂的显微观察。所以在实验中，首先观察淀粉粒，不论其多少和大小，首先描述，其次再观察其他的显微特征。

（4）为提高显微鉴别的正确性，可与对照药材或已经鉴定品种的药材对照观察。

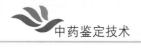

五、记录

记录应准确、清晰、真实。

（1）组织特征的记录，应以从外至内的次序进行，对有鉴别意义的特征需详细地描述。

（2）粉末显微鉴别时，先记录原粉末的色泽、气味。然后边观察、边记录。注意观察的全面性。观察每张粉末片时，应自上左至下右，呈"之"字形扫描，逐渐移动粉末片，全面观察应找的特征，将每个特征一一描述及绘图，在观察与描绘时，即应测定其长度，一一作记录，分析统计其长度（最小量值、多见量值、最大量值）。

（3）描述特征时，应根据先多数后少数的顺序，将易见、多见的特征先加以描述，顺次为少见的，最后方描述偶见的，并在特征项下加注"多见""少见"等字样。描述应先着重描述特殊的组织、细胞和含有物。对于各类药材均具有的一些基本组织，如叶类药材有栅栏细胞、海绵细胞、细小导管等可不作重点描述。

六、结果与判定

根据检验的显微特征记录与标准记载或与对照药材比较是否相符，断定其真伪或是否有掺伪。

任务四　掌握检查

一、杂质

1. 杂质来源　药材中混存的杂质系指下列各类物质。

（1）来源与规定相同，但其性状或部位与规定不符。

（2）来源与规定不同的物质。

（3）无机杂质，如砂石、泥块、尘土等。

2. 检查方法

（1）取规定量的样品，摊开，用肉眼或放大镜（5～10倍）观察，将杂质拣出，如其中有可以筛分的杂质，则通过适当的筛，将杂质分出。

（2）将各类杂质分别称重，计算其在样品中的百分数。

3. 注意

（1）药材中混存的杂质，如与正品相似，难以从外观鉴别时，可称取适量，进行显微、化学或物理鉴别试验，证明其为杂质后，计入杂质重量中。

（2）个体大的药材，必要时可破开，检查有无虫蛀、霉烂或变质情况。

（3）杂质检查所用的样品量，除另有规定外，按药材取样法称取。

二、水分

除大部分矿物药材外，几乎所有的动植物药材均含有大量水分。在采收加工过程中，要除去过多的水分，保留合理的水分，使药材干而不枯，符合贮藏和使用的要求。干燥不彻底或吸潮，水分过高，可导致药材发霉、生虫、分解等，也会影响处方剂量的准确；干燥过度，药材干枯，可能使挥发油损失，药材失润，花叶、草类药材破碎，降低商品规格。因此药材都规定有合理水分，一般为 10% ~ 15% 。

1. 水分测定法　中药材和饮片水分测定常采用《中国药典》水分测定法中第二、三、四法。

第二法（烘干法）　本法适用于不含或少含挥发性成分的药品。

（1）称取供试品　取混合均匀的供试品 2 ~ 5g，平铺于干燥至恒重的扁形称量瓶中，厚度不超过 5mm，疏松供试品不超过 10mm，精密称定。

（2）干燥　除另有规定外，将瓶盖置瓶旁或将瓶盖半开，置 100 ~ 105℃ 的干燥箱中干燥 5 小时。

（3）称重　供试品干燥后，盖严瓶盖，移置干燥器中，冷却 30 分钟，精密称定重量。

（4）恒重　按（2）法再在同样温度下干燥 1 小时，冷却，称重，至连续两次称重的差异不超过 5mg 为止。

第三法（减压干燥法）　本法适用于含有挥发性成分的贵重药品。一般先破碎过二号筛。

（1）减压干燥器　取直径 12cm 左右的培养皿，加入新鲜五氧化二磷干燥剂适量，使铺成 0.5 ~ 1cm 的厚度，放入直径 30cm 的减压干燥器中。

（2）称重　取混合均匀的供试品 2 ~ 4g，分取 0.5 ~ 1g，置已在供试品同样条件下干燥并称重的称量瓶中，精密称定。

（3）干燥　打开瓶盖，放入上述减压干燥器中，减压至 2.67kPa（20mmHg）以下持续半小时，室温放置 24 小时。

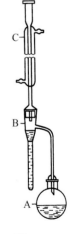

（4）称重　在减压干燥器出口连接新鲜无水氯化钙干燥管，打开活塞，待内外气压一致，关闭活塞，打开干燥器，盖上瓶盖，取出称量瓶迅速精密称定重量。

第四法（甲苯法）　本法适用于含挥发性成分的药品。仪器装置 如图 2 - 1，A 为 500ml 的短颈圆底烧瓶；B 为水分测定管；C 为直形冷凝管，外管长 40cm。使用前，全部仪器应清洁、干燥。

（1）称取供试品　取混合均匀的供试品适量（约相当于含水量 1 ~ 4ml），精密称定，置 A 瓶中，加甲苯约 200ml，必要时加入玻璃珠数粒。

（2）连接仪器　将仪器各部分连接，自冷凝管顶端加入甲苯，至充满 B 管的狭细部分。

图 2 - 1

（3）加热　将 A 瓶置电热套中或用其他适宜方法缓缓加热，待甲苯开始沸腾时，调节温度，使每秒钟馏出 2 滴。

（4）读数　待水分完全馏出，即测定管刻度部分的水量不再增加时，将冷凝管内部先用甲苯冲洗，再用饱蘸甲苯的长刷或其他适宜的方法，将管壁上附着的甲苯推下，继续蒸馏 5 分钟，放冷至室温，拆卸装置，如有水黏附在 B 管的管壁上，可用蘸甲苯

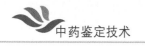

的铜丝推下，放置，使水分与甲苯完全分离（可加亚甲蓝粉末少量，使水染成蓝色，以便分离观察。检读水量。

2. 记录与计算

（1）第二法　记录称量瓶重量、取样量、干燥后的重量、恒重数据。

$$水分\% = \frac{(W + W_1) - W_2}{W} \times 100\%$$

式中，W 为供试品的重量（g）；W_1 为称量瓶恒重的重量（g）；W_2 为（称量瓶 + 供试品）恒重的重量（g）。

（2）第三法　记录取样量、干燥时的温度、压力、干燥剂的种类，干燥和放冷至室温的时间，干燥后的称量、计算和结果等。

$$水分\% = \frac{(W + W_1) - W_2}{W} \times 100\%$$

式中，W 为供试品的重量（g）；W_1 为称量瓶恒重的重量（g）；W_2 为干燥后（称量瓶 + 供试品）的重量（g）。

（3）第四法　记录取样量、蒸馏出来的水的体积。

$$水分\% = \frac{V}{W} \times 100\%$$

式中，W 为供试品的重量（g）；V 为蒸馏出来的水的体积（ml）。

计算结果按有效数字修约规则进行修约，有效位数应与标准规定相一致，其数值小于或等于限度时，判为符合规定；其数值大于限度时，判为不符合规定。

3. 注意事项

（1）用化学纯甲苯直接测定，必要时甲苯可先加水少量，充分振摇后放置，将水层分离弃去，经蒸馏后使用。

（2）初次使用新的减压干燥器，宜先将外部用较厚的布包好，再进行减压。

（3）减压干燥箱（器）开盖时，因箱（器）内压力小于外部，必须先将活塞旋开，使空气进入后才能开盖。但活塞应注意缓缓旋开，以免形成气流，吹散供试品。凡用减压干燥法，宜选用单层玻璃盖称量瓶，如用双层中空的玻璃盖称量瓶，减压时称量瓶盖切勿放入减压干燥箱（器）内，应放另一普通干燥器内。

（4）水分测定时，往往几个供试品同时进行，因此称量瓶宜先用适宜的方法编码标记，瓶与瓶盖的编码一致；称量瓶放入干燥箱的位置，取出冷却、称重的顺序，应先后一致，则较易获得恒重。

（5）干燥至恒重的第二次及以后多次称重，均应在规定条件下继续干燥 1 小时后进行。

二、灰分

灰分是指药材经高温（500～600℃）炽灼，使有机物炭化和灰化，包括药材中混有的无机杂质如泥沙等和药材本身存在的无机物如草酸钙、碳酸钙形成的灰状残渣。这种残渣包括了杂质灰分和生理灰分，称为总灰分。药材的生理灰分都有一个固定的范围，超出这个范围，就是混入的杂质较多，所以总灰分可以反映药材的纯度。如果将总灰分用盐酸处理，将生理灰分分离出去，所残留的残渣称酸不溶灰分，是泥沙等硅酸盐杂质，更直观地反映出药材纯度。

1. 总灰分测定法

（1）空坩埚恒重　取坩埚置于高温炉内，将盖子斜盖在坩埚上，经 700～800℃ 炽灼约 30～60 分钟，取出坩埚，稍冷片刻，移置干燥器内并盖上盖子，放冷至室温（一般约需 60 分钟），精密称定坩埚重量。再在上述条件下炽灼约 30 分钟，取出，置干燥器内，放冷，称重；如此操作直至恒重，备用。

（2）供试品粉碎及过筛　将测定用的供试品粉碎，使能通过二号筛，混合均匀。

（3）供试品取样　取供试品 2～3g（如需测定酸不溶液性灰分，可取供试品 3～5g，置炽灼至恒重的坩埚中，称定重量（准确至 0.01g）。

（4）炭化　将盛有供试品的坩埚斜置电炉上缓缓灼烧（注意避免燃烧），灼烧至供试品全部炭化呈黑色，并不冒浓烟，放冷至室温。（"炭化"操作应在通风橱内进行）

（5）灰化　将坩埚移置高温炉内，盖子斜盖于坩埚上，逐渐升高温度至 500～600℃，使完全灰化并至恒重。

（6）恒重　按（1）空坩埚恒重"取出坩埚，稍冷片刻"起，依法操作，直至恒重。

（7）计算　根据残渣重量及供试品的取样量，计算供试品中总灰分的含量。

2. 酸不溶性灰分

（1）灰分酸处理　取"总灰分"所得的灰分，在坩埚中加入稀盐酸 10ml，用表面皿覆盖坩埚，置水浴上加热 10 分钟，表面皿用热水 5ml 冲洗，洗液并入坩埚中。

（2）残渣过滤及洗涤　用无灰滤纸过滤上述溶液，坩埚内的残渣用水洗于滤纸上，并洗涤至洗液不显氯化物反应为止。

（3）滤渣干燥及炽灼　上述滤渣连同滤纸移置同一坩埚中，干燥，炽灼至恒重。

（4）计算　根据残渣重量及供试品的取样量，计算供试品中酸不溶性灰分的含量。

（5）记录　记录炽灼的温度、时间、供试品取用量、恒重的坩埚重、炽灼至恒重后残渣与坩埚的重量、经酸处理后炽灼至恒重的残渣与坩埚的重量、计算和结果等。

3. 注意事项

（1）如供试品不易灰化，可将坩埚放冷，加热水或 10% 硝酸铵溶液 2ml，使残渣湿润，然后置水浴上蒸干，残渣于高温炉中炽灼，至坩埚内容物完全灰化。

（2）自高温炉内取出坩埚时，应先将坩埚钳预热，再与坩埚接触，以免坩埚突遇冷的坩埚钳而炸裂。

（3）在电炉上炭化或从高温内取出坩埚后，因温度较高，均应先置于石棉网上，勿直接置台面等冷处，以免骤冷而炸裂。

（4）炽灼残渣检查同时做几份时，坩埚宜预先编码标记，盖子与坩埚应编码一致。

（5）坩埚从高温炉取出的先后顺序，在干燥器内的放冷时间，以及称量顺序，均应前后一致，否则易引起分析误差。

（6）炽灼至恒重的第二次称重，应在连续炽灼 30 分钟后进行。

（7）每一干燥器内同时放置坩埚最好不超过 4 个，否则不易恒重。

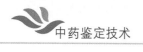

四、浸出物测定

浸出物测定系指用水或其他适宜的溶剂对药材中可溶性物质进行测定的方法。浸出物测定是《中国药典》单列的检验项目，不属于检查项目。浸出物的含量可以反映药材中所含可溶出物质的多少，虽然可溶出物不一定全部是有效成分，但是浸出物含量高，有效成分一般都比较高。质量标准中规定了有效成分或指标性成分的含量，有时不能完全反映药材的品质，浸出物的高低相对来说更加贴近药材的质量。所以浸出物的含量对药材来说，是一个很重要的质量指标。《中国药典》（2015 年版）在很多药材中都增加了浸出物含量的要求，还增加了挥发性醚浸出物测定法，不常用。

1. 水溶性浸出物测定法 水溶性浸出物测定有冷浸法和热浸法。测定用的供试品须粉碎，使能通过二号筛，并混合均匀。

（1）冷浸法

①取样 取供试品约 4g，称定重量，置 250～300ml 的锥形瓶中。

②浸提 上述锥形瓶中精密加入水 100ml，塞紧，冷浸，前 6 小时内时时振摇，再静置 18 小时。

③过滤干燥及称重 上述溶液用干燥滤器迅速滤过，精密量取续滤液 20ml，置已干燥至恒重的蒸发皿中，在水浴上蒸干后，于 105℃ 干燥 3 小时，移置干燥器中，冷却 30 分钟，迅速精密称定重量。

④计算 除另有规定外，以干燥品计算供试品中水溶性浸出物的含量（％）。

（2）热浸法

①取样 取供试品约 2～4g，称定重量，置 100～250ml 的锥形瓶中。

②回流提取 精密加入水 50～100ml，塞紧，称定重量，静置 1 小时后，连接回流冷凝管，加热至沸腾，并保持微沸 1 小时，放冷后，取下锥形瓶，密塞，称定重量，用水补足减失的重量，摇匀。

③过滤干燥及称重 用干燥滤器滤过，精密量取滤液 25ml，置已干燥至恒重的蒸发皿中，在水浴上蒸干后，于 105℃ 干燥 3 小时，移置干燥器中，冷却 30 分钟，迅速精密称定重量。

④计算 除另有规定外，以干燥品计算供试品中水溶性浸出物的含量。

2. 醇溶性浸出物测定法 以各品种项下规定浓度的乙醇或甲醇代替水为溶剂。

3. 注意事项 测定浸出物时一定要按规定粉碎至使能过二号筛，特别是药材，否则易使测定结果产生较大的偏差。

五、其他理化检查方法

1. 膨胀度测定 是药品膨胀性质的指标，主要用于含黏液质、胶质和半纤维素类的天然药品。

2. 酸败度测定 酸败是指油脂或含油脂的种子类药材，在贮藏过程中发生化学变化，产生游离脂肪酸、过氧化物和低分醛类、酮类等分解产物，因而出现特异臭味，从而影响药材的感观和内在质量。本方法通过测定酸值、羰基值和过氧化值，以检查药材和饮片的油脂酸败度。

3. 挥发油测定　是用蒸馏法测定药材中含挥发油的量。例如薄荷、辛夷等。有两种方法分别测定相对密度 1.0 以上和 1.0 以下的挥发油。

4. 有害物质检查　如农药残留、黄曲霉毒素、二氧化硫、重金属（铅镉砷汞铜）测定。

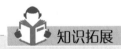

案例　2015 年 7 月广东某药厂的牛黄解毒片在药品监管部门例行抽检中，发现 3 批产品中含有土大黄苷，被判定为假药，对一贯重视产品质量，具有良好的社会口碑的企业造成了声誉和经济损失。

分析　正品大黄中不含土大黄苷，只含有番泻苷。番泻苷具有泻下作用，而土大黄苷不具有泻下作用或泻下作用弱，故以大黄中不得检测出土大黄苷为鉴定大黄真伪的标准。企业调查了留样和库存，发现生产此 3 批药品的原料之一大黄药材中掺有伪品大黄（华北大黄或河套大黄），由于大黄药材块大质重，化验员取样不均匀，随便挑了几块作为检品进行检验，取样的重量和数量均符合检验的有关规定，检验结果是符合规定，掺有伪品的大黄进入生产，于是导致了假药的出现。

📖 知识拓展

2015 年 12 月 1 日，《中国药典》（2015 年版）正式实施，对于中药材质量监管将会更加严格。与以往相比，2015 年版药典在品种收载、检验方法完善、检测限度设定以及质量、安全控制水平上都有了较大提升。2015 年版药典在安全性控制方面的变化，主要表现在三个方面。

（1）针对中药饮片和药材在种植、流通、储藏过程中可能存在的风险因素，加强了对二氧化硫残留、农药残留、重金属的检测。特别是在 2010 年版基础上，对 30 个品种的标准中分别增加了二氧化硫残留、重金属残留、农药残留、黄曲霉毒素等检测。

（2）检测指标的设定向国际看齐。在中药材、中药饮片重金属限度控制方面，参考大多数国家药典中对于铅、铬、汞、砷等重金属残留标准，2015 年版药典在重金属及有害元素的检测水平上已达到了国际先进水平。

（3）检测手段的提高。2015 年版药典采用了更科学可靠的气相色谱串联质谱法和液相串联质谱法，具有更好的特异性和灵敏度，可以检测出 229 种农药残留。

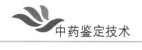

课堂互动

　　请同学们说一说：项目一案例中，蒲黄抽查结果不合格项目有检出杂质、金胺O（1）、（2）（染色剂）总灰分属于中药哪一类检验（性状、鉴别、检查）？应该判定为伪药还是劣药？

项目小结

　　本项目主要介绍了中药鉴定的基本操作技能，包括基本操作程序、取样的原则和方法、性状鉴别的方法、显微鉴别方法、杂质检查方法以及常见的各种检查项目的方法、理化检验的方法。针对学生就业岗位，侧重药学服务的岗位应重点学习性状鉴别，侧重生产和检验的岗位，应重点学习各种基本检验技能。

目标检测

单项选择题

1. 抽取样品量一般不少于检验量的（　　　　）
    A. 3 倍　　　　　　　B. 1/3 倍　　　　　　C. 5 倍　　　　　　　D. 250 ~ 500g

2. 用于浸出物测定和总灰分测定的供试品应为（　　　　）
    A. 饮片　　　　　　　B. 通过二号筛　　　　C. 细粉　　　　　　　D. 经过净制

3. 水分测定的方法不包括（　　　　）
    A. 甲苯法　　　　　　B. 薄层色谱法　　　　C. 烘干法　　　　　　D. 减压干燥

4. 在检验时，以下不应作为杂质挑出的是（　　　　）
    A. 泥沙　　　　　　　B. 山茱萸的核　　　　C. 山楂的核　　　　　D. 苦杏仁的壳

5. 现有 160 件板蓝根，取样至少应取（　　　　）
    A. 5 件　　　　　　　B. 8 件　　　　　　　C. 10 件　　　　　　D. 16 件

6. 关于取样，正确的说法是（　　　　）
    A. 从整批药品中抽取一部分具有代表性的样品的过程
    B. 取样的正确性直接影响检定结果的代表性
    C. 取样的代表性直接影响药品的安全有效性
    D. 取样的代表性直接影响药品的合格性

7. 对取样量错误的是（　　　　）
    A. 个体大的药材 300 ~ 800g　　　　　　B. 粉末状药材 25g
    C. 一般药材 100 ~ 500g　　　　　　　　D. 贵重药材 5 ~ 10g

8. 鉴定药材的原植物、动物、矿物、用药部位、加工是否符合规定属于的鉴定项

目是（　　　）

    A. 显微　　　　　　B. 理化　　　　　　C. 性状　　　　　　D. 来源

9. 市场抽检时，鉴别项目不合格的正确处理方法是（　　　）

    A. 曝光产品　　　B. 退货　　　　　C. 减价处理　　　D. 按假药处理

10. 检验时，以下鉴定项目不合格即判为劣药的是（　　　）

    A. 检查　　　　　B. 药材基源　　　C. 理化鉴别　　　D. 光谱鉴别

11. 重金属及有害元素的检测属于（　　　）

    A. 理化鉴别　　　B. 检查　　　　　C. 鉴别　　　　　D. 含量测定

12. 关于性状鉴别，错误的是（　　　）

    A. 药材大小指的是长短、粗细（直径）和厚度，可允许有少量高于或低于规定的数值

    B. 表面是药材最外层或饮片未经刀切的部分

    C. 药材的色泽，一般应在日光灯下观察。如用两种色调复合描述色泽时，以前一种色调为主

    D. 是指观察药材形状为干燥药材的形态，一般不需预处理

13. 不属于药材质地描述的是（　　　）

    A. 体重　　　　　B. 体香　　　　　C. 体轻　　　　　D. 质柔韧

14. 显微鉴别时，应该注意（　　　）

    A. 均需先浸泡

    B. 药材在预处理时应注意不能影响要观察的显微鉴别特征

    C. 均应先进行切片

    D. 均应先制成粉末装片

15. 粉末显微鉴别时应注意（　　　）

    A. 粉末制备时，必须全部打成粉，实在打不碎的可将渣头丢弃

    B. 药材先打成细粉，并需通过四号筛

    C. 打粉前应对供试品进行挑选

    D. 打粉温度一般应为60℃以上

16. 水合氯醛试液透化后，显微特征将不明显的是（　　　）

    A. 淀粉　　　　　B. 碳酸钙结晶　　C. 导管　　　　　D. 气孔

17. 显微理化鉴别时，加碘液不能鉴别是（　　　）

    A. 淀粉　　　　　B. 糊精　　　　　C. 纤维素　　　　D. 脂肪油

18. 对检验结果进行记录时，应该（　　　）

    A. 对于各类药材均具有的一些基本组织，如叶类药材有栅栏细胞、海绵细胞、细小导管等应重点描述

    B. 描述应先着重描述特殊的组织、细胞和含有物

    C. 组织特征的记录，应从内至外的次序进行，对有鉴别意义的特征需详细地描述

    D. 描述特征时，应根据先少数后多数的顺序，将少见的特征先加以描述

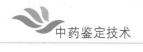

19. 在做杂质检查项目时，错误的是 （　　）

A. 药材中混存的杂质，如与正品相似，难以从外观鉴别时，可称取适量，进行显微的、化学的或物理的鉴别试验，证明其为杂质后，计入杂质重量中

B. 个体大的药材，必要时可破开，检查有无虫蛀，霉烂或变质情况

C. 杂质检查所用的样品量，除另有规定外，按药材取样法称取

D. 药用部位为根的如果带有地上茎，应先将地上茎剪除，然后再进行杂质检查

20. 酸不溶性灰分测定时应注意，错误的是 （　　）

A. 炽灼温度 700 ~ 800℃

B. 炽灼至恒重的第二次称重，应在连续炽灼 30 分钟后进行

C. 将盛有供试品的坩埚置电炉上缓缓灼烧（注意避免燃烧），灼烧至全部炭化呈黑色

D. 用无灰滤纸过滤稀盐酸处理液

（丁冬梅）

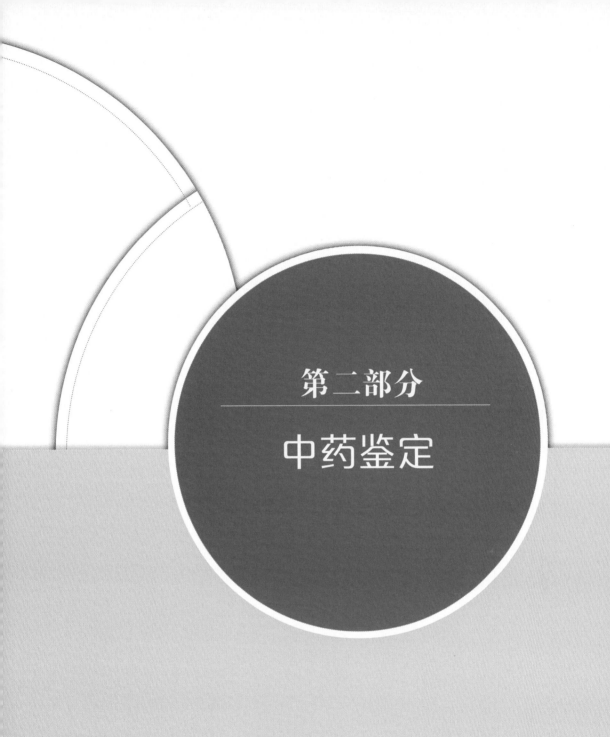

第二部分

中药鉴定

项目三　根及根茎类中药的鉴定

学习目标

知识要求

1. **掌握**　重点品种的来源、性状及其典型的显微与理化鉴定技术。

2. **熟悉**　重点品种的主要饮片及炮制品种类的性状鉴别特征；重点品种的产地、采收加工、功效及贮藏。

3. **了解**　一般品种的来源及性状鉴别要点；根及根茎类药材的化学成分、伪品或代用品。

本章涉及中药94种，其中重点掌握品种66种，一般掌握品种28种。

重点品种：细辛、狗脊、大黄、何首乌、牛膝、川牛膝、威灵仙、川乌、草乌、附子、白芍、赤勺、黄连、白头翁、升麻、防己、延胡索、板蓝根、甘草、黄芪、葛根、山豆根、苦参、人参、红参、西洋参、三七、白芷、当归、川芎、防风、柴胡、独活、羌活、北沙参、龙胆、秦艽、紫草、丹参、黄芩、玄参、地黄、熟地黄、巴戟天、桔梗、党参、木香、白术、苍术、紫菀、泽泻、半夏、百部、川贝母、浙贝母、黄精、玉竹、天冬、麦冬、知母、郁金、天麻、天花粉、山药、远志、香附。

一般品种：绵马贯众、北豆根、南沙参、三棱、天南星、千年健、石菖蒲、莪术、姜黄、高良姜、干姜、拳参、虎杖、白蔹、漏芦、川木香、粉草薢、茜草、续断、射干、芦根、太子参、银柴胡、前胡、藁本、胡黄连、白薇、仙茅。

技能要求

能准确鉴定上述根及根茎类药材的品种和质量。

任务一　学习根及根茎类中药的鉴定

　　根和根茎都是生长在地下的植物器官，外形相似，彼此相连，但是两者在组织构造、外形特征等方面是不同的。中药材有的以根入药，例如白芍、牛膝，有的以根茎入药，例如白术、玉竹，还有一些是根及根茎共同入药，如人参、大黄等。在实际应用中，很难将根和根茎类药材截然分为两类。本类药材是常用药材中品种最多的。

　　1. 采收加工　根及根茎类药材大多为多年宿生根，是植物的营养器官。一般在秋季地上部分枯萎时，或春天植物未出苗之前采挖。这一段时间是植物的休眠期，养分

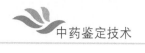

都集中于地下器官根和根茎中贮存，所以药材肥大、结实、有效成分含量高，品质好，药用价值高。

但是，由于根及根茎类药材都是地下器官，质地一般比较坚实，采挖后的加工不当会导致发霉、泥沙过多、地上非药用部位过多等常见的质量问题。有的药材因为含有酶类，可以水解其中的有效成分，加工时还应采取蒸、煮等方法，使酶灭活，例如黄芩。有的则需要进行净制处理，例如刮去粗皮，抽去木心等。

2. 性状 根及根茎类药材性状差别较大。

根通常为圆柱形、圆锥形，或膨大成块根，或很多细根集生于根茎上。根的表面没有节和节间，也没有芽，这是与根茎最主要的区别；双子叶植物根的表面大多比较粗糙，而单子叶植物根的表面比较光滑；根的顶端常带有根茎或茎基，有的甚至还带有地上茎。质地一般比较坚实，不易折断，但也有一些质地松泡。折断面呈现不同的特征，如纤维性、粉性、角质样等。双子叶植物根的横断面有放射状纹理，习称"车轮纹"或"菊花心"，可见形成层环，中柱占横断面的大部分，中央一般没有明显的髓部；单子叶植物根的横断面没有放射状纹理，可见内皮层环，中柱较小，中央有髓部。

根茎为地下茎的总称，是一种变态茎，包括根状茎、块茎、鳞茎、球茎等。根茎形状不一，根茎与根的显著不同是：根茎表面有节和节间，单子叶植物尤其明显；根茎上常有鳞片状或膜质状小叶、叶柄基部残余物或叶痕；有时可见幼芽或芽痕、茎基或茎痕、不定根或根痕。根茎的横断面与根的主要不同点为：双子叶植物根茎的横断面中央有髓部，而单子叶植物根茎髓部不明显，内皮层环内外均有维管束小点散布。

此外，还应注意根和根茎的断面组织中有无分泌物散在，如人参、白芷、羌活、川芎、苍术等断面散布的黄色、黄棕色小点。

3. 鉴别

（1）显微鉴别

横切面：根及根茎类药材的组织构造比较典型，对于鉴定该类药材具有重要的意义。双子叶植物与单子叶植物根与根茎药材主要组织结构特征见表3-1。

表3-1 双子叶植物与单子叶植物根与根茎药材主要组织结构特征比较

特征	双子叶植物（次生构造）		单子叶植物（仅有初生构造）	
	根	根茎	根	根茎
最外层	多为木栓层	多为木栓层	多为表皮	多为表皮
皮层	较薄	较薄，根状茎常有根基维管束或叶基维管束	明显	根状茎皮层明显，常有叶基维管束。有的根茎表皮以内均为薄壁组织，皮层和髓很难分辨（如黄精）
内皮层	无	无	有	根状茎多数明显（如知母）
维管束类型	多为无限外韧型，环列	多为无限外韧型，环列	辐射型	多为有限外韧型，散在
韧皮部	次生韧皮部发达	有次生韧皮部	仅有初生韧皮部	仅有初生韧皮部

续表

特征	双子叶植物（次生构造）		单子叶植物（仅有初生构造）	
	根	根茎	根	根茎
形成层	有	有	无	无
木质部	次生木质部发达，放射状	次生木质部，放射状	仅有初生木质部	仅有初生木质部
髓部	多无髓，少数有髓部（如川乌、草乌、龙胆等）	有	有	无或不明显
异常构造	少数有	少数有	无	无

此外，蕨类植物根茎类药材的组织结构特征主要为：最外层多为厚壁性表皮及下皮细胞，基本组织有薄壁细胞组成，一般为网状中柱，维管束为周韧型，中央有髓部。

粉末特征：主要注意药材粉末的典型特征，如木栓细胞或根被细胞、石细胞、纤维（如韧皮纤维、木纤维、晶纤维等）、分泌组织（如乳汁管、树脂道、油室、油管等）、导管（如具缘纹孔导管、网纹导管、环纹导管等）、结晶（如簇晶、方晶、针晶、砂晶等）、淀粉粒或菊糖等特征。

（2）理化鉴别　理化鉴别在根及根茎类药材的鉴定方面应用广泛。《中国药典》大量采用特征的、专属性强的薄层色谱法进行鉴定。

4. 品质　一般要求干燥、无地上茎、无须根、无泥沙及其他非药用部位，无虫蛀和发霉者为合格。以个大、结实、肥大，药材特有的气味浓郁者为佳。

5. 贮藏　根及根茎类药材差异很大，应按照药材的性质进行贮藏。一般质地油润、香气浓者应存放于阴凉干燥处，不要过多通风，防止走油和散失气味，例如当归；纤维性强，不易发霉的药材可以存放于通风干燥处，如柴胡、紫草等。

课堂互动

1. 结合典型药材标本（如大黄、甘草、人参、黄连、麦冬、知母、黄精等）及其横切面显微特征，讨论双子叶及单子叶植物根及根茎类药材的区别。

2. 牢记典型双子叶和单子叶植物根及根茎类药材的共同鉴别特征，以便在后面学习中，找出个别药材区别于该类药材共同特征的特点。

3. 在学习的过程中要注意：结合药材的横切面显微特征，以深入理解其断面及饮片的特征。

4. 关于理化鉴别部分，用到较多的理化基础知识，希望同学巩固学习色谱法的基础知识及其在鉴定中的应用，以便在鉴定具体药材时能灵活运用。

细　辛

【来源】　为马兜铃科北细辛、汉城细辛或华细辛的干燥根和根茎。前二种习称"辽细辛"。

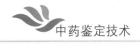

【产地】北细辛、汉城细辛主产辽宁、吉林、黑龙江；华细辛主产于陕西、河南等地。以"辽细辛"为道地产品。

【采收加工】夏季果熟期或初秋采挖3年以上植株，除净地上部分和泥沙，阴干。

【性状】细辛药材见图3-1，性状描述见表3-2。

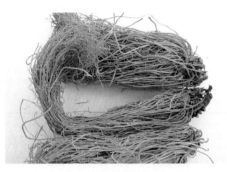
a. 细辛药材

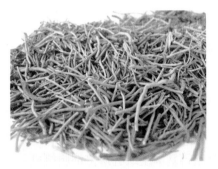
b. 细辛饮片

图3-1 细辛

表3-2 细辛的性状描述

项目	性状描述
形状	常卷缩成团。根茎横生呈不规则圆柱状，具短分枝；根细长，密生节上
表面	根茎灰棕色，粗糙，有环形节，具短分枝，分枝顶端有碗状的茎痕 根灰黄色，有须根及须根痕
质地	质脆，易折断
断面	平坦，黄白色或白色
气味	气辛香，味辛辣、麻舌

【饮片】呈不规则段，根茎外皮灰棕色，根表面灰黄色，切面黄白或白色。

【品质】以根灰黄，味辛香而麻舌者为佳。

【功效】解表散寒，祛风止痛，通窍，温肺化饮。不宜与藜芦同用。

【贮藏】置阴凉干燥处。

 知识拓展

1. 化学成分 含挥发油，油中主含甲基丁香油酚其他还有黄樟醚、细辛醚、优葛缕酮、α-蒎烯、樟烯、月桂烯、柠檬烯等。《中国药典》规定本品含挥发油不得少于2.0%（ml/g）

2. 伪品 杜衡，为马兜铃科植物杜衡的干燥全草。江苏、浙江等地作土细辛用，称"马辛"。叶片心状肾形，先端圆钝，形如"马蹄"。叶较厚，手感质硬，干品叶缘卷，叶背无毛。本品有小毒。

细辛与杜衡性状有哪些不同？

狗　脊

【别名】金毛狗脊、金毛狗

【来源】为蚌壳蕨科植物金毛狗脊的干燥根茎。

【产地】主产福建、四川、湖北、湖南等地。

【采收加工】秋、冬二季采挖，除去泥沙，干燥；或去硬根、叶柄及金黄色绒毛，切厚片，干燥，为"生狗脊片"；蒸后晒至六、七成干，切厚片，干燥，为"熟狗脊片"。

【性状】狗脊药材见图 3 - 2，性状描述见表 3 - 3。

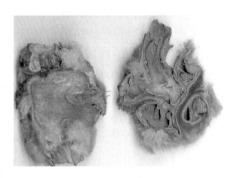

图 3 - 2　狗脊

表 3 - 3　狗脊的性状描述

项目	性状描述
形状	不规则长块状
表面	表面深棕色，残留金黄色绒毛；上面有数个红棕色的木质叶柄，下面残存黑色细根
质地	质坚硬，不易折断
气味	无臭，味淡、微涩

【饮片】

生狗脊片　生狗脊片呈不规则长条形或圆形；切面浅棕色，较平滑，近边缘 1 ~ 4mm 处有 1 条棕黄色隆起的木质部环纹或条纹，边缘不整齐，偶有金黄色绒毛残留；质脆，易折断，有粉性。

熟狗脊片　呈黑棕色，质坚硬。

烫狗脊　形如狗脊片，表面略鼓起。棕褐色。气微，味淡、微涩。

【品质】以体大、质坚实、无空心者为佳。狗脊片以厚薄均匀、坚实无毛、无空心者为佳。

【功效】祛风湿，补肝肾，强腰膝。

【贮藏】置通风干燥处，防潮。

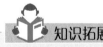　知识拓展

湖南、江西、广西等地用狗脊蕨的根茎作狗脊使用。河南、陕西、山西等地除用金毛狗脊外，尚有自产自销的黑狗脊，为蕨类植物根茎，如蜈蚣草、半岛鳞毛蕨、华北鳞毛蕨、长尾复叶耳蕨、中华蹄盖蕨等，药材比金毛狗脊瘦小，易与狗脊区分。

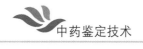

大　黄

【别名】将军、锦纹

【来源】蓼科植物掌叶大黄、唐古特大黄或药用大黄的干燥根及根茎。

【产地】掌叶大黄和唐古特大黄药材习称"北大黄"，主产于青海、甘肃等地，产量占大黄的大部分。药用大黄药材一般习称"南大黄"，主产于四川及湖北、贵州等地。

【采收加工】秋末茎叶枯萎或次春发芽前采挖。除去细根，刮去外皮，切瓣或段，绳穿成串干燥或直接干燥。甘肃、青海产地将

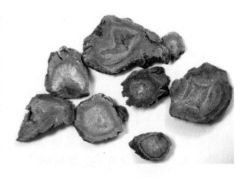

图 3 - 3　大黄饮片

粗大的根茎纵切成瓣，称蛋片吉，较细的根茎和粗根切成段，称苏吉、水根。四川产地将粗大的根茎横切成马蹄状厚片，称雅黄，稍细较坚实的根茎横切成段，称南大黄。

【性状】大黄饮片见图 3 - 3，性状描述见表 3 - 4。

表 3 - 4　大黄的性状描述

项目	性状描述
形状	呈圆柱形、圆锥形、卵圆形或不规则块状，长 3 ~ 17cm，直径 3 ~ 10cm
表面	除尽外皮者表面黄棕色或红棕色，有的可见类白色网状纹理（锦纹）及星点（异形维管束）散在，残留外皮棕褐色，多具绳孔及粗皱纹
质地	质坚实，有的中心稍松软
断面	淡红色或黄棕色，显颗粒性。根茎髓部宽广，有星点环列或散在；根木质部发达，放射状纹理直达中心，形成层环明显，无星点
气味	气清香，味苦而微涩，嚼之黏牙，有沙粒感

【饮片】

大黄　厚片或块状。表面黄色或棕黄色，横切面特征同药材断面。

酒大黄　表面深棕色。断面黄棕色。有酒气。

熟大黄　内外均呈黑色。

大黄炭　表面焦黑色，内部焦褐色。

【鉴别】

1. 显微鉴别

（1）横切面

根茎横切面：①木栓层及栓内层多已除去，或偶有残留。②韧皮部筛管群明显，薄壁组织发达，有黏液腔。③形成层成环。④木质部射线较密，内含棕色物；导管非

木化。⑤髓部宽广，有异常维管束（星点）环列或散在，形成层成环，木质部位于形成层的外侧，韧皮部位于形成层的内侧，射线呈星状射出；髓部常见黏液质及红棕色物质。⑥薄壁细胞含草酸钙簇晶及淀粉粒。

根横切面：与根茎的主要区别为：中央无髓。

（2）粉末 黄棕色，见图3-4。

①草酸钙簇晶：大而多，直径20~160μm，有的至190μm。

②导管：多为网纹，并有具缘纹孔、螺纹及环纹导管，非木化。

③淀粉粒：单粒呈类球形或多角形，脐点星状；复粒由2~8分粒组成。

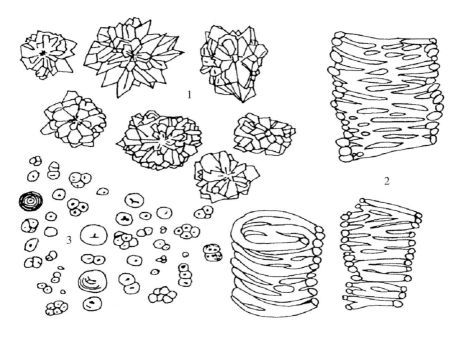

图3-4 大黄（掌叶大黄）粉末特征图
1. 草酸钙结晶 2. 导管 3. 淀粉粒

2. 理化鉴别

（1）微量升华 取本品粉末少量，进行微量升华，可见菱状针晶或羽状结晶。

（2）化学定性 本品粉末、提取液或升华物加碱液显红色。

（3）荧光检查 粉末的甲醇浸出物点于滤纸上，45%乙醇展开，取出晾干10分钟，置紫外光灯（365nm）下检视，呈棕黄色荧光，不得显持久的亮蓝紫色荧光（检查土大黄苷）。

【品质】均以个大、质坚重、断面显锦纹、气味浓厚者为佳。习惯认为西大黄优于雅黄、南大黄。

【功效】泻下攻积，清热泻火，凉血解毒，逐瘀通经，利湿退黄。

【贮藏】置通风干燥处，防蛀。

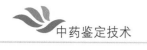

知识拓展

1. 化学成分 主要为蒽醌衍生物，主要包括蒽醌苷和双蒽醌苷。双蒽醌苷中有番泻苷A、B、C、D、E、F；游离型的苷元有大黄酸、大黄酚、大黄素、芦荟大黄素、大黄素甲醚等。另含鞣质类物质、有机酸和雌激素样物质等。

2. 含量测定 含芦荟大黄素、大黄酸、大黄素、大黄酚和大黄素甲醚的总量不得少于1.5%。

3. 注意 大黄用于泻下时不宜久煎，久煎会导致泻下成分蒽醌苷解离成游离型蒽醌苷元，失去泻下作用。

4. 易混品 同属植物藏边大黄、河套大黄、华北大黄、天山大黄等的根和根茎，在部分地区或民间称山大黄或土大黄，均非正品大黄，泻下作用很差。药材根茎横断面除藏边大黄外均无星点。土大黄性状与正品大黄相似，作用不同。土大黄中含土大黄苷（属于二苯乙烯类化合物），其断面置紫外光灯（365nm）下呈持久的亮蓝色荧光，使用时应注意鉴别。

课堂互动

1. 请思考：正品大黄的断面置紫外光灯（365nm）下检视，应该呈现什么颜色的荧光？

2. 找出正品大黄区别于土大黄的关键鉴定点。

3. 大黄用于泻下时，为什么要后下？

4. 结合大黄的横切面显微特征，以深入理解其断面的性状特征。

何首乌

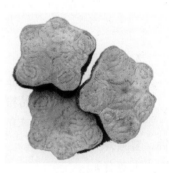

图3-5 何首乌饮片

【别名】首乌、生首乌

【来源】蓼科植物何首乌的干燥块根。

【产地】主产于河南、湖北、广西、广东、贵州、四川、江苏等省区。

【采收加工】秋、冬两季叶枯萎时采挖，洗净，切去两端，大形的块，可对半剖开，晒干或切片晒干。

【性状】何首乌饮片见图3-5，性状描述见表3-5。

表3-5 何首乌的性状描述

项目	性状描述
形状	呈团块状或不规则纺锤形，长6～15cm，直径4～12cm
表面	表面红棕色或红褐色，皱缩不平，有浅沟、横长皮孔样突起及细根痕

续表

项目	性状描述
质地	体重，质坚实，不易折断
断面	断面浅黄棕色或浅红棕色，粉性，皮部有 4～11 个类圆形异型维管束环列，形成云锦状花纹（习称"云锦纹"），中央木部较大，有的呈木心
气味	气微，味微苦而甘涩

【饮片】厚片或块。外表面红棕色或棕褐色。切面黄棕色或浅红棕色。

【品质】以个大、质坚实而重、红褐色、断面显云锦花纹、粉性足者为佳。

【功效】生用解毒，消痈，润肠通便；制用补肝肾，益精血，乌须发，强筋骨，化浊降脂。

【贮藏】置通风干燥处，防蛀。

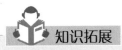 **知识拓展**

1. 化学成分　含卵磷脂、蒽醌衍生物（约 1.1%）及二苯乙烯类等成分。

2. 含量测定　含 2，3，5，4′-四羟基二苯乙烯-2-O-β-D-葡萄糖苷不得少于 1.0%；含结合蒽醌以大黄素和大黄素甲醚的总量计，完整药材不得少于 0.1%，饮片不得少于 0.05%。

3. 何首乌的干燥茎　也可入药，称首乌藤，也叫夜交藤，药材呈细长圆柱形，稍扭曲；表面紫红色至紫褐色，有皮孔，栓皮易成片脱落，节略膨大；质脆，断面木部黄白色，具多数导管小孔。具有安神，养血，活络作用。

4. 制何首乌　何首乌的炮制加工品称制何首乌。具有补肝肾，益精血，乌须发，强筋骨，化浊降脂作用，在药典里单列。其性状特点：皱缩状的块片。质坚硬。断面角质样，棕褐色或黑色。

5. 常见伪品　同科植物翼蓼和毛脉蓼的块根，前者习称"红药子"，后者习称"朱砂七"，有的地区曾混作何首乌用。

红药子呈不规则团块状，紫褐色至深红色。断面皮部无"云锦花纹"。髓部有异常维管束。

朱砂七呈不规则团块状，棕黄色至土黄色。断面皮部无"云锦花纹"。髓部有异常维管束。

案例分析

案例　近年来，社会上不时传出有人"挖"出"千年人形何首乌"，称其"十分稀有，价值连城"。

分析　"千年人形何首乌"主要有 3 个造假方法。第一种方法是雕刻造假，取一比拳头大的棕榈心，用刀削成一个有手、脚、头的人形轮廓，接着在"头"部挖开一个洞，将一根刚从地里拔出来的何首乌藤插进去，用牙签固定，最后用黄泥和炭灰将其涂抹成黑黄色，一个惟妙惟肖的"千年人形何首乌"就出现了，如同刚从地里挖上来。第二种是用与何首乌近亲缘的薯蓣（别名土薯）作为母体，将何首乌藤嫁接其中，再将薯蓣植入一个人形的模型，经过约半年的生长后，何首乌藤与薯蓣体结合一起，因薯蓣生长很快，去掉模型后，就变成了"人形"。还有就一种将生长一年多的何首乌移植到人形模型里，限制其正常生长，几年甚至更长时间后，就成了名副其实的人形何首乌，有的人在模型上做男人和女人的特征，何首乌生长成形后，就成了"夫妻何首乌"。天然何首乌，一般为纺锤形，块状，不会像人形，表面红棕色或红褐色，皱缩不平，有浅沟、横长皮孔样突起及细根痕。

课堂互动

现在市场上用红药子冒充何首乌比较普遍，你能鉴别出来吗？

牛 膝

【别名】怀牛膝、淮牛膝

【来源】苋科植物牛膝的干燥根。

【产地】主产于河南武陟、温县、孟县、博爱、沁阳、辉县等地，为著名的"四大怀药"之一；河北、山西、山东、江苏、辽宁等省亦产。

【采收加工】冬季茎叶枯萎时采挖，除去须根及泥沙，捆成小把，晒至干皱后用，将顶端切齐，晒干。

【性状】牛膝药材见图3-6，性状描述见表3-6。

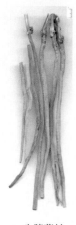

a. 牛膝药材

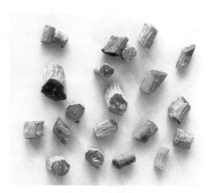

b. 牛膝饮片

图3-6 牛膝

表 3-6　牛膝的性状描述

项目	性状描述
形状	呈细长圆柱形，挺直或稍弯曲，长 15~70cm，直径 0.4~1cm
表面	表面灰黄色或淡棕色，有微扭曲的细纵皱纹、横长皮孔样突起及侧根痕
质地	质硬脆，易折断，受潮后变软
断面	断面平坦，淡棕色，微呈角质样而油润，中心维管束木质部较大，黄白色，其外周散有多数黄白色点状维管束，断续排列成 2~4 轮
气味	气微，味微甜而稍苦涩

【饮片】

牛膝　圆柱形段。切面平坦，特征同药材断面。

酒牛膝　表面色略深，偶见焦斑。稍有酒香气。

【鉴别】

1. 显微鉴别

（1）木栓层为数列扁平细胞，切向延伸。

（2）外韧型维管束断续排列成 2~4 轮，最外轮维管束较小，有的仅 1 至数个导管，束间形成层几连接成环；向内维管束较大。

（3）木质部主要由导管及小的木纤维组成，根中心木质部集成 2~3 群。

（4）薄壁细胞含草酸钙砂晶。

2. 理化鉴别

（1）荧光检查　取药材断面，置紫外光灯（365nm）下观察，显黄色荧光；滴加 1% 氨水后，显淡黄绿色荧光。

（2）化学鉴别　取药材粉末少许滴加冰醋酸及浓硫酸，显紫红色。

【品质】以粗长、肉厚、皮细、杂质少者为佳。

【功效】逐瘀通经，补肝肾，强筋骨，利尿通淋，引血下行。

【贮藏】置阴凉干燥处，防潮。

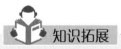 知识拓展

　　1. 化学成分　含多种昆虫变态激素（脱皮甾酮、牛膝甾酮等）、豆甾烯醇、红苋甾醇、琥珀酸、三萜皂苷（水解得齐墩果酸）、肽多糖（有免疫活性）及活性寡糖等。

　　2. 混用品　在少数地区有以同属植物柳叶牛膝的根作土牛膝药用。根粗短，新鲜时断面带紫红色，又名"红牛膝"，产湖南、湖北、江西、四川等地。

川牛膝

【别名】大牛膝、拐牛膝

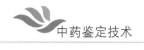

【来源】苋科植物川牛膝的干燥根。

【产地】主产于四川天全、峨眉、西昌、雅安等地，为著名的道地药材；此外，云南、贵州及陕西、湖北、湖南等地也产。

【采收加工】秋、冬两季采挖，除去芦头、须根及泥沙，烘或晒至半干，堆放回润，再烘干或晒干。

【性状】川牛膝药材见图3-7，性状描述见表3-7。

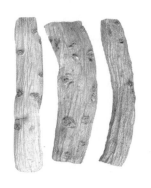
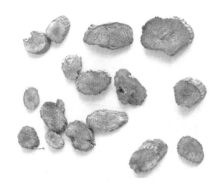

a. 川牛膝药材   b. 川牛膝饮片

图3-7　川牛膝

表3-7　川牛膝的性状描述

项目	性状描述
形状	近圆柱形，微扭曲，向下略细或有少数分枝；长30~60cm，直径0.5~3cm
表面	表面黄棕色或灰褐色，有纵皱纹、支根痕及多数横长的皮孔样突起
质地	质韧，不易折断
断面	断面黄白色或棕黄色，点状维管束排成4~11轮同心环
气味	气微，味甜

【饮片】

川牛膝　圆形或椭圆形薄片。外表皮黄棕色或灰褐色。切面特征同药材断面。

酒川牛膝　表面棕黑色。稍有酒香气，味甜。

【鉴别】

1. 显微鉴别

（1）木栓细胞数列。栓内层窄。

（2）中柱大，三生维管束（异型维管束）外韧型，断续排列成4~11轮，内侧维管束有明显的束内形成层；木质部导管多单个；木纤维较发达。

（3）中央次生维管束常分成2~9股，有的根中心可见导管稀疏分布。

（4）薄壁细胞含草酸钙砂晶、方晶。

2. 理化鉴别　荧光检查：取药材断面，置紫外光灯（365nm）下观察，显淡绿色荧光；滴加1%氨水后，显绿黄色荧光。

【品质】以条粗壮、质坚韧、断面黄白色或棕黄色者为佳。

【功效】逐瘀通经，通利关节，利尿通淋。

【贮藏】置阴凉干燥处，防潮。

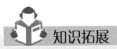 知识拓展

1. 化学成分　含甾类化合物及甜菜碱等。甾类化合物主要为杯苋甾酮、异杯苋甾酮、5－表杯苋甾酮、羟基杯苋甾酮等。

2. 混用品　四川、云南等地曾用同属植物麻牛膝的根作川牛膝药用。药材较粗短，外皮灰褐色或棕红色，断面纤维性强；味甘、苦、涩而麻舌。

课堂互动

1. 找出牛膝与川牛膝的主要区别点。

2. 异型维管束对于鉴定药材具有重要的意义，大黄、何首乌、牛膝及川牛膝的断面均有异型维管束，试说明这四种药材的异型维管束有何不同？

威灵仙

【别名】铁扫帚

【来源】毛茛科植物威灵仙、棉团铁线莲或东北铁线莲的干燥根和根茎。

【产地】威灵仙主产于江苏、浙江、江西、安徽等地。棉团铁线莲主产于东北及山东等地。东北铁线莲主产于东北地区。

【采收加工】秋季采挖，除去泥沙，晒干。

【性状】威灵仙药材见图3-8，性状描述见表3-8。

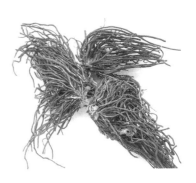

图3-8　威灵仙

表3-8　威灵仙的性状描述

项目	性状描述		
	威灵仙	棉团铁线莲	东北铁线莲
形状	根茎呈柱状，长1.5～10cm，直径0.3～1.5cm；根呈细长圆柱形，稍弯曲，长7～15cm，直径0.1～0.3cm	根茎呈短柱状，长1～4cm，直径0.5～1cm；根长4～20cm，直径0.1～0.2cm	根茎呈柱状，长1～11cm，直径0.5～2.5cm。根较密集，长5～23cm，直径0.1～0.4cm
表面	根茎表面淡棕黄色，顶端残留茎基，下侧着生多数细根，细根表面黑褐色，有细纵纹，有的皮部脱落，露出黄白色木部	表面棕褐色至棕黑色	表面棕黑色
质地	根茎质较坚韧；根质硬脆，易折断	根茎质较坚韧；根质硬脆，易折断	根茎质较坚韧；根质硬脆，易折断

续表

项目	性状描述		
	威灵仙	棉团铁线莲	东北铁线莲
断面	根茎断面纤维性；根断面皮部较广，木部淡黄色，略呈方形，皮部与木部间常有裂隙	断面木部圆形	断面木部近圆形
气味	气微，味淡	味咸	味辛辣

【饮片】呈不规则的段。表面黑褐色、棕褐色或棕黑色，有细纵纹，有的皮部脱落，露出黄白色木部。切面皮部较广，木部淡黄色，略呈方形或近圆形，皮部与木部间常有裂隙。

【品质】以条匀，皮黑、肉白、坚实者为佳。

【功效】祛风湿，通经络。

【贮藏】置干燥处。

课堂互动

1. 比较威灵仙几种不同来源药材的特点。

2. 须根类药材还有哪些？

川 乌

【别名】乌头

【来源】毛茛科植物乌头的干燥母根。

【产地】主产于四川江油、平武、绵阳、安县，陕西城固、南郑、户县等地。

【采收加工】6月下旬至8月上旬采挖，除去子根、须根及泥沙，晒干。

【性状】川乌药材见图3-9a，制川乌见图3-9b，性状描述见表3-9。

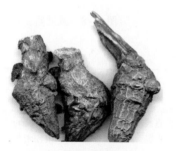
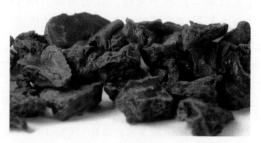

a. 川乌药材　　　　　　　　　　　　　　b. 制川乌

图3-9　川乌

表3-9　川乌的性状描述

项目	性状描述
形状	呈不规则圆锥形，顶端常有残茎，中部多向一侧膨大，长2~7.5cm，直径1.2~2.5cm
表面	棕褐色或灰棕色，皱缩，有小瘤状侧根及除去子根后的痕迹

续表

项目	性状描述
质地	质坚实
断面	断面类白色或浅灰黄色，形成层环纹呈多角形
气味	气微，味辛辣而麻舌

【品质】以饱满、质坚实，断面色白、有粉性者为佳。

【功效】祛风除湿，温经止痛。有大毒，一般炮制后用。不宜与半夏、瓜蒌、瓜蒌子、瓜蒌皮、天花粉、川贝母、浙贝母、平贝母、伊贝母、湖北贝母、白蔹、白及同用。

【贮藏】置通风干燥处，防蛀。

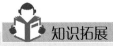知识拓展

1. 化学成分　含生物碱及乌头多糖。总生物碱含量为0.82%～1.56%，其中主要为剧毒的双酯类生物碱：中乌头碱、乌头碱、次乌头碱等。

2. 含量测定　生川乌按干燥品计算，含乌头碱、次乌头碱和新乌头碱的总量应为0.050%～0.17%。制川乌按干燥品计算，含苯甲酰乌头原碱、苯甲酰次乌头原碱及苯甲酰新乌头原碱的总量应为0.070%～0.15%。

3. 炮制加工品　称制川乌，有毒，具有祛风除湿，温经止痛作用，在药典单列。

性状特点：不规则或长三角形片。表面黑褐色或黄褐色。体轻，质脆，断面有光泽。气微，微有麻舌感。

4. 伪品　市场上有用川乌片加黏合剂后掺入泥沙等。表面黑色，具颗粒状物。形成层环纹不明显。用水浸泡后有一层膜状物，水液呈黑褐色。

草　乌

【来源】毛茛科植物北乌头的干燥块根。

【产地】主产于东北、华北各省。

【采收加工】秋季茎叶枯萎时采挖，除去须根及泥沙，干燥。

【性状】草乌药材见图3-10a，制草乌见图3-10b，性状描述见表3-10。

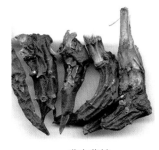 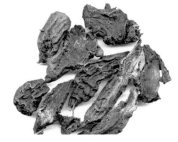

a. 草乌药材　　　　　　　　　　b. 制草乌

图3-10　草乌

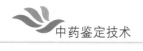

表 3 – 10 草乌的性状描述

项目	性状描述
形状	不规则长圆锥形，长 2～7cm，直径 0.6～1.8cm。顶端常有残茎和少数不定根残基，有的顶端一侧有一枯萎的芽，一侧有一圆形或扁圆形不定根残基
表面	灰褐色或黑棕褐色，皱缩，有纵皱纹、点状须根痕和数个瘤状侧根
质地	质硬
断面	断面灰白色或暗灰色，有裂隙，形成层环纹多角形或类圆形，髓部较大或中空
气味	气微，味辛辣、麻舌

【品质】以个大质坚、断面色白、有粉性、残茎及须根少者为佳。

【功效】祛风除湿，温经止痛。有大毒，一般炮制后用。不宜与半夏、瓜蒌、瓜蒌子、瓜蒌皮、天花粉、川贝母、浙贝母、平贝母、伊贝母、湖北贝母、白蔹、白及同用。

【贮藏】置通风干燥处，防蛀。

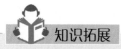 知识拓展

1. **化学成分** 根含总生物碱 0.70%～1.3%，其中主要为剧毒的双酯类生物碱：中乌头碱、乌头碱、次乌头碱、杰斯乌头碱、异乌头碱及北草乌碱等。

2. **含量测定** 生草乌按干燥品计算，含乌头碱、次乌头碱和新乌头碱的总量应为 0.10%～0.50%。制草乌按干燥品计算，含苯甲酰乌头原碱、苯甲酰次乌头原碱及苯甲酰新乌头原碱的总量应为 0.020%～0.070%。

3. **炮制加工品** 称制草乌，有毒，具有祛风除湿、温经止痛作用，在药典里单列。

性状特点：不规则圆形或近三角形片。表面黑褐色。切面有多角形形成层环和点状维管束，并有空隙，质脆，断面有光泽。气微，味微辛辣，稍有麻舌感。

附　子

【来源】毛茛科植物乌头的子根的加工品。

【产地】主产于四川江油、平武、绵阳，陕西城固、南郑、户县等地；云南、贵州、湖北等地有少量生产。

【采收加工】6 月下旬至 8 月上旬采挖，除去母根、须根及泥沙，习称"泥附子"，加工成下列规格。

盐附子　选个大、均匀的泥附子，洗净，浸入食用胆巴的水溶液中，过夜，再加食盐，继续浸泡，每日取出晾晒，并逐渐延长晾晒时间，直至附子表面出现大量结晶盐粒（盐霜）、体质变硬时为止。

黑顺片　取泥附子，按大小分别洗净，浸入食用胆巴的水溶液中数日，连同浸液

煮至透心，捞出，水漂，纵切成约 0.5cm 的片，再用水浸漂，用调色液使附片染成浓茶色，取出，蒸至现油面、光泽时，烘至半干，再晒干或继续烘干。

白附片　选择大小均匀的泥附子，洗净，浸入食用胆巴的水溶液中数日，连同浸液煮至透心，捞出，剥去外皮，纵切成约 0.3cm 的片，用水浸漂，取出，蒸透，晒干。

【性状】附子药材见图 3 - 11，性状描述见表 3 - 11。

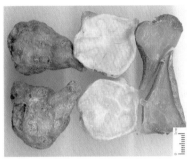
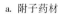

a. 附子药材

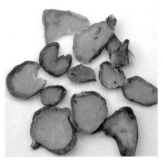

b. 黑顺片

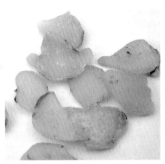

c. 白附片

图 3 - 11　附子

表 3 - 11　附子的性状描述

项目	性状描述		
	盐附子	黑顺片	白附片
形状	呈圆锥形，长 4~7cm，直径 3~5cm	纵切片，上宽下窄，厚约 2~5mm	无外皮，全体黄白色，半透明，厚约 3mm。余同黑顺片
表面	表面灰黑色，被盐霜，顶端有凹陷的芽痕，周围有瘤状突起的支根或支根痕	外皮黑褐色	
质地	体重	质硬而脆	
断面	横切面灰褐色，可见充满盐霜的小空隙及多角形形成层环纹，环纹内侧导管束排列不整齐	纵切面暗黄色，油润，具光泽，半透明状，并有纵向导管束。断面角质样	
气味	气微，味咸而麻，刺舌	气微，味淡	

【饮片】

附片　黑顺片及白附片，性状特点见表 3 - 11。

淡附片　盐附子的加工品。为纵切片。外表皮褐色。切面褐色，半透明。无麻舌感。

炮附片　属于砂烫附片。形同黑顺片或白附片。表面鼓起黄棕色，质松脆。气微，味淡。

【品质】盐附子以个大、坚实、灰黑色、表面起盐霜者为佳；黑顺片以片大、厚薄均匀、表面油润、有光泽者为佳；白附片以片大、色白、半透明者为佳。

【功效】回阳救逆，补火助阳，散寒止痛。有大毒。不宜与半夏、瓜蒌、瓜蒌子、瓜蒌皮、天花粉、川贝母、浙贝母、平贝母、伊贝母、湖北贝母、白蔹、白及同用。

【贮藏】盐附子密闭置阴凉干燥处；黑顺片及白附片置干燥处，防潮。

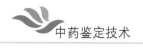

📖 知识拓展

1. 化学成分 生附子主要含剧毒的双酯类生物碱乌头碱、中乌头碱和次乌头碱。在加工炮制过程中双酯类生物碱易水解，失去一分子醋酸，生成毒性较小的单酯类生物碱苯甲酰乌头胺、苯甲酰中乌头胺和苯甲酰次乌头胺。如继续水解，又失去一分子苯甲酸，生成毒性更小的不带酯键的胺醇类生物碱乌头胺、中乌头胺和次乌头胺。附子、乌头炮制品的毒性均较其生品小。盐附子的毒性则较蒸煮过的黑顺片、白附片大。《中国药典》（2015年版）规定：附子含双酯型生物碱以新乌头碱、次乌头碱和乌头碱的总量计，不得过0.020%。饮片（炮制品）含双酯型生物碱以新乌头碱、次乌头碱和乌头碱的总量计，不得过0.010%。

2. 易混淆品 因药名相近，附子（白附片）常易与白附子混淆，白附子为天南星科独角莲的块茎，习称"禹白附"。功能祛风痰，定惊搐，解毒散结，止痛。应注意鉴别。

✏️ 案例分析

案例一 某县政府官网报道一中毒事件。该县某村一村民邀约亲戚朋友到家中煮食草乌炖猪脚，参加就餐的亲属先后出现中毒症状，其中6人抢救无效死亡，6人已经出院，其余15人仍在救治当中。

案例二 《三国演义》第七十五回中，关公攻打樊城时，魏将曹仁踞城死守，召五百名弓弩手一齐放箭。关公急勒马转身时，右臂中了一箭而翻身落马，幸被关平救回营寨。关公久历沙场，身经百战，本来右臂中箭不应翻身落马。但这一箭非同一般，回营拔出箭时，方知箭头有毒，毒已入骨，右臂青肿不能活动。《三国演义》中描述，"佗曰：此乃弩箭所伤，其中有乌头之药，直透入骨；若不早治，此臂无用矣。"此后就上演了华佗给关公刮骨疗毒的千古佳话。

分析 现代研究发现，乌头类药材主要有毒成分为乌头碱、次乌头碱、新乌头碱，一般中毒量为0.2mg，致死量为2~4mg。可使感觉和运动神经麻痹、迷走神经兴奋；可抑制窦房结，并能直接作用于心肌产生高频异位节律，可造成心律失常乃至心跳骤停。由此可以推测，案例一中导致的中毒皆因乌头碱、次乌头碱、新乌头碱所致。案例二中关公中箭落马，可能并非右臂之伤痛，而是短暂的心律失常而不能稳坐战骑之故。

川乌、草乌、附子生品为剧毒药材，一般炮制后用，如制川乌、制草乌、白附片、黑顺片、炮附片等。意外服用中毒者应立即用1：5000高锰酸钾溶液、2%食盐水或浓茶反复洗胃，洗胃后可灌活性炭10~20g，随后再灌入硫酸钠20~30g导泻。静脉补液，以促进毒物的排泄。

毒性中药材及饮片必须按照国家有关规定，实行专人、专柜、专账、专用衡器、双人双锁保管。做到账、货、卡相符。

课堂互动

　　川乌、草乌及附子均为乌头类药材，它们的来源和性状特点如何区分？它们为什么具有毒性？在临床上应如何使用？万一误尝出现中毒反应后应如何处理？

白　芍

【来源】毛茛科植物芍药的干燥根。

【产地】主产于浙江（商品称杭白芍，为著名的"浙八味"之一）、安徽（商品称亳白芍）、四川（商品称川白芍）、贵州、山东等地。

【采收加工】夏、秋两季采挖、洗净，除去头尾及细根，置沸水中煮后除去外皮或去皮后再煮，晒干。

【性状】白芍药材见图3-12，性状描述见表3-12。

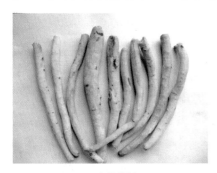
a. 白芍药材

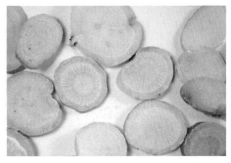
b. 白芍饮片

图3-12　白芍

表3-12　白芍的性状描述

项目	性状描述
形状	呈圆柱形，平直或稍弯曲，两端平截，长5~18cm，直径1~2.5cm
表面	表面类白色或淡红棕色，光洁或有纵皱纹及细根痕，偶有残存的棕褐色外皮
质地	质坚实，不易折断
断面	较平坦，类白色或微带棕红色，形成层环明显，射线放射状
气味	气微，味微苦、酸

【饮片】

白芍　类圆形薄片。切面可见稍隆起的筋脉纹呈放射状排列。余同药材。

炒白芍　表面微黄色或淡棕黄色，有的可见焦斑。气微香。

酒白芍　表面微黄色或淡棕黄色，有的可见焦斑，微有酒香气。

【品质】以根粗、坚实、无白心或裂隙者为佳。

【功效】养血调经，敛阴止汗，柔肝止痛，平抑肝阳。不宜与藜芦同用。

【贮藏】置干燥处，防蛀。

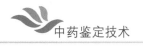

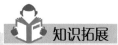 **知识拓展**

1. 化学成分 含芍药苷、羟基芍药苷、芍药内酯苷、苯甲酰芍药苷、苯甲酸、鞣质、β-谷甾醇、挥发油等。芍药苷为解痉有效成分，经加工为白芍后，含量显著降低。

2. 含量测定 含芍药苷不得少于1.6%。

3. 伪劣品 同属植物毛果芍药在部分地区作白芍使用，根较细小，表面灰色，木化程度大，应注意鉴别。

市场上有些商家用硫黄熏蒸白芍，使之色泽更佳，表面呈白色，较薄的饮片呈半透明状，但芍药苷含量不符合国家标准规定，属于劣质品。

赤 芍

【来源】毛茛科植物芍药或川赤芍的干燥根。

【产地】芍药主产于内蒙古和东北等地，河北、陕西、山西、甘肃等地亦产；川赤芍主产于四川，甘肃、陕西、青海、云南等地亦产。

【采收加工】春、秋二季采挖，除去根茎、须根及泥沙，晒干。

【性状】赤芍药材和饮片见图3-13，性状描述见表3-13。

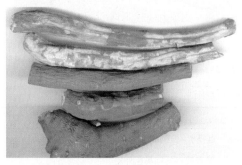
a. 赤芍药材

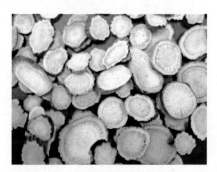
b. 赤芍饮片

图3-13 赤芍

表3-13 赤芍的性状描述

项目	性状描述
形状	呈圆柱形，稍弯曲，长5～40cm，直径0.5～3cm
表面	表面棕褐色，粗糙，有纵沟和皱纹，并有须根痕和横长的皮孔样突起，有的外皮易脱落
质地	质硬而脆，易折断
断面	断面粉白色或粉红色，皮部窄，木部放射状纹理明显，有的有裂隙
气味	气微香，味微苦、酸涩

【饮片】类圆形切片，外表皮棕褐色。切面粉白色或粉红色，皮部窄，木部放射状纹理明显，有的有裂隙。

【品质】以根条粗状、外皮易脱落、粉性大（习称"糟皮粉渣"）者为佳。

【功效】清热凉血，散瘀止痛。不宜与藜芦同用。

【贮藏】置通风干燥处。

> **课堂互动**
>
> 1. 找出白芍与赤芍的区别点。
> 2. 说说白芍与赤芍的采收加工有何不同？

黄　连

【别名】川连、鸡爪黄连

【来源】毛茛科植物黄连、三角叶黄连或云连的干燥根茎，分别习称"味连""雅连"和"云连"。

【产地】味连主产于四川石柱县，湖北西部、陕西、甘肃等地亦产，主为栽培品，为商品黄连的主要来源；雅连主产于四川洪雅、峨眉等地，为栽培品，仅少量野生；云连主产于云南德钦、碧江及腾冲等地，原系野生，现有栽培。

【采收加工】秋季采挖，除去须根和泥沙，干燥，撞去残留须根。

【性状】黄连药材见图3－14，性状描述见表3－14。

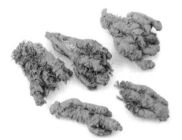
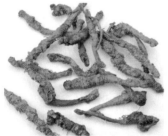
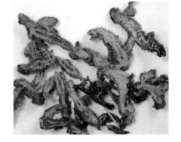

a. 黄连药材（味连）　　　　b. 黄连药材（雅连）　　　　c. 黄连饮片

图3－14　黄连

表3－14　黄连的性状描述

项目	性状描述		
	味连	雅连	云连
形状	多分枝，集聚成簇，常弯曲，形如鸡爪	多为单枝，略呈圆柱形，微弯曲	弯曲呈钩状，多为单枝，较细小
表面	表面灰黄色，粗糙，有结节状隆起、须根或须根残基，有的节间表面平滑如茎杆，习称"过桥"	"过桥"较长	

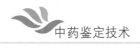

续表

项目	性状描述		
	味连	雅连	云连
质地	质硬	余同味连	余同味连
断面	断面不整齐，皮部橙红色或暗棕色，木部鲜黄色或橙黄色，呈放射状排列，髓部有的中空		
气味	气微，味极苦		

【饮片】

黄连片 不规则薄片，余同药材。

酒黄连 色泽加深，略有酒香气。

姜黄连 表面棕黄色，有姜的辛辣味。

萸黄连 表面棕黄色，有吴茱萸的辛辣香气。

【鉴别】粉末（味连）黄棕色或黄色，见图3-15。

（1）石细胞 类方形或类圆形，直径25~64μm，长至102μm，壁厚，壁孔明显。

（2）中柱鞘纤维 黄色，纺锤形或梭形，长136~185μm，直径27~37μm，壁厚。

（3）木纤维 较细长，壁较薄，有稀疏点状纹孔。

（4）木薄壁细胞 类长方形或不规则形，壁稍厚，有纹孔。

（5）鳞叶表皮细胞 绿黄色或黄棕色，细胞长方形或长多角形，壁微波状弯曲，或作连珠状增厚。

（6）导管 为网纹或孔纹导管，短节状。

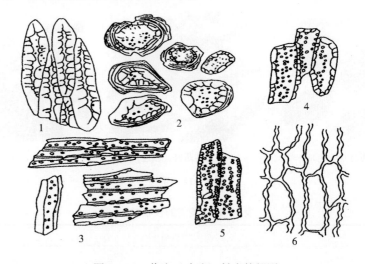

图3-15 黄连（味连）粉末特征图

1. 中柱鞘纤维 2. 石细胞 3. 木纤维 4. 木薄壁细胞 5. 导管 6. 鳞叶表皮细胞

【品质】均以粗壮、坚实、断面皮部橙红色、木部鲜黄色或橙黄色者为佳。

【功效】清热燥湿，泻火解毒。

【贮藏】置通风干燥处。

知识拓展

（1）化学成分：黄连按干燥品计算，以盐酸小檗碱计，含小檗碱不得少于5.5%，表小檗碱不得少于0.80%，黄连碱不得少于1.6%，巴马汀不得少于1.5%。雅连按干燥品计算，以盐酸小檗碱计，含小檗碱不得少于4.5%。云连按干燥品计算，以盐酸小檗碱计，含小檗碱不得少于7.0%。

（2）黄连全株均含生物碱，如雅连在9～10月采收的须根含小檗碱达5%左右，有时比根茎含量还高，7～10月份枯死前的老叶含小檗碱2.5%～2.8%。

课堂互动

找出味连、雅连及云连的异同。

白头翁

【来源】毛茛科植物白头翁的干燥根。
【产地】主产于吉林、黑龙江、辽宁、河北、山东、山西、陕西、江苏、河南等省。
【采收加工】春秋二季采挖，除去泥沙，干燥。
【性状】白头翁药材见图3-16，性状描述见表3-15。

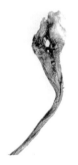
a. 白头翁药材

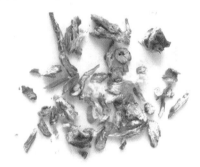
b. 白头翁饮片

图3-16 白头翁

表3-15 白头翁的性状描述

项目	性状描述
形状	呈类圆柱形或圆锥形，稍扭曲，长6～20cm，直径0.5～2cm
表面	表面黄棕色或棕褐色，具不规则的纵皱纹或纵沟，皮部易脱落，露出黄色的木部，有的有网状裂纹或裂隙，近根头处常有朽状凹洞。根头部稍膨大，有白色绒毛，有的可见鞘状叶柄残基
质地	质硬而脆
断面	断面皮部黄白色或淡黄棕色，木部淡黄色
气味	气微，味微苦涩

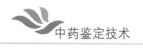

【鉴别】粉末灰棕色。

【品质】以根粗长、质坚实、外表灰黄、头部有白毛者为佳。

【功效】清热解毒，凉血止痢。

【贮藏】置通风干燥处。

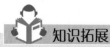 知识拓展

1. 化学成分 含原白头翁素（易聚合为白头翁素）、白头翁皂苷等。含白头翁皂苷 B_4（$C_{59}H_{96}O_{26}$）不得少于 4.6%。

2. 商品白头翁来源 来源复杂，多达 20 余种，大多为地区习惯用药，主要有：

（1）同属兴安白头翁、朝鲜白头翁、细叶白头翁及北白头翁等多种植物的根，产于东北及内蒙古地区。

（2）蔷薇科植物翻白草的块根或带根全草，产于华东、华南等地。横切面镜检可见薄壁细胞含草酸钙簇晶及方晶，并含淀粉粒。

（3）蔷薇科植物委陵菜的根或带根全草，产于华东、华南及西南等地。横切面镜检可见薄壁细胞含草酸钙簇晶及细小方晶，导管旁有木纤维束。

课堂互动

比较白头翁和漏芦两味药材的异同。

升 麻

【别名】火筒杆

【来源】毛茛科植物大三叶升麻、兴安升麻或升麻的干燥根茎。

【产地】主产于辽宁、吉林、黑龙江。河北、山西、陕西、四川、青海等省亦产。

【采收加工】秋季采挖，除去泥沙，晒至须根干时，燎去或除去须根，晒干。

【性状】升麻药材见图 3-17，性状描述见表 3-16。

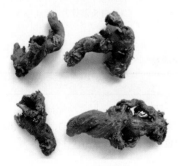

a. 升麻药材

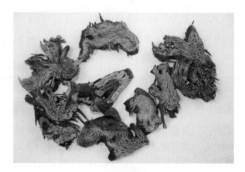

b. 升麻饮片

图 3-17 升麻

表 3-16　升麻的性状描述

项目	性状描述
形状	不规则的长形块状，多分枝，呈结节状，长 10～20cm，直径 2～4cm
表面	表面黑褐色或棕褐色，粗糙不平，有坚硬的细须根残留，上面有数个圆形空洞的茎基痕，洞内壁显网状沟纹；下面凹凸不平，具须根痕
质地	体轻，质坚硬，不易折断
断面	断面不平坦，有裂隙，纤维性，黄绿色或淡黄白色
气味	气微，味微苦而涩

【品质】以个大、质坚，表面黑褐色者为佳。

【功效】发表透疹，清热解毒，升举阳气。

【贮藏】置通风干燥处。

 知识拓展

1. 一般按产地分西升麻（川升麻）、北升麻、关升麻，不分等级，多为统货。

2. 伪品：红升麻，为虎耳草科落新妇属植物落新妇的根状茎。呈不规则长条形或略呈结节状。表面黑褐色或棕褐色，有数个圆形茎痕及棕黄色绒毛，全体密布红棕色点状须根痕。质坚硬，不易折断。断面红棕色，充实。

防　己

【别名】粉防己、汉防己

【来源】防己科植物粉防己的干燥根。

【产地】主产于浙江、安徽、湖北、湖南、江西等省。

【采收加工】秋季采挖，洗净，刮去粗皮，晒至半干，切段，个大者再纵切，干燥。

【性状】防己药材见图 3-18，性状描述见表 3-17。

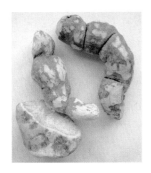

a. 防己药材

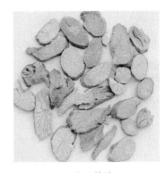

b. 防己饮片

图 3-18　防己

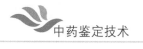
中药鉴定技术

表 3－17　防己的性状描述

项目	性状描述
形状	呈不规则圆柱形、半圆柱形或块片状，常弯曲，长 5～10cm，直径 1～5cm
表面	表面淡灰黄色，在弯曲处常有深陷横沟而成结节状的瘤块样
质地	体重，质坚实
断面	平坦，灰白色，富粉性，有排列较稀疏的放射状纹理
气味	气微，味苦

【饮片】

防己　本品呈类圆形或半圆形的厚片。余同药材。

【品质】以质坚实、粉性足、去净外皮者为佳。

【功效】祛风止痛，利水消肿。

【贮藏】置干燥处，防霉，防蛀。

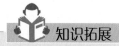知识拓展

1. **化学成分**　含生物碱、黄酮苷、酚类、有机酸、挥发油等。生物碱主要为粉防己碱（汉防己甲素）、去甲基粉防己碱（汉防己乙素）、轮环藤酚碱、防己诺林碱等多种异喹啉生物碱。

2. **含量测定**　含粉防己碱和防己诺林碱的总量不得少于 1.6%。

3. **广防己**　为马兜铃科植物广防己的干燥根。因含马兜铃酸，对肾脏有毒性，自 2005 年版《中国药典》已不再收载使用，凡成方制剂中有广防己的改用防己科植物粉防己的根，应注意鉴别。

4. **伪品**　主要有：

（1）防己科植物木防己的根，断面黄白色，无粉质。河南、陕西等地习用。

（2）防己科植物称钩风的根及老茎：根横切面镜检，有 2～7 轮同心性异型维管束。湖南习用，称"湘防己"。

课堂互动

1. 将防己药材的断面性状特征与其横切面显微特征进行对比，以深入理解防己的性状鉴别和显微鉴别特征。

2. 防己及将要学习的天花粉、山药、浙贝母、白芷等药材的端面均为白色、粉性，在学习的过程中注意观察标本，并查阅资料，找出它们的区别。

延胡索

【别名】元胡、玄胡索

【来源】罂粟科植物延胡索的干燥块茎。

【产地】主产于浙江东阳、磐安、永康、缙云等地，为著名的"浙八味"之一。

【采收加工】夏初茎叶枯萎时采挖，除去须根，洗净，置沸水中煮至恰无白心时，取出，晒干。

【性状】延胡索药材见图3-19，性状描述见表3-18。

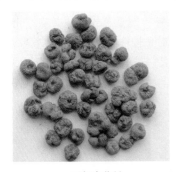
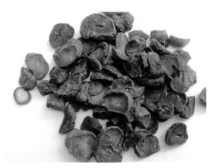

a. 延胡索药材　　　　　　　　　　　　　　b. 延胡索饮片

图3-19　延胡索

表3-18　延胡索的性状描述

项目	性状描述
形状	呈不规则扁球形，直径0.5~1.5cm
表面	表面黄色或黄褐色，有不规则网状皱纹，顶端有略凹陷的茎痕，底部常有疙瘩状凸起
质地	质硬而脆
断面	黄色，角质样，有蜡样光泽
气味	气微，味苦

【饮片】

延胡索　不规则的圆形厚片。余同药材。

醋延胡索　表面和切面黄褐色，质较硬。微具醋香气。

【品质】以个大、饱满、质坚实、断面色黄者为佳。

【功效】活血，行气，止痛。

【贮藏】置干燥处，防蛀。

 知识拓展

1. 化学成分　含多种生物碱，主要有：延胡索甲素、去氢延胡索甲素、延胡索乙素、延胡索丙素、延胡索丁素、延胡索戊素等。延胡索乙素为主要镇痛、镇静成分；去氢延胡索甲素对胃及十二指肠溃疡有效。本品按干燥品计算，含延胡索乙素不得少于0.050%。

2. 伪品　主要有：

（1）齿瓣延胡索，块茎呈不规则球形，表面黄棕色，皱缩；

（2）东北延胡索，块茎呈球形，内部白色。含多种生物碱，但不含延胡索乙素。

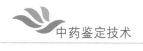
案例分析

案例 市场上买到的延胡索个子有的掺有大小差不多且染了色的砂石。粉碎后的延胡索粗粉，常伴有玉米粉碎颗粒，延胡索片伴有山药种子。

分析 一是辨颜色：延胡索粉、片为绿黄色，玉米粉为纯黄色或黄中带白，山药种子切片黄中带乌。口尝：延胡索粗粉味苦，玉米粗粉味甜，山药种子片味淡。

板蓝根

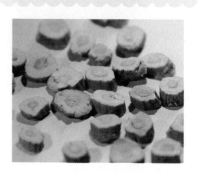

【来源】十字花科植物菘蓝的干燥根。

【产地】主产于河北、江苏。河南、安徽、陕西、甘肃、黑龙江等省也产。

【采收加工】秋季采挖，除去泥沙，晒干。

【性状】板蓝根饮片见图 3 - 20，性状描述见表3 - 19。

图 3 - 20　板蓝根饮片

表 3 - 19　板蓝根的性状描述

项目	性状描述
形状	呈圆柱形，稍扭曲，长 10 ~ 20cm，直径 0.5 ~ 1cm
表面	表面淡灰黄色或淡棕黄色，有纵皱纹、横长皮孔样突起及支根痕；根头部略膨大，可见暗绿色或暗棕色轮状排列的叶柄残基和密集的疣状突起
质地	体实，质略软
断面	皮部黄白色，木部黄色
气味	气微，味微甜而后苦涩

【品质】以条长、粗大、体实者为佳。

【功效】清热解毒，凉血利咽。

【贮藏】置干燥处，防霉，防蛀。

知识拓展

1. 化学成分 含芥子苷、靛蓝、靛玉红、靛玉红吲哚苷等。本品按干燥品计算，含（R, S）-告依春不得少于0.020%。

2. 混淆品 南板蓝根，为爵床科植物马蓝的根茎及根。根茎呈类圆形；节膨大，外皮易剥落，蓝灰色；质硬而脆，断面皮部蓝灰色，木部灰蓝色至淡黄褐色，中央有髓；髓部偶见石细胞；薄壁细胞中含有椭圆形的钟乳体。《中国药典》将其单列为一个品种。

甘　草

【别名】甜草、粉甘草、国老

【来源】豆科植物甘草、胀果甘草或光果甘草的干燥根和根茎。

【产地】主产于内蒙古、甘肃、新疆。此外，东北及河北、山西等地亦产。目前已有人工栽培。以内蒙的伊盟和巴盟所产品质最佳。光果甘草及胀果甘草主产于新疆、甘肃等省区。

【采收加工】春秋两季采挖，除去须根，晒干。

【性状】甘草饮片见图3 - 21，性状描述见表3 - 20。

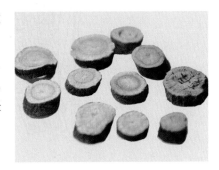

图3 - 21　甘草饮片

表3 - 20　甘草的性状描述

项目	性状描述		
	甘草	胀果甘草	光果甘草
形状	根呈圆柱形，长25～100cm，直径0.6～3.5cm。根茎呈圆柱形	根和根茎木质粗壮，有的有分枝。根茎不定芽多而粗大	根和根茎有的分枝
表面	根外皮松紧不等，红棕色或灰棕色，有明显的纵皱纹、沟纹、皮孔及稀疏的细根痕。根茎表面有芽痕	外皮粗糙，多灰棕色或灰褐色	外皮不粗糙。皮孔细而不明显
质地	质坚实	质坚硬	质较坚实
断面	根断面略显纤维性，黄白色，粉性，形成层环明显，射线放射状，有的有裂隙。根茎断面中部有髓	木质纤维多，粉性小	
气味	气微，味甜而特殊		

【饮片】

甘草　类圆形或椭圆形厚片。余同药材。

【鉴别】显微鉴别：粉末淡棕黄色　见图3 - 22。

（1）晶纤维　纤维成束，直径8～14μm，壁厚，草酸钙方晶多见。

（2）具缘纹孔导管　较大，稀有网纹导管。

（3）木栓细胞　红棕色，多角形，微木化。

（4）淀粉粒　多为单粒，卵圆形或椭圆形，脐点点状。

【品质】以外皮细紧、色红棕、质坚实、断面黄白色、粉性足、味甜者为佳。

【功效】补脾益气，清热解毒，祛痰止咳，缓急止痛，调和诸药。

【贮藏】置通风干燥处，防蛀。

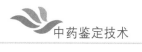
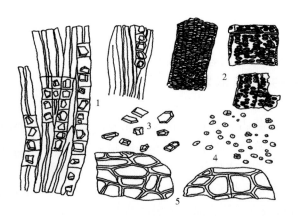

图 3-22 甘草粉末特征图

1. 晶纤维　2. 导管　3. 草酸钙方晶　4. 淀粉粒　5. 木栓细胞

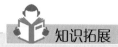

知识拓展

1. 化学成分　含三萜类、黄酮类、生物碱类等成分。三萜类化合物主要是甘草甜素，系甘草酸的钾、钙盐，为甘草的甜味成分；黄酮类化合物主要有甘草苷、异甘草苷等 30 多种。

甘草甜素及甘草次酸对健康人及多种动物都有促进钠、水潴留的作用，水肿者不可大剂量久服。

2. 含量测定　含甘草苷不得少于 0.50%，甘草酸不得少于 2.0%。

3. 炙甘草　甘草的炮制加工品，略有黏性，具焦香气，味甜。具有补脾和胃，益气复脉功效。在《中国药典》中单列。含甘草苷不得少于 0.50%，甘草酸不得少于 1.0%。

4. 伪品

（1）苦甘草，豆科植物苦豆子的根。根呈圆柱形，长短不等，直径 0.6~2cm。外表面棕黑色或黄棕色，具明显的纵沟纹及横向突起的皮孔，并有残留的细根痕。质坚硬，不易折断，断面皮部灰棕色，木部棕黄色，可见多数导管的小空洞及放射状裂隙，粉性小，气微味极苦。

（2）狗甘草，豆科植物刺果甘草的根。根呈圆柱形，外皮色黄而较光滑，折断面呈纤维性。味苦。

（3）红芪伪造品，豆科植物多序岩黄芪的根。市场上有将红芪饮片浸糖后充甘草药用。嚼之味甜，无甘草特殊甜味，有豆腥味。

课堂互动

1. 品尝甘草，感受其独特的甜味。

2. 什么是晶纤维？在学习中注意还有哪些药材含晶纤维？

黄　芪

【别名】口芪、绵黄芪

【来源】豆科植物蒙古黄芪或膜荚黄芪的干燥根。

【产地】主产于山西、黑龙江、内蒙古等省区。此外，吉林、甘肃、河北、陕西、辽宁等省亦产。以栽培的蒙古黄芪质量为佳。

【采收加工】春、秋二季采挖，除去须根和根头，晒干。

【性状】黄芪药材见图3-23，性状描述见表3-21。

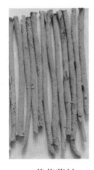
a. 黄芪药材

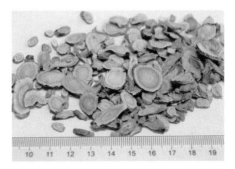
b. 黄芪饮片

图3-23　黄芪

表3-21　黄芪的性状描述

项目	性状描述
形状	呈圆柱形，有的有分枝，上端较粗，长30~90cm，直径1~3.5cm
表面	表面淡棕黄色或淡棕褐色，有不整齐的纵皱纹或纵沟
质地	质硬而韧，不易折断
断面	断面纤维性强，并显粉性；皮部黄白色，木部淡黄色（习称"菊花心"），有放射状纹理及裂隙。老根中心偶呈枯朽状，黑褐色或呈空洞
气味	气微，味微甜，嚼之微有豆腥味

【饮片】

黄芪　类圆形或椭圆形厚片。余同药材。

【品质】以条粗长、质韧、断面色黄白、无黑心或空洞、味甜、粉性足者为佳。

【功效】补气升阳，固表止汗，利水消肿，生津养血，行滞通痹，托毒排脓，敛疮生肌。

【贮藏】置通风干燥处，防潮，防蛀。

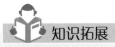　知识拓展

1. 化学成分　含三萜皂苷类、黄酮类、多糖类、甜菜碱等。

2. 含量测定　含黄芪甲苷不得少于0.040%，含毛蕊异黄酮葡萄糖苷不得少于0.020%。

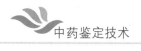
3. 炙黄芪 黄芪的炮制加工品，在药典里单列。略带黏性，具蜜香气，味甜，余同黄芪饮片。具有益气补中功效。含黄芪甲苷不得少于0.030%，含毛蕊异黄酮葡萄糖苷不得少于0.020%。

4. 用途 黄芪在药膳中多见于炖鸡、炖鸭作滋补之品。

5. 伪品 主要有如下几种：

（1）豆科植物锦鸡儿的根表面有棕色皮孔。质脆，断面纤维状。

（2）锦葵科植物圆叶锦葵、欧蜀葵、蜀葵等的根有黏滑感，无豆腥味。

课堂互动

1. 如何区别甘草与黄芪。

2. 找出黄芪与其伪品的关键区别点。

3. 具有"菊花心"特点的药材还有哪些？

葛 根

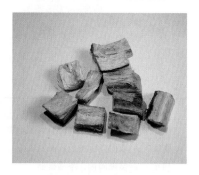

【来源】豆科植物野葛的干燥根。习称野葛。

【产地】野葛主产于湖南、河南、广东、浙江、四川等地。

【采收加工】秋、冬二季采挖，趁鲜切成厚片或小块，干燥。

【性状】葛根饮片见图3－24，性状描述见表3－22。

图3－24 葛根饮片

表3－22 葛根的性状描述

项目	性状描述
形状	为纵切的长方形厚片或小方块，长5~35cm，厚0.5~1cm
表面	外皮淡棕色，有纵皱纹，粗糙
质地	质韧，纤维性强
断面	黄白色，纹理不明显
气味	气微，味微甜

【饮片】

葛根 不规则的厚片、粗丝或边长为5~12mm的方块。余同药材。

【品质】以块大、质坚实、色白、粉性足、纤维少者为佳。

【功效】解肌退热，生津止渴，透疹，升阳止泻，通经活络，解酒毒。

【贮藏】置通风干燥处，防蛀。

📖 **知识拓展**

1. 化学成分　含黄酮类、尿囊素、6，7-二甲氧基香豆素等。黄酮类包括葛根素、黄豆苷、黄豆苷元等。葛根发霉后总黄酮含量显著下降。

2. 含量测定　含葛根素不得少于2.4%。

3. 粉葛　为豆科植物甘葛藤的干燥根。主产广西、广东等地，多为栽培。功效同葛根。呈圆柱形或半圆柱形。表面黄白色或淡棕色。体重，质硬，富粉性。横切面可见由纤维形成的浅棕色同心性环纹，纵切面可见纤维形成的数条纵纹，有的呈绵毛状。气微，味微甜。本品以干燥品计算，含葛根素不得少于0.30%。由于粉葛与野葛成分含量差异较大，故自《中国药典》（2005年版）名葛根者，用野葛，将粉葛单列为另一品种。

4. 葛花　为野葛未全开放的花，含多种黄酮类成分。可解酒毒，止渴。未入药典。

课堂互动

观察葛根与粉葛药材，找出二者的区别点。

山豆根

【**别名**】广豆根

【**来源**】豆科植物越南槐的干燥根和根茎。

【**产地**】主产于广西、广东，贵州亦产。

【**采收加工**】秋季采挖，除去杂质，洗净，干燥。

【**性状**】山豆根药材见图3-25，性状描述见表3-23。

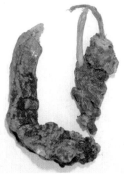
a. 山豆根药材

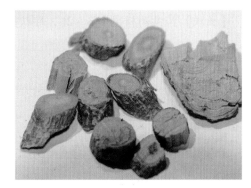
b. 山豆根饮片

图3-25　山豆根

表3-23　山豆根的性状描述

项目	性状描述
形状	根茎呈不规则的结节状；根呈长圆柱形，常有分枝，长短不等，直径0.7～1.5cm
表面	表面棕色至棕褐色，有不规则的纵皱纹及横长皮孔样突起
质地	质坚硬，难折断
断面	断面皮部浅棕色，木部淡黄色
气味	有豆腥气，味极苦

【品质】以质坚、干燥、无须根、无泥土等杂质者为佳。

【功效】清热解毒，消肿利咽。有毒。

【贮藏】置干燥处。

知识拓展

1. 化学成分　含生物碱，如苦参碱、氧化苦参碱及微量的安那吉碱、甲基金雀花碱等。

2. 含量测定　药材含苦参碱和氧化苦参碱的总量不得少于0.70%。

课堂互动

具有豆腥气的药材有哪些？

苦　参

【来源】豆科植物苦参的干燥根。

【产地】主产于山西、河南、河北等省。

【采收加工】春、秋二季采挖，除去根头和小支根，洗净，干燥，或趁鲜切片，干燥。

【性状】苦参药材见图3-26，性状描述见表3-24。

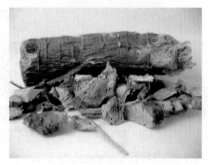
a. 苦参药材

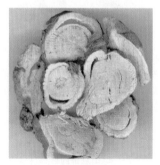
b. 苦参饮片

图3-26　苦参

表 3 - 24　苦参的性状描述

项目	性状描述
形状	呈长圆柱形,下部常有分枝,长 10～30cm,直径 1～6.5cm
表面	表面灰棕色或棕黄色,其纵皱纹和横长皮孔样突起,外皮薄,多破裂反卷,易剥落,剥落处显黄色,光滑
质地	质硬,不易折断
断面	断面纤维性;切片厚 3～6mm;切面黄白色,具放射状纹理和裂隙,有的具异型维管束呈同心性环列或不规则散在
气味	气微,味极苦

【品质】以条匀、断面黄白色、无须根、味极苦者为佳。

【功效】清热燥湿,杀虫,利尿。不宜与藜芦同用。

【贮藏】置干燥处。

 知识拓展

1. 化学成分　含 20 多种生物碱,主要为苦参碱及氧化苦参碱。

2. 含量测定　药材含苦参碱和氧化苦参碱的总量不得少于 1.2%。

3. 伪品　马连鞍根,萝摩科植物马连鞍的根。呈长圆柱形,大小不一,略弯曲,上部稍粗大,下部渐细。表面黄棕色至暗棕色,稍粗糙,有不规则的纵纹及裂纹,栓皮较厚,不易剥落。断面皮部类白色,木部浅黄棕色。质坚硬,气微,味微苦。

课堂互动

1. 断面裂隙明显的药材有哪些?
2. 断面具有纤维性特征的药材有哪些?
3. 味极苦的药材有哪些?

人　参

【来源】五加科植物人参的干燥根和根茎。

【产地】主产于吉林、辽宁、黑龙江等省。主为栽培品。此外,山东、河北、山西、湖北等省亦有种植。

【采收加工】多于秋季采挖,洗净,经晒干或烘干。栽培的习称"园参";播种在山林野生状态下自然生长的称"林下山参",习称"籽海"。

【性状】人参药材见图 3 - 27,性状描述见表 3 - 25。

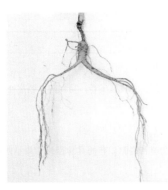

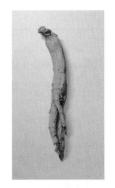

a. 林下山参   b. 园参

图 3-27　人参

表 3-25　人参的性状描述

项目	性状描述
形状	主根呈纺锤形或圆柱形；根茎（芦头）多拘挛而弯曲
表面	表面灰黄色，上部或全体有疏浅断续的粗横纹及明显的纵皱纹，下部有支根2~3条，全须生晒参着生多数细长的须根，须根上常有明显或不明显的细小疣状突起。根茎（芦头）表面具不定根（芋）和稀疏或密集而深陷的凹窝状茎痕（芦碗）
质地	质较硬
断面	断面淡黄白色，显粉性，形成层环纹棕黄色，皮部有黄棕色的点状树脂道及放射状裂隙
气味	香气特异，味微苦、甘

【饮片】类圆形薄片或用时粉碎、捣碎，余同药材。

【鉴别】显微鉴别：粉末（生晒参）淡黄白色，见图3-28。

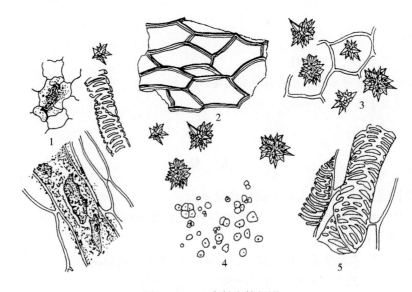

图 3-28　人参粉末特征图

1. 树脂道　2. 木栓细胞　3. 草酸钙簇晶　4. 淀粉粒　5. 导管

（1）树脂道　碎片易见，含黄色块状分泌物。

（2）草酸钙簇晶　直径 20 ~ 68μm，棱角锐尖。

（3）木栓细胞　壁细波状弯曲。

（4）导管　多为网纹和梯纹。

（5）淀粉粒　众多，单粒类球形，脐点点状或裂缝状；复粒由 2 ~ 6 个分粒组成。

【品质】均以条粗、质硬、完整者为佳。

【功效】大补元气，复脉固脱，补脾益肺，生津养血，安神益智。不宜与藜芦、五灵脂同用。

【贮藏】置阴凉干燥处，密闭保存，防蛀。

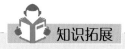 知识拓展

1. 化学成分　含人参皂苷（属于三萜皂苷）、人参多糖等。人参总皂苷 30 余种，含量约 2% ~ 12%，须根和支根含量高于主根。以四环三萜的达玛脂烷系皂苷为主要活性成分，水解可得人参二醇；有的为人参三醇；少数为五环三萜的齐墩果酸型皂苷。

2. 含量测定　含人参皂苷 Rg_1 和人参皂苷 Re 的总量不得少于 0.30%；人参皂苷 Rb_1 不得少于 0.20%。

3. 生晒参　取洗净的鲜参，除去支根，晒干。如不除去支根晒干，则称"全须生晒参"。

4. 野山参　真正的野山参已被列为国家一类保护濒危物种，自《中国药典》（2005 年版）删去了山参和生晒山参的定义。通常用"芦长碗密枣核艼，紧皮细纹珍珠须"来概述其外形。

5. 人参叶　为五加科植物人参的干燥叶。常扎成小把，呈束状或扇形，掌状复叶带有长柄，暗绿色，小叶通常 5 枚，偶有 7 或 9 枚，呈卵形或倒卵形，基部楔形，先端渐尖，边缘具细锯齿及刚毛；纸质，易碎；气清香，味微苦而甘。含多种与人参相同的皂苷类成分。本品含人参皂苷 Rg1 和人参皂苷 Re 的总量不得少于 2.25%。性微寒，味苦、甘，功能补气、益肺、祛暑、生津。药典将人参叶单列为一品种。

6. 高丽参　为朝鲜产的人参，其原植物与国产人参相同。因加工方法不同，分为"朝鲜红参"和"朝鲜白参"。

7. 白参　取洗净的鲜园参置沸水中浸烫 3 ~ 7 分钟，取出，用特制的竹针将参体扎刺小孔，再浸于浓糖液中 2 ~ 3 次，每次 10 ~ 12 小时，取出干燥，又称"糖参"。表面淡黄白色，全体可见加工时的点状针刺痕；味较甜。

8. 人参劣质品　硫黄熏制人参，用硫黄熏蒸加工人参而成，本品体泡，外观饱满、色白，因使用硫黄熏蒸，其味带酸涩，人参皂苷受到破坏，含量不及正常生晒参的一半。

9. 人参伪品

（1）商陆根去皮加工，形似人参。主根圆柱形，多分支，长 10 ~ 20cm，有细纵纹，无环纹，断面凹凸不平，无香气，气味淡，久嚼舌麻。有毒。

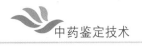
（2）华山参因其形状及外表呈深棕色，常冒充红参。无纹理、须根、顶端有根茎而无"芦头"。断面黄白色。味苦。

（3）板蓝根去皮加工，形似人参。主根圆锥形，黄白色，常冒充白参。鲜品断面有白色乳汁流出。干品外形扭曲皱缩，断面有放射状裂缝。味微苦，有刺激性。

（4）山莴苣外形略似人参，顶端有脱落茎痕，但不呈芦头状。

（5）桔梗表面粉白色或浅黄色，常冒充晒参。桔梗呈圆柱、长圆锥或略呈梭形，较干瘪，味先甜后略苦。

案例分析

案例一 小东很有孝心，每次出门旅游都会给父母带点当地的特产。有一次，国庆去旅游，买了一盒人参，带回家给父母补补身体的。到家准备煲汤时把人参掰开，发现里面都是白色的填充物，碎了就成粉末状，有的整块像胶一样，顿感上当受骗。

案例二 某药材批发市场，商家为让人参更长，用胶水粘接芦头，进货 75 元的人参，卖价 600 元。

分析 人参属于名贵药材，不少商家为了利益，使用各种手段造假或以次充好，如以上案例提到的在参体内填充物体，用胶水粘接。还有用经过煎煮了人参晒干处理包装后重新上市，用商陆根、华山参、桔梗根等冒充人参等。可以通过"看、尝、摸"等方法（对照人参特点），在选购人参时，向商家要一根小人参须，嚼一嚼、尝一尝，真正的人参有淡淡的苦味，假人参则或辣、或甜、或涩、或无味。

课堂互动

1. 你能区分园参、生晒参、野山参、白参等几个名词吗？
2. 你能找到芦头、芦碗特征部位吗？
3. 人参与大黄的簇晶有何不同？

红 参

【来源】五加科植物人参的栽培品经蒸制后的干燥根和根茎。

【产地】主产于吉林、辽宁、黑龙江等省。此外，山东、河北、山西、湖北等省亦有种植。

【采收加工】秋季采挖，洗净，蒸制后，干燥。

【性状】红参药材见图 3-29，性状描述见表 3-26。

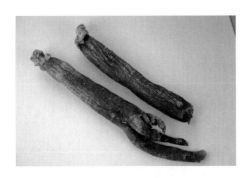

图 3 - 29 红参

表 3 - 26 红参的性状描述

项目	性状描述
形状	主根呈纺锤形或圆柱形；长 3 ~ 10cm，直径 1 ~ 2cm
表面	表明半透明，红棕色，偶有不透明的暗黄褐色斑块，具纵沟、皱纹及细根痕；上部有断续的不明显环纹；下部有 2 ~ 3 条扭曲交叉的直根，并带弯曲的须根或仅具须根残迹。根茎（芦头）长 1 ~ 2cm，上有数个凹窝状茎痕（芦碗），有的带有 1 ~ 2 条完整或折断的不定根（艼）
质地	质硬而脆
断面	断面平坦，角质样
气味	气微香而特异，味甘、微苦

【饮片】类圆形薄片或用时粉碎、捣碎，余同药材。

【品质】以身长、条粗、色红、无黄皮、无抽沟及破痕、体坚实、气味浓者为佳。

【功效】大补元气，复脉固脱，益气摄血。不宜与藜芦、五灵脂同用。

【贮藏】置阴凉干燥处，密闭，防蛀。

 知识拓展

1. 含量测定 含人参皂苷 Rg_1 和人参皂苷的总量不得少于 0.25%，人参皂苷 Rb_1 不得少于 0.20%。

2. 红参商品规格 分"边条红参"和"普通红参"两大类，均无艼无须。边条红参优于普通红参。

边条红参：芦碗 8 个以上，主根与直根近等长。分 7 个规格：16 支、25 支、35 支、45 支、55 支、80 支、小货。各规格下分三等。

普通红参：芦碗 5 ~ 7 个，主根长于支根。分 6 个规格：20 支、32 支、48 支、64 支、80 支、小货（小炒）。各规格下分三等。

此外，还有红直须（分两等）、混须、红弯须、干浆参等规格。

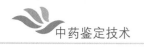
案例分析

案例 2016年央视315晚会曝光了六大问题。其中，有一种是红参造假。"你买到的红参可能一半是糖。"红参是消费者常用的滋补品，按国家标准，含糖量不应超过20%，然而有些商家竟将其加糖熬制，增重30%！含糖量直飚50%！若糖尿病患者服用很可能加重病情，伤害更大！

分析 可以从以下四点去鉴别：一看，红润饱满色泽亮丽的掺了糖，所以一般丑的好；二摸，软糯发黏的含糖量超标，"干"货要好；三闻，闻到有焦糖味，几乎没有参味，则掺了糖；四尝，口尝先甜而且不是一般的甜、后微苦，一般是掺了糖。

西洋参

【来源】五加科植物西洋参的干燥根。

【产地】原产加拿大和美国。我国东北、华北、西北等地已引种栽培成功。

【采收加工】秋季采挖，洗净，晒干或低温干燥。

【性状】西洋参药材见图3-30，性状描述见表3-27。

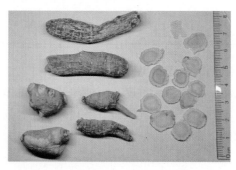

a. 药材　　　　　　b. 饮片

图3-30　西洋参

表3-27　西洋参的性状描述

项目	性状描述
形状	主根呈纺锤形、圆柱形或圆锥形，长3~12cm，直径0.8~2cm。主根中下部有一至数条侧根，多已折断，有的上端有根茎（芦头），环节明显，茎痕（芦碗）圆形或半圆形，具不定根（艼）或已折断
表面	表面浅黄褐色或黄白色，可见横向环纹和线形皮孔状突起，并有细密浅纵皱纹及须根痕
质地	体重，质坚实，不易折
断面	平坦，浅黄白色，略显粉性，皮部可见黄棕色点状树脂道，形成层环纹棕黄色，木部略呈放射状纹理
气味	气微而特异，味微苦、甘

【饮片】呈长圆形或类圆形薄片。余同药材。

【品质】以条粗、完整、皮细、横纹多、质地坚实者为佳。

【功效】补气养阴，清热生津。不宜与藜芦同用。

【贮藏】置阴凉干燥处，密闭，防蛀。

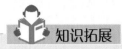 **知识拓展**

1. 化学成分　含人参皂苷类、酯类、果胶、多糖等成分。西洋参各部分总皂苷的含量不同，主根 6.49%，芦头 11.62%，侧根 7.87%，须根 8.80%，茎 2.29%，叶 11.08%，花蕾 13.27%，果实 9.06%，西洋山参（根）11.94%。15 种倍半萜类化合物中，有 7 种与人参相同。

2. 含量测定　含人参皂苷 Rg_1、人参皂苷 Re 和人参皂苷 Rb_1 的总量不得少于 2.0%。

3. 混淆品　生晒参与西洋参外观相似，若将两者切去芦头、芦碗和须根，更难辨认。其主要区别为：生晒参横纹粗并且疏浅连续（西洋参横向环纹细密，较光滑，连续），且纵皱纹明显（西洋参纵皱纹细密），但须根上有不明显细小疣状突起（西洋参须根上无疣状突起），无西洋参的特别气味。

案例分析

案例　进口西洋参和国产西洋参价格相差较大，市场上往往出售的所谓进口西洋参，大多是国产的。

分析　进口西洋参：因原生态野生生长，个头稍微要偏小一些；色白，外表横纹细密，质轻，粉性少；断面较平坦，有细密菊花纹理，内部黄白，粉粒较少，横纹紧密；气香而浓、味微甜带苦，口感清爽，味能久留在口中。

国产西洋参：个大；外表横纹粗疏，质重而坚，粉性足；断面不平坦，切片内层多实心无菊花心纹理，内部较白，粉粒较多，没有横纹；无特异香味，口嚼苦重或淡，久之淡而微涩。

课堂互动

购买西洋参时，你如何判断西洋参的质量优劣？

三　七

【别名】山漆、田七、田三七、参三七

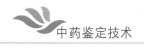

【来源】五加科植物三七的干燥根和根茎。

【产地】主产广西田阳、靖西、百色及云南文山等地。四川、贵州、江西等省亦有种植。

【采收加工】秋季开花前采挖，洗净，分开主根、支根及根茎，干燥。支根习"筋条"，根茎习称"剪口"。

【性状】三七药材见图3-31，性状描述见表3-28。

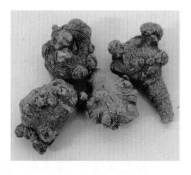

图3-31 三七

表3-28 三七的性状描述

项目	性状描述		
	三七	剪口	筋条
形状	主根呈类圆锥形或圆柱形，长1~6cm，直径1~4cm	呈不规则的皱缩块状或条状	呈圆柱形或圆锥形，长2~6cm，上端直径约0.8cm，下端直径约0.3cm
表面	表面灰褐色或灰黄色，有断续的纵皱纹和支根痕。顶端有茎痕，周围有瘤状突起	表面有数个明显的茎痕及环纹	
质地	体重，质坚实		
断面	灰绿色、黄绿色或灰白色，木部微呈放射状排列	中心灰绿色或白色，边缘深绿色或灰色	
气味	气微，味苦回甜		

【饮片】

三七粉 取三七，洗净，干燥，碾细粉。为灰黄色的粉末。气微，味苦回甜。

【品质】以个大、体重质坚、断面灰绿或黄绿色、无裂隙、气味浓厚者为佳。

【功效】散瘀止血，消肿定痛。

【贮藏】置阴凉干燥处，防蛀。

 知识拓展

1. 化学成分 主含多种皂苷，与人参所含皂苷类似，但主要为达玛脂烷系皂苷。另含止血活性成分田七氨酸、三七素和少量黄酮类成分。

2. 含量测定 含人参皂苷 Rg_1、人参皂苷 Rb_1 及三七皂苷 R_1 的总量不得少于5.0%。

3. 伪品

（1）菊科植物菊三七的根茎，民间习称"土三七"。切断面淡黄色，中心有髓部；韧皮部有分泌道，薄壁细胞含菊糖。

（2）落葵科植物落葵薯的块茎，习称"藤三七"。呈类圆柱形，珠芽呈不规则的块状；断面粉性，经水煮者角质样；味微甜，嚼之有黏性。

（3）姜科植物蓬莪术、广西莪术或温郁金的根茎加工品。呈卵形或圆锥形，表面黄褐色，有人工刀刻痕；体重，断面黄褐色至黄棕褐色，具蜡样光泽，气香，味辛，微苦。

案例分析

案例　某顾客到药店买三七。以下是顾客和店员的对话。

顾客：你们这里有三七吗？

店员：有啊，请这边来。

店员带着顾客到摆放三七的柜台。

顾客看了看柜台，看到上面摆放的药材标签写着是"田七"，便说：我要的是三七，不是田七啊。

店员：没错啊，三七就是田七，田七就是三七。

顾客一听，没有作声，心里嘀咕着"是一样吗，不会买错药吧，可不要上当了"。再仔细一看，上面标注着20头、30头、60头，价格不等。随即问到："30头、40头是什么意思啊？"

店员：20头就是说这上面的疙瘩，一般有20个……

顾客：那有疙瘩的好还是没疙瘩的好？

顾客：……

分析　三七为正名，田七为别名，而且田七这个别名流传甚广，有的地方多叫田七。其播种后3~7年挖采而且每株长3个叶柄，每个叶柄生7个叶片，故名三七。而田七（一般两广地带喜欢叫田七）的由来则是因为在明朝时广西的田州府为三七的主要集散地，因此三七被叫做"田七"，意为"田州府的三七"。文山三七为道地药材，而广西田州田七不可谓道地药材。

三七各部分均可入药，包括根、筋条、茎叶、花等部分。一般认为，三七以粒大、坚实为优，市售三七一般为2年生及以上，种植年代越长，个头越大，质量越好。业内以一市斤（500g）有多少个三七来评定等级，如20头是指每市斤有20个以内，30头为每市斤有21~30个，头数越多表示三七越小。常见的三七一市斤有60来个，20头的三七一般要种7年以上，属于三七中的珍品。

三七的性状鉴别特征概括为"铜皮铁骨狮子头"，那个疙瘩就是狮子头。是指三七顶端及周围的瘤状突起物，"铜皮"是指灰黄色的外皮，"铁骨"是指质地坚硬难折断。

人参、西洋参及三七来源于五加科，讨论一下，三者在性状、显微及化学成分方面的异同点。

白　芷

【别名】香白芷、杭白芷、川白芷

【来源】伞形科植物白芷或杭白芷的干燥根。

【产地】白芷产于河南长葛、禹县者习称"禹白芷"，产于河北安国者习称"祁白芷"。此外陕西和东北亦产。杭白芷产于浙江、福建、四川等省，习称"杭白芷"和"川白芷"。

【采收加工】夏、秋间叶黄时采挖，除去须根及泥沙，晒干或低温干燥。

【性状】白芷药材见图3-32，性状描述见表3-29。

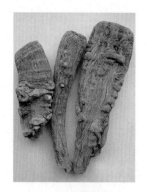
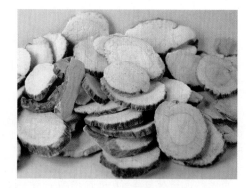

a. 白芷药材　　　　　　　　　　　　　b. 白芷饮片

图3-32　白芷

表3-29　白芷的性状描述

项目	性状描述
形状	呈长圆锥形，长10~25cm，直径1.5~2.5cm
表面	表面灰黄色至黄棕色，根头部钝四棱形或近圆形，具纵皱纹、支根痕及皮孔样的横向突起，有的排列成四纵行。顶端有凹陷的茎痕
质地	质坚实
断面	白色或灰白色，粉性，形成层环棕色，近方形或近圆形，皮部散有多数棕色油点
气味	气芳香，味辛、微苦

【饮片】呈类圆形的厚片。余同药材。

【品质】以条粗壮、体重、粉性足、香气浓郁者为佳。

【功效】解表散寒，祛风止痛，宣通鼻窍，燥湿止带，消肿排脓。

【贮藏】置阴凉干燥处，防蛀。

1. **化学成分**　含欧前胡素、异欧前胡素、珊瑚菜素、花椒毒素等香豆精衍生物。

2. **含量测定**　含欧前胡素不得少于0.080%。

当　归

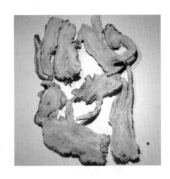

图 3-33　当归

【**别名**】秦归、云归、西当归

【**来源**】伞形科植物当归的干燥根。

【**产地**】主产于甘肃。此外，云南、四川、陕西、湖北等地亦产，甘肃岷县产者最佳。

【**采收加工**】秋末采挖，除去须根及泥沙，待水分稍蒸发后，捆成小把，上棚，以烟火慢慢熏干。

【**性状**】当归药材见图 3-33，性状描述见表 3-30。

表 3-30　当归的性状描述

项目	性状描述
形状	"全归"略呈圆柱形，下部有支根 3~5 条或更多，长 15~25cm。根头（归头）直径 1.5~4cm，支根（归尾）直径 0.3~1cm
表面	表面黄棕色至棕褐色，有纵皱纹及横长皮孔样突起。根头（归头）具环纹，上端钝圆，或具数个明显突出的根茎痕，有紫色或黄绿色的茎及叶鞘的残基；主根（归身）略呈圆柱形表面凹凸不平；支根（归尾）上粗下细，多扭曲，有少数须根痕
质地	质柔韧
断面	黄白色或淡黄棕色，皮部厚，有裂隙和多数棕色点状分泌腔，木部色较淡，形成层环黄棕色
气味	香气浓郁，味甘、辛、微苦

【**饮片**】

当归　呈类圆形、椭圆形或不规则薄片。余同药材。

酒当归　切面深黄色或浅棕黄色，略有焦斑。香气浓郁，并略有酒香气。余同当归片。

【**品质**】以主根粗长、油润、外皮色黄棕、断面色黄白、气味浓郁者为佳。柴性大、干枯无油或断面呈绿褐色者不可供药用。

【**功效**】补血活血，调经止痛，润肠通便。

【**贮藏**】置阴凉干燥处，防潮，防蛀。

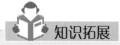

知识拓展

1. 化学成分 含挥发油约0.42%，油中主要为藁本内酯（约47%）及正丁烯基酞内酯（约11.3%），为解痉主要活性成分。另含水溶性成分（如阿魏酸、烟酸等）、维生素类、糖类及多种微量元素等。归头中铜和锌的含量较归身、归尾高，而归尾中铁的含量较归头、归身高。

2. 含量测定 含阿魏酸不得少于0.050%。

3. 伪品 华北地区习用同科植物欧当归的根。主根粗长，顶端常有数个根茎痕。表面灰褐色，有纵皱纹和皮孔疤痕。断面黄白色或浅棕黄色。气微，味稍甜，有麻舌感。

川 芎

【别名】芎蘵

【来源】伞形科植物川芎的干燥根茎。

【产地】主产于四川，以都江堰最多，其次为崇州等地。此外，湖北、湖南、江西、陕西、甘肃、云南、贵州等地亦产，但产量较小。

【采收加工】夏季当茎上的节盘显著突出，并略带紫色时采挖，除去泥沙，晒后烘干，再去须根。

【性状】川芎药材见图3-34，性状描述见表3-31。

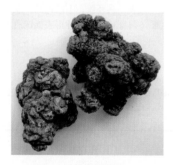

a. 川芎药材

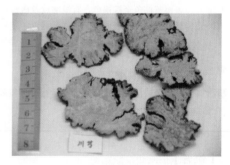

b. 川芎饮片

图3-34 川芎

表3-31 川芎的性状描述

项目	性状描述
形状	呈不规则结节状拳形团块，直径2~7cm
表面	表面黄褐色，粗糙皱缩，有多数平行隆起的轮节，顶端有凹陷的类圆形茎痕，下侧及轮节上有多数小瘤状根痕
质地	质坚实，不易折断
断面	黄白色或灰黄色，散有黄棕色油室，形成层环呈波状
气味	气浓香，味苦、辛，稍有麻舌感，微回甜

【饮片】不规则厚片，边缘不整齐（习称"蝴蝶片"）。余同药材。

【品质】以个大、质坚实、断面色黄白、油性大、香气浓者为佳。

【功效】活血行气，祛风止痛。

【贮藏】置阴凉干燥处，防蛀。

 知识拓展

1. 化学成分 含挥发油、生物碱类、内酯类、酚类及有机酸类等。其中生物碱类成分川芎嗪可扩张小动脉，增加冠状动脉血流量，抗血小板聚集，改善微循环和脑血流量，临床用于治疗冠心病、心绞痛。

2. 含量测定 含阿魏酸不得少于0.10%。

3. 混用品 东北少数地区以东川芎作川芎入药。其根茎含挥发油1%～2%，另含川芎内酯、新川芎内酯及尖叶女贞内酯。本品在日本作川芎入药，功能同川芎。

防 风

【别名】关防风、东防风

【来源】伞形科植物防风的干燥根。

【产地】主产于东北，商品称"关防风""东防风"，以黑龙江产量大，品质佳。内蒙古、山西、湖北、山东、陕西、宁夏等地亦产，商品称"西防风""口防风"。

【采收加工】春、秋二季采挖未抽花茎植株的根，除去须根和泥沙，晒干。

【性状】防风药材见图3-35，性状描述见表3-32。

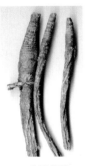

a. 防风药材

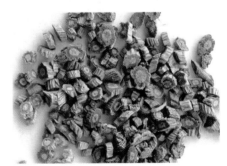

b. 防风饮片

图 3-25 防风

表 3-32 防风的性状描述

项目	性状描述
形状	呈长圆锥形或长圆柱形，下部渐细，有的略弯曲，长15～30cm，直径0.5～2cm
表面	表面灰棕色，粗糙，有纵皱纹、多数横长皮孔样突起及点状的细根痕。根头部有明显密集的环纹，习称"蚯蚓头"，有的环纹上残存棕褐色毛状叶基

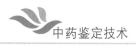

续表

项目	性状描述
质地	体轻，质松，易折断
断面	不平坦，皮部浅棕色，有裂隙，木部浅黄色
气味	气特异，味微甘

【饮片】 为圆形或椭圆形的厚片。余同药材。

【品质】 以条粗壮，断面皮部色浅棕，木部浅黄色者为佳。

【功效】 祛风解表，胜湿止痛，止痉。

【贮藏】 置阴凉干燥处，防蛀。

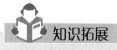知识拓展

1. 化学成分 含挥发油、升麻素苷、5 - O - 甲基维斯阿米醇苷、4 种色原酮、升麻素、亥茅酚苷及亥茅酚等。升麻素及亥茅酚苷有镇痛作用；4 种色原酮均有降压作用。

2. 含量测定 含升麻素苷和 5 - O - 甲基维斯阿米醇苷的总量不得少于 0.24%。

3. 混用品 除正品防风外，全国各地尚有同科多种植物的根混作防风使用，包括：

(1) 水防风类 宽萼岩防风、华山前胡等。根粗短，上端多茎残余，表面粗糙，上端无纤维状物，下部多支根，灰黑色，质坚硬。

(2) 云防风类 松叶西风芹、杏叶防风等。根细长，上端少有黑褐色纤维状物，表面较平坦，红棕色或棕褐色，质坚实。

(3) 川防风类 竹节前胡、华中前胡等。根细小，上端无纤维状物，表面多根痕，枯棕色或灰黑色，质坚实。

(4) 西北防风类 葛缕子、绒果芹等。根粗大，上端簇生黑褐色纤维状物，表面粗糙、根头部有密集环纹，灰棕色，质松软。

柴　胡

【来源】 伞形科植物柴胡或狭叶柴胡的干燥根。前者习称"北柴胡"；后者习称"南柴胡"。

【产地】 北柴胡主产于河北、河南、辽宁、湖北、陕西等省。南柴胡主产于湖北、四川、安徽、黑龙江、吉林等省。

【采收加工】 春、秋两季采挖，除去茎叶及泥沙，干燥。

【性状】 柴胡药材见图 3-36，性状描述见表 3-33。

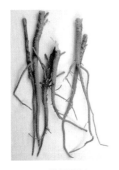
a. 柴胡药材

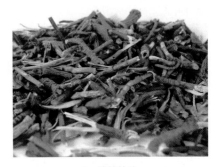
b. 柴胡饮片

图 3 – 36　柴胡

表 3 – 33　柴胡的性状描述

项目	北柴胡	南柴胡
形状	呈圆柱形或长圆锥形，长 6～15cm，直径 0.3～0.8cm。根头膨大，顶端残留 3～15 个茎基或短纤维状叶基，下部分枝	根较细，圆锥形，顶端有多数细毛状枯叶纤维，下部多不分枝或稍分枝
表面	表面黑褐色或浅棕色，具纵皱纹、支根痕及皮孔	表面红棕色或黑棕色，靠近根头处多具细密环纹
质地	质硬而韧，不易折断	质稍软，易折断
断面	显纤维性，皮部浅棕色，木部黄白色	略平坦，不显纤维性
气味	气微香，味微苦	具败油气

【饮片】

北柴胡　不规则厚片。余同药材。

醋北柴胡　形如北柴胡片，表面淡棕黄色，微有醋香气，味微苦。

南柴胡　类圆形或不规则片。余同药材。

醋南柴胡　形如南柴胡片，微有醋香气。

【品质】以条粗长、须根少者为佳。

【功效】疏散退热，疏肝解郁，升举阳气。

【贮藏】置通风干燥处，防蛀。

 知识拓展

1. **化学成分**　主含挥发油、柴胡皂苷、多元醇、植物甾醇、香豆素、脂肪酸等成分。

2. **含量测定**　含柴胡皂苷 a 和柴胡皂苷 d 的总量不得少于 0.30%。

3. **大叶柴胡**　分布于东北地区和河南、陕西、甘肃、安徽、江西、湖南等省。根表面密生环节。有毒。不可当柴胡使用。

4. **竹叶柴胡**　是指膜缘柴胡的干燥根。某些地区将柴胡地上部分或带根全草作"竹叶柴胡"或"苗柴胡"入药，应予纠正。

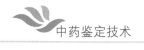
案例分析

案例 某市药品管理部门对某医院药库进行检查时，发现1份中药饮片（柴胡）不合格。经调查发现，中药饮片供货商为李某，曾销售给该市某医药配送有限公司的柴胡饮片均为假药。执法人员立即查扣了这家医药配送有限公司库存的中药饮片，没收违法所得9万元。初步查明，李某从安徽亳州中药市场购进柴胡中药材，为增加利润，他将瞿麦根冒充柴胡售卖。目前，李某已被移交该市公安局立案查处。

分析 柴胡和瞿麦根性状相似，但两者的功效却大为不同，临床不可混淆。瞿麦根为石竹科植物瞿麦的根。圆柱形，多弯曲，下部有分枝，长6~12cm，直径3~6mm。根头部膨大，残留有数个长短不等的茎基和卷曲的粗毛，茎基上可见围抱于节的叶基。表面灰棕色或棕褐色，具不规则纵沟及点状皮孔，质坚硬，难折断，断面不平坦，中空，味淡。

独 活

【来源】伞形科植物重齿毛当归的干燥根。

【产地】主产于四川、湖北等省。

【采收加工】春初苗刚发芽或秋末茎叶枯萎时采挖，除去须根和泥沙，烘至半干，堆置2~3天，发软后再烘至全干。

【性状】独活药材见图3-37，性状描述见表3-34。

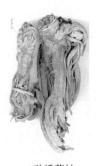
a. 独活药材

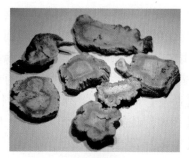
b. 独活饮片

图3-37 独活

表3-34 独活的性状描述

项目	性状描述
形状	略呈圆柱形，下部2~3分枝或更多，长10~30cm。根头部膨大，圆锥状，多横皱纹，直径1.5~3cm，顶端有茎、叶的残基或凹陷
表面	表面灰褐色或棕褐色，具纵皱纹，有横长皮孔样突起及稍突起的细根痕
质地	质较硬，受潮则变软
断面	断面皮部灰白色，有多数散在的棕色油室，木部灰黄色至黄棕色，形成层环棕色
气味	有特异香气，味苦、辛、微麻舌

【饮片】呈类圆形薄片。余同药材。

【品质】以根条粗壮、油润、香气浓者为佳。

【功效】祛风除湿，通痹止痛。

【贮藏】置干燥处，防霉，防蛀。

羌　活

【来源】伞形科植物羌活或宽叶羌活的干燥根茎及根。

【产地】羌活主产于四川、云南、青海、甘肃等省。宽叶羌活主产于四川、青海、陕西、河南等省。

【采收加工】春、秋二季采挖，除去须根及泥沙，晒干。

【性状】羌活药材和饮片见图3-38，性状描述见表3-35。

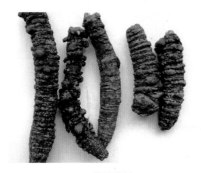
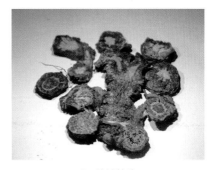

a. 羌活药材　　　　　　　　　　　　b. 羌活饮片

图3-38　羌活

表3-35　羌活的性状描述

项目	性状描述	
	羌活	宽叶羌活
形状	圆柱状略弯曲的根茎。长4~13cm，直径0.6~2.5cm，顶端具茎痕	根茎类圆柱形，顶端具茎及叶鞘残基，根类圆锥形，有纵皱纹及皮孔
表面	表面棕褐色至黑褐色，外皮脱落处呈黄色。节间缩短，呈紧密隆起的环状，形似蚕，习称"蚕羌"；节间延长，形如竹节状，习称"竹节羌"。节上有多数点状或瘤状突起的根痕及棕色破碎鳞片	表面棕褐色，近根茎处有较密的环纹，长8~15cm，直径1~3cm，习称"条羌"。有的根茎粗大，不规则结节状，顶部具数个茎基，根较细，习称"大头羌"
质地	体轻，质脆，易折断	质松脆，易折断
断面	断面不平整，有多数裂隙，皮部黄棕色至暗棕色，油润，有棕色油点，木部黄白色，射线明显，髓部黄色至黄棕色	断面略平坦，皮部浅棕色，木部黄白色
气味	气香，味微苦而辛	气味较淡

【饮片】呈类圆形、不规则形横切或斜切片。余同药材。

【品质】药材均以条粗、外皮棕褐色、断面朱砂点多、香气浓郁者为佳。

【功效】解表散寒，祛风除湿，止痛。

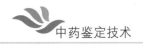
【贮藏】置阴凉干燥处，防蛀。

北沙参

【来源】伞形科植物珊瑚菜的干燥根。

【产地】主产于山东、河北、辽宁、江苏等省。福建、广东、台湾等亦产。以山东莱阳产品最为著名。

【采收加工】夏、秋二季挖取根部，除去地上部分及须根，洗净，稍晾，置沸水中烫后，去外皮，晒干或烘干。

【性状】北沙参药材和饮片见图3-39，性状描述见表3-36。

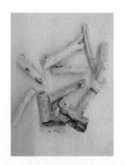
a. 北沙参药材

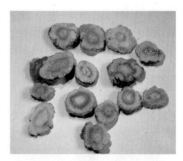
b. 北沙参饮片

图3-39 北沙参

表3-36 北沙参的性状描述

项目	性状描述
形状	呈细长圆柱形，偶有分枝，长15～45cm，直径0.4～1.2cm。上端稍细，中部略粗，下部渐细
表面	表面淡黄白色，稍粗糙，偶有残存外皮，不去外皮的表面黄棕色。全体有细纵皱纹和纵沟，并有棕黄色点状细根痕，顶端常留有黄棕色根茎残基
质地	质脆，易折断
断面	皮部浅黄白色，木部黄色
气味	气特异，味微甘

【饮片】呈不规则的段。余同药材。

【品质】以根细长均匀、色白、质坚实、味甘者为佳。

【功效】养阴清肺，益胃生津。不宜与藜芦同用。

【贮藏】置通风干燥处，防蛀。

 知识拓展

> 化学成分：含香豆精类化合物、有机酸、生物碱、微量挥发油、磷脂、多糖等。香豆精类成分主要有欧前胡素、佛手柑内酯、补骨脂内酯、花椒毒酚、花椒毒素等。有机酸主要有伞形花子酸、异伞形花子油酸、棕榈酸、亚油酸等。

课堂互动

　　伞形科植物一般具有分泌组织，药材白芷、当归、前胡、川芎、防风、柴胡、独活、羌活、藁本、北沙参均来源于伞形科，请仔细区别这几味药的气味，并观察各药材标本的断面，参考其横切面显微特征，判断出它们的分泌组织主要存在于皮部还是木质部？归纳出该科根及根茎类药材的油点一般存在的位置。以同样的方法思考后面菊科根及根茎类药材断面油点的一般存在的位置。

龙　胆

　　【来源】龙胆科植物龙胆、条叶龙胆、三花龙胆或滇龙胆的干燥根及根茎。前三种习称"龙胆"，后一种习称"坚龙胆"。

　　【产地】龙胆主产于东北地区，全国各地除西北和西藏外均产。三花龙胆主产于东北及内蒙古等省区。条叶龙胆主产于东北地区，河南、江苏、浙江、山东、安徽等省区亦产。坚龙胆主产于云南，四川、贵州等省亦产。

　　【采收加工】春、秋二季挖根，除去地上残茎，洗净泥土，晒干。以秋季采者质量较好。

　　【性状】龙胆药材见图 3 - 40，性状描述见表 3 - 37。

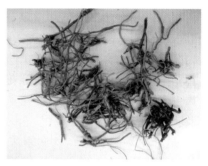

图 3 - 40　龙胆

表 3 - 37　龙胆的性状描述

项目	性状描述	
	龙胆	坚龙胆
形状	根茎呈不规则块状，长 1 ~ 3cm，直径 0.3 ~ 1cm；根呈圆柱形，略扭曲，长 10 ~ 20cm，直径 2 ~ 5mm	
表面	根茎表面暗灰棕色或深棕色，上端有茎痕或残留茎基，周围及下端着生多数细长的根；根表面淡黄色或黄棕色，上部多有明显的横皱纹，下部较细，有纵皱纹及支根痕	外表无横皱纹，外皮膜质，易脱落
质地	质脆，易折断	
断面	略平坦，皮部黄白色或淡黄棕色，木部色较浅，呈点状排列。髓部明显	木部黄白色，易与皮部分离。中央无髓部
气味	气微，味极苦	

　　【饮片】

　　龙胆　呈不规则形的段。余同药材。

　　坚龙胆　呈不规则形的段。余同药材。

　　【品质】以根粗长、色黄棕者为佳。

　　【功效】清热燥湿，泻肝胆火。

　　【贮藏】置干燥处。

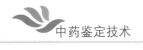

1. 化学成分 主含龙胆苦苷、当药苦苷及当药苷。

2. 含量测定 龙胆药材含龙胆苦苷不得少于3.0%。坚龙胆药材含龙胆苦苷不得少于1.5%。

3. 伪品 为小檗科植物桃儿七的干燥根及根茎。根茎结节状，根细长圆柱形，断面平坦，显粉性，皮部类白色，木部细小，淡黄色；气微，味苦。有毒。

秦 艽

【来源】龙胆科植物秦艽、麻花秦艽、粗茎秦艽或小秦艽的干燥根。前三种按性状不同分别习称"秦艽"和"麻花艽"，后一种习称"小秦艽"。

【产地】秦艽主产于甘肃、山西、陕西。东北、内蒙古等省区亦产。以甘肃产量最大，质量最好。粗茎秦艽主产于西南地区。麻花秦艽主产四川、甘肃、青海、西藏等地。小秦艽主产于河北、内蒙古及陕西等省区。

【采收加工】春、秋两季采挖，除去茎叶及泥沙，秦艽及麻花艽晒软时，堆放"发汗"至表面为红黄色或灰黄色后，再晒干。或不经发汗直接晒干。小秦艽趁鲜搓去黑皮，晒干。

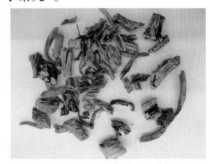

图 3-41 秦艽

【性状】秦艽药材见图 3-41，性状描述见表 3-38。

表 3-38 秦艽的性状描述

项目	性状描述		
	秦艽	麻花艽	小秦艽
形状	呈类圆柱形，上粗下细，扭曲不直，长 10~30cm，直径 1~3cm	呈类圆锥形，多由数个小根纠聚而膨大，直径可达7cm	呈类圆锥形或类圆柱形，长 8~15cm，直径 0.2~1cm 主根通常 1 个，残存的茎基有纤维状叶鞘，下部多分枝
表面	表面灰黄色或黄棕色，有扭曲的纵皱纹，顶端有残存茎基及纤维状叶鞘	表面黄褐色，粗糙，有裂隙呈网状孔纹	表面棕黄色
质地	质硬而脆，易折断	质松脆，易折断	
断面	略显油性，皮部黄色或棕黄色，木部黄色	多呈枯朽状	黄白色
气味	气特异，味苦、微涩	同秦艽	同秦艽

【饮片】呈类圆形的厚片。余同药材。

【品质】以质实、色棕黄、气味浓者为佳。

【功效】祛风湿，清湿热，止痹痛，退虚热。

【贮藏】置通风干燥处。

知识拓展

1. **化学成分**　含生物碱及龙胆苦苷。前者主为秦艽甲素、秦艽乙素和秦艽丙素等，其中秦艽甲素的含量最高，为主要活性成分；后者为秦艽的苦味成分。

2. **含量测定**　本品药材含龙胆苦苷和马钱苷酸总量不得少于2.5%。

课堂互动

找出龙胆与秦艽的区别点。

紫　草

【来源】紫草科植物新疆紫草或内蒙紫草的干燥根。依次称"软紫草""内蒙紫草"。

【产地】新疆紫草主产于新疆。内蒙紫草主产于内蒙古、甘肃等省区。

【采收加工】春、秋二季采挖，除去泥沙，干燥。

【性状】紫草药材见图3-42，性状描述见表3-39。

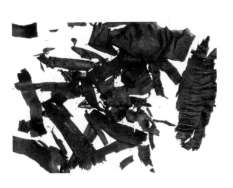

图3-42　紫草

表3-39　紫草的性状描述

项目	性状描述	
	新疆紫草	内蒙紫草
形状	呈不规则的长圆柱形，多扭曲，长7~20cm，直径1~2.5cm	呈圆锥形或圆柱形，扭曲，长6~20cm，直径0.5~4cm。根头部略粗大，顶端有残茎1个或多个，被短硬毛
表面	表面紫红色或紫褐色，皮部疏松，呈条形片状，常10余层重叠，易剥落。顶端有的可见分歧的茎残基	表面紫红色或暗紫色，皮部略薄，常数层相叠，易剥离
质地	体轻，质松软，易折断	质硬而脆，易折断
断面	断面不整齐，木部较小，黄白色或黄色	断面较整齐，皮部紫红色，木部较小，黄白色
气味	气特异，味微苦、涩	气特异，味涩

【饮片】

新疆紫草片（软紫草）　为不规则圆柱形切片或条形片状，外表面紫红色或紫黑色，切面皮部深紫色，圆柱形切片，木部较小，黄白色或黄色。

内蒙紫草片　为不规则圆柱形切片或条形片状，有的可见短硬毛，质硬而脆，表面紫红色或紫褐色，皮部深紫色。圆柱形切片，木部较小，黄白色或黄色。

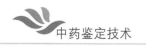

【品质】以条粗大、色紫、皮厚者为佳。

【功效】清热凉血，活血解毒，透疹消斑。

【贮藏】置干燥处。

案例分析

案例一 陶四翁是个开染布店的，他为人忠厚，做生意讲求信誉，在镇上有口皆碑。一天，有人来推销染布用的原料紫草，陶四翁并不怀疑，就买下了那些紫草。

不久一个买布的商人来店里进货，看见了这些紫草，便告诉陶四翁说这些都是假的。陶四翁大吃一惊，还有些不相信。商人教了陶四翁一些检查紫草的方法，陶四翁照商人说的一试，果然是些假紫草。

案例二 近年来，某医药公司发现进货紫草常有用其他植物根染色冒充。经调查鉴定，原植物为蔷薇科金樱子的根，据记载金樱根有固精涩肠等功效，与紫草相异，应注意鉴别。

案例三 市场上也有以蔷薇科植物委陵菜（俗称北紫草）冒充硬紫草，使用时注意鉴别。

分析 紫草是一种珍稀的中草药材，紫草的根有抗炎消毒、治病救人之功用。除此之外，紫草的色素也是名贵的染料，可添加到化妆品中使用。伪品北紫草常用全草假冒，其根呈圆柱形，表面褐紫色，具纵沟及纵皱纹，有的具横裂纹，表皮无鳞状片；质坚硬，难折断；断面皮部为紫色，木部具紫色与灰紫色，有相同的放射状纹理；闻之气微，无硬紫草的特殊气味，口尝味苦。

丹　参

【来源】唇形科植物丹参的干燥根及根茎。

【产地】主产于四川、山西、河北、江苏、安徽，其中四川栽培的丹参质量最好。

【采收加工】春秋二季采挖，除去茎叶、须根及泥沙，晒干。

【性状】丹参药材见图3-43，性状描述见表3-40。

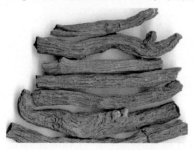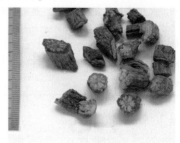

a. 丹参药材　　　　　　　　　　b. 丹参饮片

图3-43　丹参

表 3 － 40　丹参的性状描述

项目	性状描述	
	野生品	栽培品
形状	根茎短粗，顶端有时残留茎基，根数条，长圆柱形，略弯曲，有的分枝并具须状细根，长 10～20cm，直径 0.3～1cm	较粗壮，直径 0.5～1.5cm
表面	表面棕红色或暗棕红色，粗糙，具纵皱纹，老根外皮疏松，多显紫棕色，常呈鳞片状剥落	表面红棕色，具纵皱纹，外皮紧贴不易剥落
质地	质硬而脆	质坚实
断面	疏松，有裂隙或略平整而致密，皮部棕红色，木部灰黄色或紫褐色，导管束黄白色，呈放射状排列	较平整，略呈角质样
气味	气微，味微苦涩	余同野生品

【饮片】

丹参　呈类圆形或椭圆形的厚片。余同药材。

酒丹参　形如丹参片，表面红褐色，略具酒香气。

【品质】以条粗壮、色紫红者为佳。

【功效】活血祛瘀，通经止痛，清心除烦，凉血消痈。

【贮藏】置干燥处。

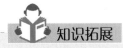

知识拓展

1. 化学成分　含丹参酮Ⅰ及其异构体、丹参酮Ⅱ_A 及其异构体、丹参酮Ⅱ_B、隐丹参酮等脂溶性菲醌类化合物；尚含丹酚酸 B 等水溶性活性成分。隐丹参酮是丹参的抗菌主要有效成分。

2. 含量测定　本品药材含丹参酮Ⅱ_A 不得少于 0.2%；含丹酚酸 B 不得少于 3.0%。

3. 药理作用　丹参为活血化瘀要药。现代药理研究发现，丹参对缺血缺氧所致的心肌损伤有保护作用，能改善微循环、抑制血小板聚集和抗血栓形成，已成为治疗心脑血管疾病的主要药物之一。

4. 伪品　市场上有将菊科植物牛蒡的根经染色加工而成的牛蒡根冒充丹参用。

黄　芩

【来源】唇形科植物黄芩的干燥根。

【产地】主产于河北、山西、内蒙古、辽宁、吉林等省区。以山西产量最多，河北承德质量最好。

【采收加工】春、秋两季采挖，除去须根及泥沙，晒至半干，撞去外皮，晒干。

【性状】黄芩见图 3－44，性状描述见表3－41。

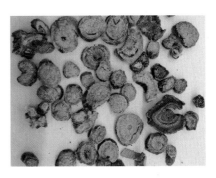

图 3－44　黄芩饮片

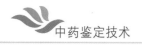
表 3 -41　黄芩的性状描述

项目	性状描述
形状	呈圆锥形，扭曲，长 8 ~ 25cm，直径 1 ~ 3cm
表面	表面棕黄色或深黄色，有稀疏的疣状细根痕。上部较粗糙，有扭曲的纵皱纹或不规则的网纹，下部有顺纹和细皱纹
质地	质硬而脆，易折断
断面	黄色，中心红棕色；老根中心呈枯朽状或中空，暗棕色或棕黑色
气味	气微，味苦

【饮片】

黄芩片　类圆形或不规则形薄片。余同药材。

酒黄芩　略带焦斑，微有酒香气。

【品质】以条长、质坚实、色鲜黄、味苦者为佳。

【功效】清热燥湿，泻火解毒，止血，安胎。

【贮藏】置通风干燥处，防潮。

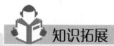　知识拓展

1. 化学成分　含多种黄酮类衍生物，主要为黄芩苷、汉黄芩苷、黄芩素、汉黄芩素等。

2. 含量测定　本品药材含黄芩苷不得少于9.0%；黄芩片和酒黄芩不得少于8.0%。

3. 混用品　在少数地区亦将下列同属植物的根作黄芩用。

（1）滇黄芩的根　产云南、四川等地。根常有分枝；表面黄褐色或棕黄色，常有粗糙的栓皮，断面显纤维性，鲜黄色或微带绿色。

（2）粘毛黄芩的根　产河北、山西、内蒙古等地。根表面与黄芩相似，断面很少中空或枯朽；组织中无石细胞或偶见。

（3）甘肃黄芩的根茎及根　产山西、甘肃、陕西等地。根茎细瘦，多分枝，断面中央大多有髓。

课堂互动

为什么黄芩要特别注意防止受潮？

玄　参

【来源】玄参科植物玄参的干燥根。

【产地】主产于浙江东阳、杭州、盘安、临海、义乌、临安、富阳、桐芦等地，为

著名的"浙八味"之一。

【采收加工】冬季茎叶枯萎时采挖，除去根茎、须根、子芽（供留种栽培用）及泥沙，晒至半干，堆放3～6天发汗至内部变黑色，再晒干或烘干。

【性状】玄参见图3－45，性状描述见表3－42。

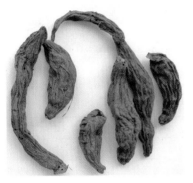 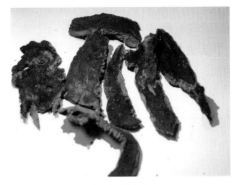

a. 玄参药材　　　　　　　　　　　　　　　b. 玄参饮片

图3－45　玄参

表3－42　玄参的性状描述

项目	性状描述
形状	呈类圆柱形，中部略粗或上粗下细，有的微弯曲，长6～20cm，直径1～3cm
表面	表面灰黄色或灰褐色，有不规则的纵沟、横向皮孔样突起和稀疏的横裂纹和须根痕
质地	质坚实，不易折断
断面	黑色，微有光泽
气味	气特异似焦糖，味甘、微苦

【饮片】呈类圆形或椭圆形的薄片。余同药材。

【品质】以条粗壮、质坚实、断面黑色、无裂隙者为佳。

【功效】清热凉血，滋阴降火，解毒散结。不宜与藜芦同用。

【贮藏】置干燥处，防霉，防蛀。

 知识拓展

1. 化学成分　含环烯醚萜苷类成分哈巴苷、哈巴俄苷和8－（邻甲基－对－香豆酰）－哈巴俄苷，均为使玄参药材变黑的成分。

2. 含量测定　本品药材含哈巴苷及哈巴俄苷的总量不得少于0.45%。

地　黄

【别名】怀地黄

【来源】玄参科植物地黄的新鲜或干燥块根。

【产地】主产于河南、山西等地。河南沁阳、温县、孟县、博爱、武陟等地产量最大，质量最佳，为"四大怀药"之一。

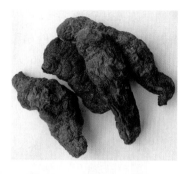

【采收加工】秋季采挖，除去芦头、须根及泥沙。鲜用或将地黄缓缓烘焙至约八成干。前者习称"鲜地黄"，后者习称"生地黄"。

【性状】地黄药材见图 3 - 46，性状描述见表 3 - 43。

图 3 - 46　地黄（生地黄）

表 3 - 43　地黄的性状描述

项目	性状描述	
	生地黄	鲜地黄
形状	呈不规则团块状或长圆形，中间膨大，两端稍细，有的细小，长条状，稍扁而扭曲，长 6 ~ 12cm，直径 2 ~ 6cm	呈纺锤形或条状，长 8 ~ 24cm，直径 2 ~ 9cm
表面	表面棕黑色或棕灰色，极皱缩，具不规则横曲纹	外皮薄，表面浅红黄色，具弯曲的皱纹、芽痕、横长皮孔样突起及不规则疤痕
质地	体重，质较软而韧，不易折断	肉质，易断
断面	棕黑色或乌黑色，有光泽，具黏性	皮部淡黄白色，可见橘红色油点，木部黄白色，有放射状纹理
气味	气微，味微甜	气微，味微甜、微苦

【饮片】呈类圆形或不规则的厚片。余同生地黄药材。

【品质】以块大、体重、断面乌黑色者为佳。

【功效】生地黄：清热凉血，养阴生津。鲜地黄：清热生津，凉血，止血。

【贮藏】鲜地黄埋在沙土中，防冻；生地黄置通风干燥处，防霉，防蛀。

 知识拓展

1. 化学成分　含环烯醚萜苷类如梓醇、二氢梓醇等，为其主要活性成分。尚含多种糖类、氨基酸等。

2. 含量测定　本品药材生地黄含梓醇不得少于0.20%；含毛蕊花糖苷不得少于0.020%。

课堂互动

找出玄参与地黄药材的不同点。

熟地黄

【来源】生地黄的炮制加工品。

【产地】同生地黄。

【采收加工】

（1）取生地黄，照酒炖法（药典四部通则0213）炖至酒吸尽，取出，晾晒至外皮黏液稍干时，切厚片或块，干燥，即得。

每100kg生地黄，用黄酒30～50kg。

（2）取生地黄，照蒸法（药典四部通则0213）蒸至黑润，取出，晒至约八成干时，切厚片或块，干燥，即得。

【性状】熟地黄药材见图3-47，性状描述见表3-44。

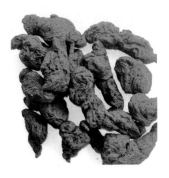

图3-47　熟地黄

表3-44　熟地黄的性状描述

项目	性状描述
形状	不规则的块片、碎块，大小、厚薄不一
表面	表面乌黑色，有光泽，黏性大
质地	质柔软而带韧性，不易折断
断面	断面乌黑色，有光泽
气味	气微，味甜

【品质】以表面乌黑发亮，质滋润，味甜者为佳。

【功效】补血滋阴，益精填髓。

【贮藏】置通风干燥处。

巴戟天

【来源】茜草科植物巴戟天的干燥根。

【产地】主产于广东、广西、福建等省区。

【采收加工】全年均可采挖，洗净，除去须根，晒至六七成干，轻轻捶扁，晒干。

【性状】巴戟天药材见图3-48，性状描述见表3-45。

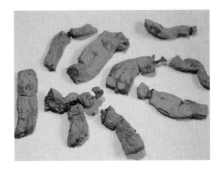

图3-48　巴戟天

表3-45　巴戟天的性状描述

项目	性状描述
形状	扁圆柱形，略弯曲，长短不等，直径0.5～2cm
表面	表面灰黄色或暗灰色，具纵纹及横裂纹，有的皮部横向断离露出木部
质地	质坚韧
断面	断面皮部厚，紫色或淡紫色，易与木部剥离；木部坚硬，黄棕色或黄白色，直径1～2mm
气味	气微，味甘而微涩

【饮片】

巴戟肉　扁圆柱形短段或不规则块。余同药材。

【品质】以条大、肥壮、连珠状、肉厚、色紫者为佳。

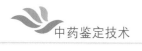
【功效】补肾阳，强筋骨，祛风湿。

【贮藏】置通风干燥处，防霉，防蛀。

案例分析

案例 巴戟天是我国著名的"十大南药"之一，按《中国药典》记载，巴戟天表面"具纵纹及横裂纹"。但近年的商品巴戟天表面多显密集的横环纹，其他性状都符合药典要求，有些地区据此将其定为假药，没收罚款。经到巴戟天产区广东肇庆调查，发现表面纹理不同是加工造成的。

分析 《中国药典》记述巴戟天产地加工是，采挖后"洗净，除去须根，晒至六七成干，轻轻捶扁，晒干"。另外还有一种加工方法：将鲜巴戟天切成小段，晒约半干，抽出木心，再晒至全干。抽心时，一手捏住木心向外抽，另一手将未干的巴戟肉往反方向捋，两手同时用力，横纹就被挤压出来了。因此认为，这样的加工并不影响巴戟天的功效，所以把有横环纹的巴戟天都作为正品。

桔 梗

【来源】桔梗科植物桔梗的干燥根。

【产地】全国大部分地区均产，主产东北、内蒙古、河北、山西者称"北桔梗"；主产安徽、江苏、浙江、湖北、湖南者称"南桔梗"。

【采收加工】春、秋两季采挖，去净泥土、须根，趁鲜刮去外皮或不去外皮，晒干。

【性状】桔梗药材见图3－49，性状描述见表3－46。

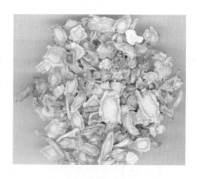

图3－49 桔梗

表3－46 桔梗的性状描述

项目	性状描述
形状	呈圆柱形或略呈纺锤形，下部渐细，有的有分枝，略扭曲，长7～20cm，直径0.7～2cm
表面	表面淡黄白色至黄色，未去外皮的表面黄棕色至灰棕色，具纵扭皱沟，并有横长皮孔样斑痕及支根痕，上部有横纹。有的顶端有较短的根茎或不明显，其上有数个半月形茎痕
质地	质脆
断面	不平坦，形成层环棕色，皮部类白色，有裂隙，木部淡黄白色，习称"金井玉栏"
气味	气微，味微甜后苦

【饮片】呈椭圆形或不规则厚片。外皮多已除去或偶有残留，余同药材。

【品质】以根粗大、色白、质坚实、味苦者为佳。

【功效】宣肺，利咽，祛痰，排脓。

【贮藏】置通风干燥处，防蛀。

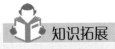

知识拓展

1. 化学成分 含皂苷类、甾醇类、菊糖及多种氨基酸等。

2. 含量测定 本品含桔梗皂苷 D 不得少于 0.10%。

3. 用途 桔梗为常用药食两用的中药材，含有人体必需的多种氨基酸、蛋白质、植物纤维等营养物质，日本、朝鲜、韩国等也把鲜桔梗作为蔬菜。

4. 伪品 石竹科植物霞草的根。霞草又名"丝石竹"，质坚硬，难折断；断面可见 3~4 轮同心性环纹（异型维管束）；味苦、涩，嚼之麻舌；薄壁细胞中含草酸钙簇晶及砂晶。

课堂互动

组织学生观察党参和桔梗药材标本，注意找出二者的关键区别点。

党 参

【来源】桔梗科植物党参、素花党参或川党参的干燥根。

【产地】党参主产山西（栽培者称"潞党"，野生者称"台党"）、东北三省（称"东党"）；素花党参主产甘肃、四川（称"西党"）；川党参主产四川、湖北及陕西（称"条党"）。

【采收加工】秋季采挖，洗净，晒干。

【性状】党参药材见图 3 – 50，性状描述见表 3 – 47。

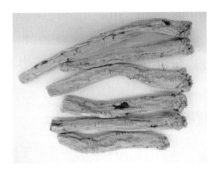

图 3 – 50 党参

表 3 – 47 党参的性状描述

项目	党参（潞党）	素花党参（西党）	川党参（条党）
	性状描述		
形状	长圆柱形，稍弯曲		
表面	表面黄棕色至灰棕色，根头部有多数疣状突起的茎痕及芽（习称"狮子盘头"），每个茎痕的顶端呈凹下的圆点状；根头下有致密的环状横纹，向下渐稀疏，有的达全长的一半，栽培品环状横纹少或无；全体有纵皱纹及散在的横长皮孔样突起，支根断落处常有黑褐色胶状物	表面黄白色至灰黄色，根头下致密的环状横纹常达全长的一半以上	表面灰黄色至黄棕色，有明显不规则纵沟
质地	质稍硬或略带韧性		质较软而结实
断面	稍平坦，有裂隙及放射状纹理，皮部淡黄白色至淡棕色，木部淡黄色	裂隙较多，皮部灰白色至淡棕色	裂隙较少，皮部黄白色
气味	有特殊香气，味微甜	余同党参	余同党参

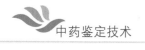

【饮片】

党参片　类圆形的厚片。余同药材。

米炒党参　形如党参片，表面深黄色，偶有焦斑。

【品质】以条粗壮、狮子盘头大、横纹多、质柔润、气味浓、嚼之无渣者为佳。

【功效】健脾益肺，养血生津。不宜与藜芦同用。

【贮藏】置通风干燥处，防蛀。

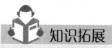

1. 化学成分　含皂苷、菊糖、果糖、微量生物碱、多种氨基酸及微量元素等。

2. 用途　党参民间也多用于药膳作保健养身，如"党参炖鸡"，有补虚、益气、养血作用。适用久病体虚、贫血、食欲不振者。

3. 明党参　与党参名称相近，应注意区别。为伞形科植物明党参的干燥根。4～5月采挖，除去须根，洗净，置沸水中煮至无白心，取出，刮去外皮，漂洗，干燥。质硬而脆，断面角质样，皮部易与木部剥离，木部类白色；气微、味淡。功能润肺化痰、养阴和胃、平肝、解毒。

课堂互动

什么是乳管？支根断落处的黑褐色胶状物是如何形成的？

木　香

【来源】菊科植物木香的干燥根。

【产地】主产于云南丽江、迪庆等地。四川、甘肃、西藏等地亦产。

【采收加工】秋、冬两季采挖2～3年生的根，除去茎叶、须根及泥土，切段或纵剖为瓣，晒干或风干，撞去粗皮。

【性状】木香药材见图3-51，性状描述见表3-48。

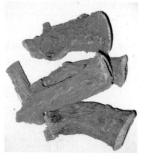

a. 木香药材

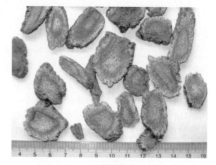

b. 木香饮片

图3-51　木香

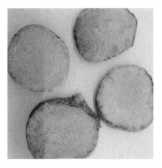

a. 生泽泻

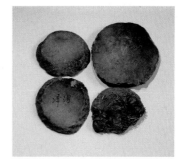

b. 盐泽泻

图 3 – 55　泽泻

表 3 – 52　泽泻的性状描述

项目	性状描述
形状	类球形、椭圆形或卵圆形，长 2～7cm，直径 2～6cm
表面	黄白色或淡黄棕色，有不规则横向环状浅沟纹（习称"岗纹"），并散有多数细小突起的须根痕
质地	质坚实
断面	黄白色，粉性，有多数细孔
气味	气微，味微苦

【饮片】

泽泻　外表皮黄白色或淡黄棕色，可见细小突起的须根痕。切面黄白色，粉性，有多数细孔。

盐泽泻　表面淡黄棕色或黄褐色，偶见焦斑。味微咸。

【品质】以个大、色黄白、光滑、粉性强者为佳。以建泽泻为道地药材。

【功效】利水渗湿，泄热，化浊降脂。

【贮藏】置干燥处，因含大量淀粉，易虫蛀，应注意防蛀。

　知识拓展

　　化学成分：含泽泻醇 A、B、C 及其乙酸酯，还含挥发油、胆碱、卵磷脂等。《中国药典》规定含 23 – 乙酰基泽泻醇 B 不得少于 0.050%。

半　夏

【来源】为天南星科植物半夏的干燥块茎。

【产地】主产于四川、湖北、河南、云南等地，以四川产量大，以云南昭通所产质最佳，称"珍珠半夏"为道地药材。

【采收加工】7～9 月采挖，洗净，除去外皮及须根，晒干。

【性状】半夏药材见图 3 – 56。性状描述见表 3 – 53。

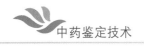

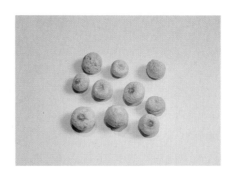

图 3 – 56　半夏

表 3 – 53　半夏的性状描述

项目	性状描述
形状	呈类球形，有的稍扁斜，直径 1 ～ 1.5cm
表面	类白色，顶端有凹陷的茎痕，周围密布麻点状根痕。下面钝圆，较光滑
质地	质坚实
断面	洁白，富粉性
气味	气微，味辛辣，麻舌而刺喉

【鉴别】粉末类白色，见图 3 – 57。

（1）淀粉粒众多，单粒呈类圆形、半圆形或多角形，脐点呈裂缝状或星状，稍偏心性，复粒由 2 ~ 6 分粒组成。

（2）草酸钙针晶存在于椭圆形黏液细胞中，或随处散在。

（3）导管为螺纹或环纹。

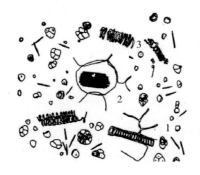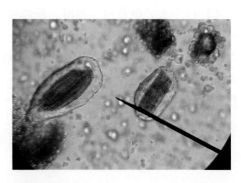

图 3 – 57　半夏粉末特征图
1. 淀粉粒　2. 草酸钙针晶及黏液细胞　3. 螺纹导管

【饮片】

法半夏　类球形或破碎成不规则的颗粒状。表面淡黄白色、黄色或棕黄色。质较松脆或硬脆，断面淡黄色，具角质样光泽。气微，味淡略甘，微有麻舌感。见图3 – 58a。

姜半夏　片状、不规则颗粒状或类球形。表面棕色至棕褐色。质硬脆，断面淡黄棕色，具角质样光泽，气微，味淡，微有麻舌感，嚼之略黏牙。见图 3 – 58b。

清半夏　椭圆形、类球形或不规则片状。切面淡灰色至灰白色，中间隐显黄白色筋脉点。气微，味微涩，微有麻舌感。见图3-58c。

【品质】以个大、色白、质坚实、粉性足者为佳。

【功效】燥湿化痰，降逆止呕，消痞散结。不宜与川乌、草乌、附子同用。

【贮藏】置通风干燥处，防蛀。

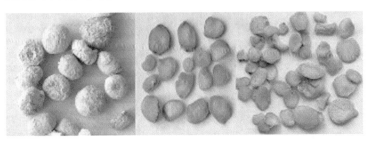

a. 法半夏　　　　b. 姜半夏　　　　c. 清半夏

图3-58　半夏饮片

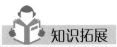　知识拓展

1. 化学成分　含β-谷甾醇及其葡萄糖苷；胆碱、微量挥发油；黑尿酸；天门冬氨酸、谷氨酸、精氨酸等多种氨基酸；原儿茶醛（为半夏辛辣刺激性物质）；左旋盐酸麻黄碱等。《中国药典》规定本品总酸以琥珀酸计，不得少于0.25%。

2. 注意　生半夏有大毒，不宜内服。

3. 伪品　在广西、广东、福建等省区常作半夏使用的伪品是水半夏。水半夏：为同科植物鞭檐犁头尖的干燥块茎。块茎呈椭圆形、圆锥形。表面类白色，上端类圆形，有红棕色凸起的芽痕，下端略尖。气微，味辛辣，麻舌而刺喉。无止呕作用，不能作半夏使用。见图3-59

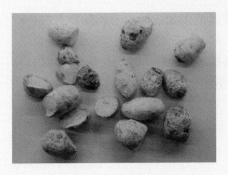

图3-59　水半夏

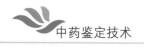
1. 半夏、水半夏在性状上有何不同？水半夏能否代替半夏使用？
2. 与生半夏相比，法半夏、姜半夏的气味有什么变化？为什么？

百 部

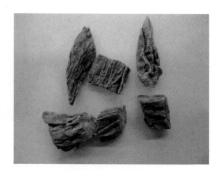

【来源】为百部科植物直立百部、蔓生百部或对叶百部的干燥块根。

【产地】主产安徽、江苏、湖北、浙江等地。

【采收加工】春、秋二季采挖。除去须根，洗净，置沸水中略烫或蒸至无白心，取出，晒干。

【性状】百部药材见图 3 - 60，性状描述见表 3 - 54。

图 3 - 60　百部

表 3 - 54　百部的性状描述

项目	性状描述		
	直立百部	蔓生百部	对叶百部
形状	纺锤形，皱缩弯曲，上端较细长，长 5 ~ 12cm，直径0.5 ~ 1cm	两端稍狭细，表面多不规则皱褶及横皱纹	较粗大，长纺锤形或长条形
表面	黄白色或淡棕黄色，有不规则深纵沟		具浅纵皱纹或纵槽
质地	质脆，易折断		质坚实
断面	平坦，角质样，淡黄棕色或黄白色，皮部较宽，中柱扁缩		黄白色至暗棕色，中柱大。髓部白色
气味	气微，味甘、苦		

【饮片】

百部　为不规则厚片或不规则条形斜片；外皮灰白色或棕黄色，有深纵皱纹。切面灰白色或黄白色，角质样，皮部较厚，中柱扁缩。

蜜百部　棕黄色或褐棕色，略带焦斑，有黏性，味甜。

【品质】以条粗壮、坚实者为佳。

【功效】润肺下气止咳，杀虫灭虱。

【贮藏】置通风干燥处，防潮，防霉。

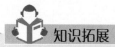知识拓展

化学成分：主含直立百部碱、霍多林碱、对叶百部碱、原百部碱、原百部次碱等生物碱。

川贝母

【来源】为百合科植物川贝母、甘肃贝母、暗紫贝母、梭砂贝母、太白贝母或瓦布贝母的干燥鳞茎。按性状不同分别习称为"松贝""青贝""炉贝"和"栽培品"。

【产地】

暗紫贝母、瓦布贝母　主产于四川阿坝藏族自治州，为"松贝"的主要来源。

川贝母　主产于西藏南部至东部、云南西北部和四川西部。

甘肃贝母　主产于甘肃南部、青海东部和南部以及四川西部。

梭砂贝母　产于青海玉树，四川甘孜等地，外皮白色、质坚实者，习称白炉贝；外皮黄色，质疏松者，习称黄炉贝。

太白贝母　主产陕西、甘肃、四川、湖北。

【采收加工】采挖季节因地而异，西北地区多在雪融后上山采挖；一般在5～7月采挖。除去须根、粗皮及泥沙，晒干或低温干燥。

【性状】川贝母药材见图3-61，性状描述见表3-55。

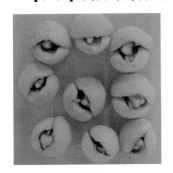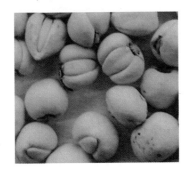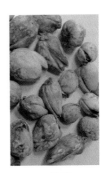

a. 青贝　　　　　　　　　b. 松贝　　　　　　　　　c. 炉贝

图3-61　川贝母

表3-55　川贝母的性状描述

项目	性状描述			
	松贝	青贝	炉贝	栽培品
形状	圆锥形或球形，高0.3～0.8cm，直径0.3～0.9cm	扁球形，高0.4～1.4cm，直径0.4～1.6cm	长圆锥形，高0.7～2.5cm，直径0.5～2.5cm	类扁球形或短圆柱形，高0.5～2cm，直径1～2.5cm
表面	类白色。外层鳞叶2瓣，大小悬殊，大瓣紧抱小瓣，未抱部分呈新月形，习称"怀中抱月"；顶部闭合，内有类圆柱形、顶端稍尖的心芽和小鳞叶1～2枚；先端钝圆或稍尖，底部平，微凹入，中心有灰褐色的鳞茎盘	外层鳞叶2瓣，大小相近，相对抱合，习称"观音合掌"；顶端多开口，内有心芽和小鳞叶2～3枚及细圆柱形的残茎	类白色或浅棕黄色，有的有黄棕色斑点，习称"虎皮斑"。外层鳞叶2枚，大小相近，顶端开裂而略尖，基部稍尖或较钝	类白色或浅棕黄色，稍粗糙，有的有浅黄色斑点。外层鳞叶2枚，大小相近，顶端多开裂而较平
质地	硬而脆	余同松贝	余同松贝	余同松贝
断面	白色，富粉性			
气味	气微，味微苦			

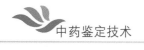

【品质】　均以个小、色白、质坚实、粉性大者为佳。

【功效】　清热润肺，化痰止咳，散结消痈。不宜与川乌、草乌、附子同用。

【贮藏】　置通风干燥处，防蛀。

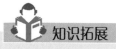知识拓展

1. 化学成分　含多种甾体生物碱：川贝碱、西贝碱、青贝碱、松贝碱、炉贝碱等。《中国药典》规定本品含总生物碱以西贝母碱计，不得少于0.050%。

2. 混伪品

土贝母　葫芦科土贝母的干燥块茎。呈不规则块状。表面淡红棕色或暗棕色，凹凸不平。质坚硬，不易折断，断面角质样，光亮而平滑。

一轮贝母　百合科一轮贝母的干燥鳞茎。基部突出多数鳞芽，一侧有浅纵沟。质硬，难折断，断面胶质。

丽江山慈姑　百合科丽江慈姑的干燥鳞茎。表面黄白色，黄棕色或灰棕色，光滑，一侧有一自基部伸至顶端的纵沟。气微，味苦而辛。

案例分析

案例　川贝母是人们比较熟悉的一味中药，川贝冰糖炖雪梨常用来治疗咳嗽，"川贝梨膏糖"是人们熟知的传统保健食品。目前川贝母在药材市场、保健品市场、超市和大卖场的等处均有销售，其中松贝和青贝市场上主要以精制饮片、小包装的形式销售，而炉贝则主要用于临床配方。由于川贝母价格较贵，所有市场上出现了很多伪品，常见的伪品是幼小的东贝母和平贝母。

分析　①小东贝母：略呈椭圆形，外层鳞叶2～3瓣，大鳞叶抱合小鳞叶，小鳞叶不达顶端，大多为大鳞叶的一半或2/3，基部不平，略尖，不能坐立。②平贝母：本品呈扁球形，如算盘珠状，一般高不过0.6cm，直径不过1cm。外层鳞叶2瓣，肥厚饱满，大小相近或一瓣稍大，互相抱合，顶端微平或微凹入，开裂，底部平。

课堂互动

1. 川贝母与混伪品在性状上的主要区别是什么？你知道的混伪品还有哪些？
2. 什么样的川贝母质量最好？

浙贝母

【来源】　为百合科植物浙贝母的干燥鳞茎。

【产地】主产浙江宁波。江苏、安徽、湖南等省亦产。以浙江所产为道地药材。

【采收加工】初夏植株枯萎时采挖，洗净。大小分开，直径在2.5cm以上者摘除心芽，习称"大贝"。直径在2.5cm以下者不摘除心芽，习称"珠贝"。分别放入特制的木桶中撞擦，除去外皮，拌以煅过的贝壳粉，使均匀涂布于药材表面，吸去擦出的浆汁，晒干或烘干。或取鳞茎，大小分开，洗净，除去心芽，趁鲜切成厚片，干燥，习称"浙贝片"。

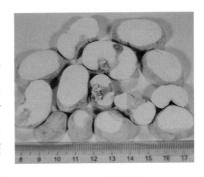

图3-62　浙贝母

【性状】浙贝母见图3-62，性状描述见表3-56。

表3-56　浙贝母的性状描述

项目	性状描述		
	大贝	珠贝	浙贝片
形状	为鳞茎外层单瓣肥厚的鳞叶，一面凹入，一面凸出，呈新月状，高1~2cm，厚0.6~1.5cm	为完整的鳞茎，全体呈扁球形，直径1~2.5cm，高1~1.5cm	椭圆形或类圆形
表面	外表面类白色至淡黄色，内表面白色或淡棕色。被白色粉末	类白色，外层鳞叶2枚，大而肥厚，略呈肾形，互相抱合。内有2~3枚小鳞叶及干缩的残茎	边缘表面淡黄色，切面平坦，粉白色
质地	质硬而脆	余同大贝	质脆，易折断
断面	断面白色或黄白色，粉性		粉白色，富粉性
气味	气微，味微苦		余同大贝

【饮片】

浙贝片　椭圆形或类圆形，切面平坦，粉白色。断面粉白色，粉性。

【品质】以鳞叶肥厚、表面及断面色白、质坚实、粉性大者为佳。

【功效】清热化痰止咳，解毒散结消肿。不宜与川乌、草乌、附子同用。

【贮藏】置干燥处，防蛀。

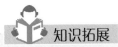

知识拓展

1. **化学成分**　含甾醇类生物碱：贝母素甲约0.1%、贝母素乙、浙贝宁、浙贝丙素、贝母辛以及微量的贝母新碱、贝母芬碱等。《中国药典》规定本品含贝母素甲和贝母素乙的总量，不得少于0.080%。

2. **生物碱含量分布**　据分析，浙贝母各部分生物碱的含量大致如下：肥大鳞叶0.40%、鳞茎0.39%、鳞叶外皮0.81%、鳞茎盘0.49%、心芽0.43%、须根0.30%、花蕾0.60%、花0.35%、花茎梢0.35%、地上茎叶0.15%，均有药用价值。

黄　精

【来源】为百合科植物滇黄精、黄精或多花黄精的干燥根茎。根据药材形状的不同，分别习称为"大黄精""鸡头黄精"和"姜形黄精"。

【产地】鸡头黄精主产河北、内蒙古等地区；姜形黄精主产贵州、湖南、四川、湖北、安徽、浙江等地区；大黄精主产云南、贵州、广西等地区。

【采收加工】春、秋两季采收，采后去须根，洗净，置沸水中略烫或蒸至透心，干燥。

【性状】黄精药材见图 3 – 63，性状描述见表 3 – 57。

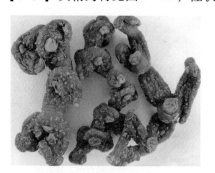

a. 黄精药材

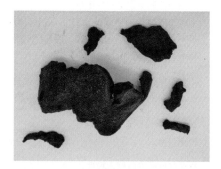

b. 黄精饮片

图 3 – 63　黄精

表 3 –57　黄精的性状描述

项目	性状描述		
	大黄精	姜形黄精	鸡头黄精
形状	肥厚肉质的结节块状，结节长可达 10cm 以上	长条结节块状，长短不等，常数个块状结节相连	结节状弯柱形，结节略呈圆锥形，常有分枝
表面	淡黄色至黄棕色，具环节，有皱纹及须根痕，结节上侧茎痕呈圆盘状，圆周凹入，中部突出	灰黄色或黄褐色，粗糙，结节上侧有突出的圆盘状茎痕	黄白色至灰黄色，半透明，有纵皱纹，茎痕圆形
质地	质硬而韧，不易折断	余同大黄精	余同大黄精
断面	角质，淡黄色至黄棕色		
气味	气微，味甜，嚼之有黏性		

【饮片】

黄精　不规则的厚片，外皮淡黄色至黄棕色，切面略呈角质样，淡黄色至黄棕色，可见多数淡黄色筋脉小点。质硬而韧。气微，味甜，嚼之有黏性。

酒黄精　外皮棕褐色至黑色，有光泽，中心棕色至浅褐色，可见筋脉小点。质柔软。味甜，略有酒气。

【品质】以块大、肥润、色黄、断面透明者为佳。习惯认为姜形黄精质优。

【功效】补气养阴，健脾，润肺，益肾。

【贮藏】置通风干燥处，防霉，防蛀。

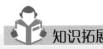

知识拓展

　　化学成分：含黄精多糖甲、乙、丙和黄精低聚糖甲、乙、丙。另含甾体皂苷、蒽醌类、氨基酸及无机元素。《中国药典》规定本品含多糖以无水葡萄糖计，不得少于4.0%。

课堂互动

　　酒黄精与熟地黄有何不同？

玉　竹

【来源】百合科植物玉竹的干燥根茎。

【产地】主产于湖南、河南、江苏、浙江等省。

【采收加工】秋季采挖，除去须根，洗净，晒至柔软后，反复揉搓、晾晒至无硬心，晒干；或蒸透后，揉至半透明，晒干。

【性状】玉竹药材见图3-64，性状描述见表3-58。

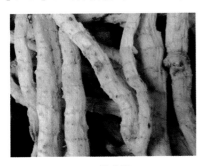
a. 玉竹药材

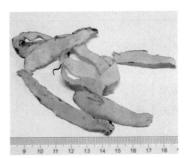
b. 玉竹饮片

图3-64　玉竹

表3-58　玉竹的性状描述

项目	性状描述
形状	呈长圆柱形，略扁，少有分枝，长4~18cm，直径0.3~1.6cm
表面	表面黄白色或淡黄棕色，半透明，具纵皱纹和微隆起的环节，有白色圆点状须根痕和圆盘状茎痕
质地	质硬而脆或稍软，易折断
断面	断面角质样或显颗粒性
气味	气微，味甘，嚼之发黏

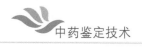
【饮片】

玉竹　呈不规则的厚片或段，余同药材。

【品质】以条长、肉肥、色黄白、光泽柔润、甜味浓者为佳。

【功效】养阴润燥，生津止渴。

【贮藏】置通风干燥处，防霉，防蛀。

天　冬

【来源】百合科植物天门冬的干燥块根。

【产地】主产贵州、四川、广西等地，湖北、江西、浙江亦产。贵州、四川所产天冬条粗、黄白色、光亮，为道地药材。

【采收加工】秋、冬二季采挖种植2~3年者。除去须根及茎基，洗净，置沸水中煮或蒸至透心，剥去外皮，洗净，干燥。

【性状】天冬药材见图3-65，性状描述见表3-59。

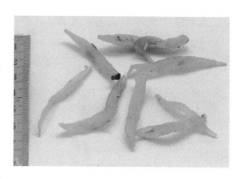

图3-65　天冬

表3-59　天冬的性状描述

项目	性状描述
形状	长纺锤形，稍弯曲。长5~18cm，直径0.5~2cm
表面	黄白色至淡黄棕色，半透明，光滑或有深浅不等的纵皱纹
质地	质硬或柔润，有黏性
断面	黄白色，角质样
气味	气微，味甘、微苦

【饮片】纺锤形片状，半透明。切面角质样，中柱黄白色。有黏性。

【品质】以黄白色、肥实致密、半透明者为佳。

【功效】养阴润燥，清肺生津。

【贮藏】置干燥处，防蛀。

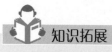知识拓展

　　化学成分：天冬酰胺、瓜氨酸、丝氨酸、苏氨酸、脯氨酸、甘氨酸等多种氨基酸，β-谷甾醇、葡萄糖、果糖、低聚糖等。

麦　冬

【来源】为百合科植物麦冬的干燥块根。

【产地】主产浙江、四川、湖北等地。浙江产的称为杭麦冬，为道地药材；四川产的称为川麦冬。

【采收加工】浙江于栽培后第三年小满至夏至采挖；四川于栽培后第二年清明至谷雨采挖，洗净，反复曝晒、堆置，至七八成干，除去须根，干燥。

【性状】麦冬药材见图3－66，性状描述见表3－60。

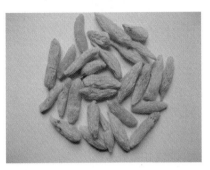

图3－66　麦冬

表3－60　麦冬的性状描述

项目	性状描述
形状	纺锤形，两端略尖，长1.5～3cm，直径0.3～0.6cm
表面	黄白色或淡黄色，有细纵纹
质地	质柔韧
断面	断面黄白色，半透明，中柱细小
气味	气微香，味甘、微苦

【品质】以身干、个肥大、黄白色、半透明、质柔、有香气者为佳。杭麦冬优于川麦冬。

【功效】养阴生津，润肺清心。

【贮藏】置阴凉干燥处，防潮。

 知识拓展

1. 化学成分　主含多种甾体皂苷、多种黄酮类化合物，还含 β －谷甾醇、挥发油等。《中国药典》规定本品含麦冬总皂苷以鲁斯可皂苷元计，不得少于0.12%。

2. 伪品

（1）山麦冬　为百合科植物湖北麦冬或短葶山麦冬的干燥块根。

（2）湖北麦冬　呈纺锤形，两端略尖，长1.2～3cm，直径0.4～0.7cm。表面淡黄色至棕黄色，具不规则纵皱纹。质柔韧，干后质硬脆，易折断，断面淡黄色至棕黄色，角质样。

（3）短葶山麦冬　稍扁，长2～5cm，直径0.3～0.8cm，具粗纵纹。味甘、微苦。

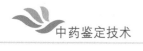

1. 麦冬与太子参有什么不同？
2. 麦冬与山麦冬性状上的主要区别是什么？

知 母

【来源】为百合科知母的干燥根茎。

【产地】主产河北，山西、内蒙古、东北的西部等地亦产。以河北易县所产为最优，习称"西陵知母"。

【采收加工】春秋二季均可采挖，除去须根及泥沙，晒干，习称"毛知母"；或鲜时除去外皮，晒干，习称"知母肉"。

【性状】知母见图3－67，性状描述见表3－61。

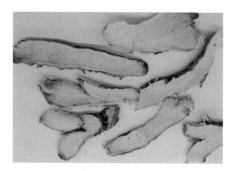

图3－67　知母饮片

表3－61　知母的性状描述

项目	性状描述
形状	长条状，微弯曲，略扁，偶有分枝。一端有浅黄色的茎叶残痕，习称"金包头"
表面	毛知母：黄棕色至棕色，上面有一凹沟，具紧密排列的环状节，节上密生黄棕色的残存叶基，由两侧向根茎上方生长；下面隆起而略皱缩，并有凹陷或突起的点状根痕 知母肉：黄白色，有扭曲的沟纹
质地	质硬，易折断。受潮变软
断面	黄白色
气味	气微，味微甜、略苦，嚼之带黏性

【饮片】

知母　为不规则的类圆形厚片。外皮黄棕色至棕色，可见少量残存的黄棕色叶基纤维和点状根痕。切面黄白色至黄色。

盐知母　色黄或略带焦斑，味微咸。

【品质】以条粗、质实、断面黄白色为佳。

【功效】清热泻火，滋阴润燥。

【贮藏】置通风干燥处，防潮。

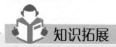知识拓展

化学成分：含多种甾体皂苷、知母皂苷等。毛知母的总皂苷含量较知母肉高。《中国药典》规定本品含知母皂苷B－Ⅱ不得少于3.0%。

郁 金

【来源】为姜科植物温郁金、姜黄、广西莪术或蓬莪术的干燥块根。因品种和产地不同，前两者分别习称为"温郁金""黄丝郁金"。其余按性状不同习称"桂郁金"或"绿丝郁金"。

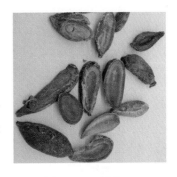

【产地】温郁金主产浙江、福建等省，黄丝郁金主产四川、福建、广东等省，桂郁金主产广西、云南等省，绿丝郁金主产四川、浙江、广西等省。

【采收加工】冬季茎叶枯萎后采挖，除去泥沙及细根，蒸或煮至透心，干燥。

图 3-68 郁金

【性状】郁金药材见图 3-68，性状描述见表 3-62。

表 3-62 郁金的性状描述

项目	性状描述			
	温郁金	黄丝郁金	桂郁金	绿丝郁金
形状	长圆形或卵圆形，稍扁，有的微弯曲，两端渐尖。长 3.5~7cm，直径1.2~2.5cm	纺锤形，有的一端细长，长 2.5~4.5cm，直径1~1.5cm	呈长圆锥形或长圆形，长 2~6.5cm，直径1~1.8cm	呈长椭圆形，较粗壮，长 1.5~3.5cm，直径 1~1.2cm
表面	灰褐色或灰棕色，具不规则的纵皱纹，纵纹隆起处色较浅	棕灰色或灰黄色，具细皱纹	具疏浅纵纹或较粗糙网状皱纹	
质地	质坚实			
断面	灰棕色，角质样，内皮层环明显	橙黄色，外周棕黄色至棕红色		
气味	气微香，味微苦	气芳香，味辛辣	气微，味微辛苦	气微，味淡

【饮片】

郁金 椭圆形或长条形薄片。外皮灰黄色、灰棕色或灰褐色，具不规则纵皱。切面橙黄色、灰棕色，角质样，内皮层环明显。

【品质】以质坚实、外皮皱纹细、断面色黄者为佳，通常以黄丝郁金为最佳。

【功效】活血止痛，行气解郁，清心凉血，利胆退黄。不宜与丁香、母丁香同用。

【贮藏】置干燥处，防蛀。

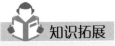 **知识拓展**

1. 化学成分 主含挥发油6.1%，油中主要成分为姜黄烯、倍半萜烯醇等，另还含姜黄素、香豆素、阿魏酸等。

2. 来源及药用部位 姜黄、莪术、郁金植物来源及药用部位关系见表 3-63。

表3－63　姜黄、莪术、郁金植物来源及药用部位关系

植物名	药用部位	药材名	主产地
姜黄	根茎	姜黄	四川
	块根	黄丝郁金	
蓬莪术	根茎	莪术	四川
	块根	绿丝郁金	
广西莪术	根茎	毛莪术（桂莪术）	广西
	块根	桂郁金	
温郁金	根茎	温莪术	浙江
	块根	温郁金（黑郁金）	

天　麻

【来源】为兰科植物天麻的干燥块茎。

【产地】主产于云南、四川、贵州等省，东北及华北各地亦产。以贵州所产为优。

【采收加工】立冬至次年清明前采挖，立即洗净，蒸透，敞开、低温干燥（60℃以下）。冬至以前采收者称为"冬麻，立夏以前采收者称"春麻"。

【性状】天麻药材见图3－69，性状描述见表3－64。

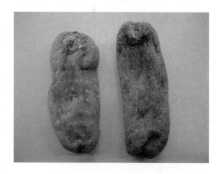

图3－69　天麻

表3－64　天麻的性状描述

项目	性状描述
形状	呈长椭圆形，略扁，皱缩而稍弯曲。长3～15cm，宽1.5～6cm，厚0.5～2cm
表面	黄白色或淡黄棕色，有纵皱纹及由潜伏芽排列而成的横环纹多轮。一端有红棕色干枯芽苞，习称"鹦哥嘴"或"红小瓣"，或为残留茎基；另一端有自母麻脱落后的圆脐形疤痕
质地	质坚硬，半透明，不易折断
断面	较平坦，角质样
气味	气微，味甘

【饮片】

天麻片　不规则的薄片。外表皮淡黄色至淡黄棕色，有时可见点状排列的横环纹。切面黄白色至淡棕色，角质样，半透明。

【品质】"冬麻"质坚实沉重，有鹦哥嘴，断面明亮，实心，质佳；"春麻"质轻泡，有残留茎基，断面色晦暗，空心，质次。野生天麻优于家种天麻。

【功效】息风止痉，平抑肝阳，祛风通络。

【贮藏】置通风干燥处，防蛀。

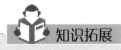知识拓展

化学成分：天麻素、赤箭苷、对羟基苯甲醛、对羟苄基甲醚等。《中国药典》规定本品含天麻素和对羟基苯甲醇的总量不得少于0.25%。

案例分析

案例　王某在某风景区开了一家中药店，由于多次向游客推销假天麻（芭蕉芋根茎）而受到客人投诉，被取消景点定点营业资格，并受到相关部门的处罚。

分析　天麻是一味名贵中药，市场上的伪品较多，其常见的伪品如下。

(1) 美人蕉科芭蕉芋的块茎　呈扁圆形或长椭圆形，未去皮者表面有3~8个环节，去皮者环节不甚明显。无脐状疤痕。

(2) 紫茉莉科紫茉莉的根　呈长圆锥形，有的有分枝。断面不平坦，有时可见同心环纹。味淡，有刺激味。

(3) 菊科大理菊的块根　表面灰白色或类白色，顶端及末端呈纤维样。质硬，不易折断。

(4) 菊科羽裂蟹甲草、双舌蟹甲草的块根　长椭圆形或圆形，表面类棕色，半透明，环节明显，并有须根痕。顶端有残留的茎基。质硬，断面角质样，灰白色或黄白色。味微甜。

天花粉

【来源】葫芦科植物栝楼或双边栝楼的干燥根。

【产地】栝楼主产于山东、河南，以河南安阳一带产者质量较好。双边栝楼主产四川。

【采收加工】秋冬二季采挖，洗去泥土，刮去粗皮，切成段或纵剖成瓣，晒干或烘干。

【性状】天花粉药材见图3-70，性状描述见表3-65。

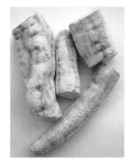
a. 天花粉药材

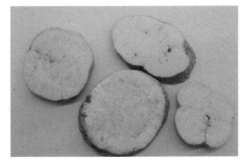
b. 天花粉饮片

图3-70　天花粉

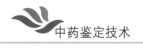

表 3 – 65　天花粉的性状描述

项目	性状描述
形状	呈不规则圆柱形、纺锤形或瓣块状，长 8～16cm，直径 1.5～5.5cm
表面	表面黄白色或淡棕黄色，有纵皱纹、细根痕及略凹陷的横长皮孔，有的有黄棕色外皮残留
质地	质坚实
断面	断面白色或淡黄色，富粉性。横断面可见黄色木质部，略呈放射状排列，纵断面可见黄色条纹状木质部
气味	气微，味微苦

【饮片】

天花粉　类圆形、半圆形或不规则形的厚片，余同药材。

【品质】以色白、质坚实，粉性足者为佳。

【功效】清热泻火，生津止渴，消肿排脓。

【贮藏】置干燥处，防蛀。

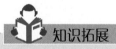知识拓展

1. **化学成分**　含淀粉粒、皂苷、天花粉蛋白及多种氨基酸。

2. **制剂**　天花粉蛋白制成针剂，用于中期妊娠引产，治疗恶性葡萄胎和绒癌有效。

课堂互动

找出天花粉与防己、葛根及粉葛药材的不同点。

山　药

【来源】为薯蓣科植物薯蓣的干燥根茎。

【产地】主产于河南温县、孟县、武陟、博爱等地（古为怀庆府），习称"怀山"，为四大怀药之一。湖南、江西、广东等地亦产。

【采收加工】冬季茎叶枯萎后打挖，切去根头，洗净，除去外皮和须根，干燥，即为"毛山药"；选择肥大顺直的干燥山药，置清水中，浸至无干心，闷透，切齐两端，用木板搓成圆柱状，晒干，打光，习称"光山药"。

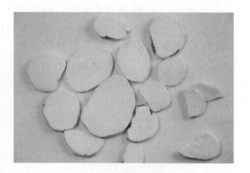

图 3 – 71　山药饮片

【性状】山药药材见图 3 – 71，性状描述见表 3 – 66。

表3－66　山药的性状描述

项目	性状描述	
	毛山药	光山药
形状	略呈圆柱形，弯曲而稍扁	呈圆柱形，两端齐平
表面	黄白色或淡黄色	表面光滑，白色或黄白色
质地	体重，质坚实，不易折断	余同毛山药
断面	白色，粉性	
气味	气微，味淡，微酸，嚼之发黏	

【饮片】

山药　不规则的厚片。质坚脆，易折断，断面类白色，粉性。

麸炒山药　表面黄白色或淡黄色，偶有焦斑，略具焦香气。

【品质】以条粗、质坚实、粉性足、色洁白者为佳。光山药优于毛山药。

【功效】补脾养胃，生津益肺，补肾涩精。

【贮藏】置通风干燥处，防蛀。

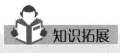
知识拓展

化学成分：含山药素Ⅰ～Ⅴ、胆碱、糖蛋白、多酚氧化酶、维生素C等。《中国药典》规定本品的水溶性浸出物不得少于7.0%。

案例分析

案例　药品监督管理部门依法对某药房经营的药品山药监督抽验。经某食品药品检验所检验，该山药【性状】、【显微特征】不符合规定，为假药。

分析　山药常见混伪品如下。

（1）参薯　薯蓣科植物参薯的根茎。表面浅棕黄色至棕黄色，有纵皱纹，常有未除尽的栓皮痕迹。

（2）木薯　大戟科植物木薯的干燥根。多为斜切片，外皮多除去，切面乳白色，粉性，近外侧可见一明显的黄白色或淡黄棕色环纹，中央有的可见放射状纹理，有的有裂隙，味淡。

（3）蕃薯　旋花科植物番薯的干燥块根。切面白色或淡黄色，粉性，可见淡黄棕色的筋脉点或线纹，近皮部可见一圈淡黄棕色的环纹，质柔软，味甜。

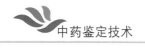

1. 山药与天花粉有什么不同？

2. 山药正品与混伪品的主要区别是什么？

3. 注意区别山药、防己、天花粉、白芷、白芍、葛根等几味色白的药材。

远 志

【来源】远志科植物远志或卵叶远志的干燥根。

【产地】主产于山西、陕西、吉林、河南等省，山东、内蒙古、安徽、河北等省亦产。

【采收加工】春、秋二季采挖，除去须根及泥沙，晒干。

【性状】远志药材见图3-72，性状描述见表3-67。

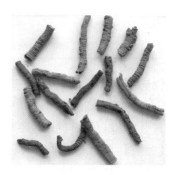

图3-72 远志

表3-67 远志的性状描述

项目	性状描述
形状	呈圆柱形，略弯曲，长3~15cm，直径0.3~0.8cm
表面	表面灰黄色至灰棕色，有密而深陷的横皱纹、纵皱纹及裂纹，老根的横皱纹较密更深陷，略呈结节状
质地	质硬而脆，易折断
断面	皮部棕黄色，木部黄白色，皮部易与木部剥离
气味	气微，味苦、微辛，嚼之有刺喉感

【饮片】

远志　圆柱形的段。余同药材。

制远志　表面黄棕色，味微甜。余同远志段。

【品质】以条粗、皮厚、去净木心者为佳。

【功效】安神益智，交通心肾，祛痰，消肿。

【贮藏】置通风干燥处。

 知识拓展

1. 化学成分：含多种三萜类皂苷，主要有远志皂苷A~G，以皮部含量最多。

2. 远志的地上部分，功能益精，补阴。

香 附

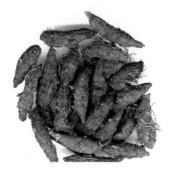

图 3-73 香附

【来源】莎草科植物莎草的干燥根茎。

【产地】主产于山东、浙江、湖南等省。

【采收加工】秋季采挖，燎去毛须，置沸水中略煮或蒸透后晒干，或燎后直接晒干。

【性状】香附药材见图 3-73，性状描述见表 3-68。

表 3-68　香附的性状描述

项目	性状描述
形状	多呈纺锤形，有的略弯曲，长 2~3.5cm，直径 0.5~1cm
表面	表面棕褐色或黑褐色，有纵皱纹，并有 6~10 个略隆起的环节，节上有未除净的棕色毛须及须根断痕；去净毛须者较光滑，环节不明显
质地	质硬
断面	经蒸煮者断面黄棕色或红棕色，角质样；生晒者断面色白而显粉性，内皮层环纹明显，中柱色较深，点状维管束散在
气味	气香，味微苦

【饮片】

香附　为不规则厚片或颗粒，余同药材。

【品质】以个大、质坚实、色棕褐，香气浓者为佳。

【功效】疏肝解郁，理气宽中，调经止痛。

【贮藏】置阴凉干燥处，防蛀。

根和根茎类药材一般了解品种见表 3-69。

表 3-69　一般了解品种

品名	来源	性状特征
绵马贯众	鳞毛蕨科植物粗茎鳞毛蕨的干燥根茎及叶柄残基	呈倒卵形，稍弯曲，上端钝圆或截形，下端较尖；外表黄棕色至黑褐色，密被排列整齐的表面扁圆柱形叶柄残基和条状披针形的鳞片，每个叶柄残基的外侧常有 3 条须根。质地坚硬。根茎及叶柄残基断面棕色，有黄白色维管束小点 5~13 个，环列；根茎断面外侧散有叶迹维管束。气特异，味初淡而微涩，后渐苦而辛
北豆根	防己科植物蝙蝠葛的干燥根茎	呈细长圆柱形，弯曲，有分枝，长可达 50cm，直径 0.3~0.8cm。表面黄棕色至暗棕色，多有弯曲的细根、突起的根痕及纵皱纹，外皮易剥落。质韧，不易折断，断面不整齐，纤维细，木部淡黄色，呈放射状排列，中心有髓。气微，味苦
南沙参	桔梗科植物轮叶沙参或沙参的干燥根	呈圆锥形或圆柱形，略弯曲。表面黄白色或淡棕黄色，凹陷处常有残留的黄棕色栓皮，上部多有断续的横环纹，下部有纵纹及纵沟，顶端具 1 或 2 个根茎（芦头）。体轻，质松泡，易折断，断面不平坦，黄白色，多裂隙。气微，味微甘

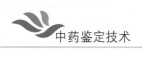

续表

品名	来源	性状特征
三棱	黑三棱科植物黑三棱的干燥块茎	呈圆锥形，略扁，长 2～6cm，直径 2～4cm。表面黄白色或灰黄色，有刀削痕，须根痕小点状，略呈横向环状排列。体重，质坚实。气微，味淡，嚼之微有麻辣感
天南星	天南星科植物天南星、异叶天南星或东北天南星的干燥块茎	呈扁球形，高 1～2cm，直径 1.5～6.5cm。表面类白色或淡棕色，较光滑，顶端有凹陷的茎痕，周围有麻点状根痕，有的块茎周边有小扁球状侧芽。质坚硬，不易破碎，断面不平坦，白色，粉性。气微辛，味麻辣
千年健	天南星科植物千年健的干燥根茎	呈圆柱形，稍弯曲，有的略扁，长 15～40cm，直径 0.8～1.5cm。表面黄棕色或红棕色，粗糙，可见多数扭曲的纵沟纹、圆形根痕及黄色针状纤维束。质硬而脆，断面红褐色，黄色针状纤维束多而明显，相对另一断面呈多数针眼状小孔及有少数黄色针状纤维束，可见深褐色具光泽的油点。气香，味辛、微苦
石菖蒲	天南星科植物石菖蒲的干燥根茎	呈扁圆柱形，多弯曲，常有分枝，长 3～20cm，直径 0.3～1cm。表面棕褐色或灰棕色，粗糙，有疏密不匀的环节，节间长 0.2～0.8cm，具细纵纹，一面残留须根或圆点状根痕；叶痕呈三角形，左右交互排列，有的其上有毛鳞状的叶基残余。质硬，断面纤维性，类白色或微红色，内皮层环明显，可见多数维管束小点及棕色油细胞。气芳香，味苦、微辛
莪术	姜科植物蓬莪术、广西莪术或温郁金的干燥根茎	蓬莪术 呈卵圆形、长卵形、圆锥形或长纺锤形，顶端多钝尖，基部钝圆，长 2～8cm，直径 1.5～4cm。表面灰黄色至灰棕色，上部环节突起，有圆形微凹的须根痕或残留的须根，有的两侧各有 1 列下陷的芽痕和类圆形的侧生根茎痕，有的可见刀削痕。体重，质坚实，断面灰褐色至蓝褐色，蜡样，常附有灰棕色粉末，皮层与中柱易分离，内皮层环纹棕褐色。气微香，味微苦而辛 广西莪术 环节稍突起，断面黄棕色至棕色，常附有淡黄色粉末，内皮层环纹黄白色 温莪术 断面黄棕色至棕褐色，常附有淡黄色至黄棕色粉末。气香或微香
姜黄	姜科植物姜黄的干燥根茎	呈不规则卵圆形、圆柱形或纺锤形，常弯曲，有的具短叉状分枝，长 2～5cm，直径 1～3cm。表面深黄色，粗糙，有皱缩纹理和明显环节，并有圆形分枝痕及须根痕。质坚实，不易折断，断面棕黄色至金黄色，角质样，有蜡样光泽，内皮层环纹明显，维管束呈点状散在。气香特异，味苦、辛
高良姜	姜科植物高良姜的干燥根茎	呈圆柱形，多弯曲，有分枝，长 5～9cm，直径 1～1.5cm。表面棕红色至暗褐色，有细密的纵皱纹和灰棕色的波状环节，节间长 0.2～1cm，一面有圆形的根痕。质坚韧，不易折断，断面灰棕色或红棕色，纤维性，中柱约占 1/3。气香，味辛辣
干姜	姜科植物姜的干燥根茎	干姜 呈扁平块状，具指状分枝，长 3～7cm，厚 1～2cm。表面灰黄色或浅灰棕色，粗糙，具纵皱纹和明显的环节。分枝处常有鳞叶残存，分枝顶端有茎痕或芽。质坚实，断面黄白色或灰白色，粉性或颗粒性，内皮层环纹明显，维管束及黄色油点散在。气香、特异，味辛辣 干姜片 本品呈不规则纵切或斜切片，具指状分枝
拳参	蓼科植物拳参的干燥根茎	呈扁长条形或扁圆柱形，弯曲，有的对卷弯曲，两端略尖，或一端渐细，长 6～13cm，直径 1～2.5cm。表面紫褐色或紫黑色，粗糙，一面隆起，一面稍平坦或略具凹槽，全体密具粗环纹，有残留须根或根痕。质硬，断面浅棕红色或棕红色，维管束呈黄白色点状，排列成环。气微，味苦、涩

续表

品名	来源	性状特征
虎杖	蓼科植物虎杖的干燥根茎和根	为圆柱形短段或不规则厚片，长1～7cm，直径0.5～2.5cm。外皮棕褐色，有纵皱纹和须根痕，切面皮部较薄，木部宽广，棕黄色，射线放射状，皮部与木部较易分离。根茎髓中有隔或呈空洞状。质坚硬。气微，味微苦、涩
白蔹	葡萄科植物白蔹的干燥块根	纵瓣呈长圆形或近纺锤形，长4～10cm，直径1～2cm。切面周边常向内卷曲，中部有1突起的棱线。外皮红棕色或红褐色，有纵皱纹、细横纹及横长皮孔，易层层脱落，脱落处呈淡红棕色。斜片呈卵圆形，长2.5～5cm，宽2～3cm。切面类白色或浅红棕色，可见放射状纹理，周边较厚，微翘起或略弯曲。体轻，质硬脆，易折断，折断时，有粉尘飞出。气微，味甘
漏芦	菊科植物祁州漏芦的干燥根	呈圆锥形或扁片块状，多扭曲，长短不一，直径1～2.5cm。表面暗棕色、灰褐色或黑褐色，粗糙，具纵沟及菱形的网状裂隙。外层易剥落，根头部膨大，有残茎及鳞片状叶基，顶端有灰白色绒毛。体轻，质脆，易折断，断面不整齐，灰黄色，有裂隙，中心有的呈星状裂隙，灰黑色或棕黑色。气特异，味微苦
川木香	菊科植物川木香或灰毛川木香的干燥根	呈圆柱形或有纵槽的半圆柱形，稍弯曲，长10～30cm，直径1～3cm。表面黄褐色或棕褐色，具纵皱纹，外皮脱落处可见丝瓜络状细筋；根头偶有黑色发黏的胶状物，习称"油头"。体较轻，质硬脆，易折断，断面黄白色或黄色，有深黄色稀疏油点及裂隙，木部宽广，有放射状纹理；有的中心呈枯朽状。气微香，味苦，嚼之黏牙
粉萆薢	薯蓣科植物粉背薯蓣的干燥根茎	为不规则的薄片，边缘不整齐，大小不一。有的有棕黑色或灰棕色的外皮。切面黄白色或淡灰棕色，维管束呈小点状散在。质松，略有弹性，易折断，新断面近外皮处显淡黄色。气微，味辛、微苦
茜草	茜草科植物茜草的干燥根和根茎	根茎呈结节状，丛生粗细不等的根。根呈圆柱形，略弯曲，长10～25cm，直径0.2～1cm；表面红棕色或暗棕色，具细纵皱纹和少数细根痕；皮部脱落处呈黄红色。质脆，易折断，断面平坦皮部狭，紫红色，木部宽广，浅黄红色，导管孔多数。气微，味微苦，久嚼刺舌
续断	川续断科植物川续断的干燥根	呈圆柱形，略扁，有的微弯曲，长5～15cm，直径0.5～2cm。表面灰褐色或黄褐色，有稍扭曲或明显扭曲的纵皱及沟纹，可见横列的皮孔样斑痕和少数须根痕。质软，久置后变硬，易折断，断面不平坦，皮部墨绿色或棕色，外缘褐色或淡褐色，木部黄褐色，导管束呈放射状排列。气微香，味苦、微甜而后涩
射干	鸢尾科射干的干燥根茎	不规则结节状。表面黄褐色、棕褐色或黑褐色，皱缩，有较密的环纹。上面有数个圆盘状凹陷的茎痕，偶有茎基残存。质硬，断面黄色，颗粒性。气微，味苦、微辛
芦根	禾本科植物芦苇的新鲜或干燥根茎	鲜芦根　呈长圆柱形，有的略扁，长短不一，直径1～2cm。表面黄白色，有光泽，外皮疏松可剥离，节呈环状，有残根和芽痕。体轻，质韧，不易折断。切断面黄白色，中空，壁厚1～2mm，有小孔排列成环。气微，味甘 芦根　呈扁圆柱形。节处较硬，节间有纵皱纹
太子参	石竹科植物孩儿参的干燥块根	呈细长纺锤形或细长条形，稍弯曲，长3～10cm，直径0.2～0.6cm。表面黄白色，较光滑，微有纵皱纹，凹陷处有须根痕。顶端有茎痕。质硬而脆，断面平坦，淡黄白色，角质样；或类白色，有粉性。气微，味微甘

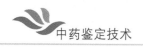

续表

品名	来源	性状特征
银柴胡	石竹科植物银柴胡的干燥根	呈类圆柱形，偶有分枝，长15~40cm，直径0.5~2.5cm。表面浅棕黄色至浅棕色，有扭曲的纵皱纹和支根痕，多具孔穴状或盘状凹陷，习称"砂眼"，从砂眼处折断可见棕色裂隙中有细砂散出。根头部略膨大，有密集的呈疣状突起的芽苞、茎或根茎的残基，习称"珍珠盘"。质硬而脆，易折断，断面不平坦，较疏松，有裂隙，皮部甚薄，木部有黄、白色相间的放射状纹理。气微，味甘
前胡	伞形科植物白花前胡的干燥根	呈不规则的圆柱形、圆锥形或纺锤形，稍扭曲，下部常有分枝，长3~15cm，直径1~2cm。表面黑褐色或灰黄色，根头部多有茎痕及纤维状叶鞘残基，上端有密集的细环纹，下部有纵沟、纵皱纹及横向皮孔。质较柔软，干者质硬，可折断，断面不整齐，淡黄白色，皮部散有多数棕黄色油点，形成层环纹棕色，射线放射状。气芳香，味微苦、辛
藁本	伞形科植物藁本或辽藁本的干燥根茎和根	藁本　根茎呈不规则结节状圆柱形，稍扭曲，有分枝，长3~10cm，直径1~2cm。表面棕褐色或暗棕色，粗糙，有纵皱纹，上侧残留数个凹陷的圆形茎基，下侧有多数点状突起的根痕及残根。体轻，质较硬，易折断，断面黄色或黄白色，纤维状。气浓香，味辛、苦、微麻 辽藁本　较小，根茎呈不规则的团块状或柱状，长1~3cm，直径0.6~2cm。有多数细长弯曲的根
胡黄连	玄参科植物胡黄连的干燥根茎	呈圆柱形，略弯曲，偶有分枝，长3~12cm，直径0.3~1cm。表面灰棕色至暗棕色，粗糙；有较密的环状节，具稍隆起的芽痕或根痕，上端密被暗棕色鳞片状的叶柄残基。体轻，质硬而脆，易折断，断面略平坦，淡棕色至暗棕色，木部有4~10个类白色点状维管束排列成环。气微，味极苦
白薇	萝藦科植物白薇或蔓生白薇的干燥根和根茎	根茎粗短，有结节，多弯曲。上面有圆形的茎痕，下面及两侧簇生多数细长的根，根长10~25cm，直径0.1~0.2cm。表面棕黄色。质脆，易折断，断面皮部黄白色，木部黄色。气微，味微苦
仙茅	石蒜科植物仙茅的干燥根茎	呈圆柱形，略弯曲，长3~10cm，直径0.4~1.2cm。表面棕色至褐色，粗糙，有细孔状的须根痕和横皱纹。质硬而脆，易折断，断面不平坦，灰白色至棕褐色，近中心处色较深。气微香，味微苦、辛

任务二　识别常用根及根茎类中药（1）

【实践目的】

1. 通过实践，掌握细辛、狗脊、大黄、何首乌、牛膝、川牛膝、威灵仙、川乌、草乌、附子、白芍、赤芍、黄连、白头翁、升麻、防己的性状鉴别特征、品质要求。

2. 了解药材质量的评价方法和依据。

3. 认识饮片。

【实践内容】

1. 鉴定药材样品及饮片样品：细辛、狗脊、大黄、何首乌、牛膝、川牛膝、威灵仙、川乌、草乌、附子、白芍、赤芍、黄连、白头翁、升麻、防己。

2. 对照各药材的品质规定，判定实践所用药材的优劣。

【实践操作】

1. 仔细观察药材样品和饮片样品：细辛、狗脊、大黄、何首乌、牛膝、川牛膝、威灵仙、川乌、草乌、附子、白芍、赤芍、黄连、白头翁、升麻、防己，记录其外观、质地、气味等鉴别要点。

2. 根据品质规定，评价当天实践用药材的质量情况。

【实践考核】

表3-70　根及根茎类中药识别实践项目考核表

品名	来源	鉴别要点	质量情况（优，合格，差）

任务三　识别常用根及根茎类中药（2）

【实践目的】

1. 通过实践，掌握延胡索、板蓝根、甘草、黄芪、葛根、山豆根、苦参、人参、红参、西洋参、三七、白芷、当归、前胡、川芎、防风、柴胡、独活、羌活、北沙参的性状鉴别特征、品质要求。

2. 了解药材质量的评价方法和依据。

3. 认识饮片。

【实践内容】

1. 鉴定药材样品及饮片样品：延胡索、板蓝根、甘草、黄芪、葛根、山豆根、苦参、人参、红参、西洋参、三七、白芷、当归、前胡、川芎、防风、柴胡、独活、羌活、北沙参。

2. 对照各药材的品质规定，判定实践所用药材的优劣。

【实践操作】

1. 仔细观察药材样品和饮片样品：延胡索、板蓝根、甘草、黄芪、葛根、山豆根、苦参、人参、红参、西洋参、三七、白芷、当归、前胡、川芎、防风、柴胡、独活、羌活、北沙参，记录其外观、质地、气味等鉴别要点。

2. 根据品质规定，评价当天实践用药材的质量情况。

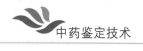

【实践考核】

表 3 – 71　根及根茎类中药识别实践项目考核表

品名	来源	鉴别要点	质量情况（优，合格，差）

任务四　识别常用根及根茎类中药 （3）

【实践目的】

1. 通过实践，掌握龙胆、秦艽、紫草、丹参、黄芩、玄参、地黄、熟地黄、巴戟天、桔梗、党参、木香、白术、苍术、紫菀、泽泻、半夏、百部的性状鉴别特征、品质要求。

2. 了解药材质量的评价方法和依据。

3. 认识饮片。

【实践内容】

1. 鉴定药材样品及饮片样品：龙胆、秦艽、紫草、丹参、黄芩、玄参、地黄、熟地黄、巴戟天、桔梗、党参、木香、白术、苍术、紫菀、泽泻、半夏、百部。

2. 对照各药材的品质规定，判定实践所用药材的优劣。

【实践操作】

1. 仔细观察药材样品和饮片样品：龙胆、秦艽、紫草、丹参、黄芩、玄参、地黄、熟地黄、巴戟天、桔梗、党参、木香、白术、苍术、紫菀、泽泻、半夏、百部，记录其外观、质地、气味等鉴别要点。

2. 根据品质规定，评价当天实践用药材的质量情况。

【实践考核】

表 3 – 72　根及根茎类中药识别实践项目考核表

品名	来源	鉴别要点	质量情况（优，合格，差）

任务五　识别常用根及根茎类中药（4）

【实践目的】

1. 通过实践，掌握川贝母、浙贝母、黄精、玉竹、天冬、麦冬、知母、郁金、天麻、天花粉、山药、远志、香附的性状鉴别特征、品质要求。

2. 了解药材质量的评价方法和依据。

3. 认识饮片。

【实践内容】

1. 鉴定药材样品及饮片样品：川贝母、浙贝母、黄精、玉竹、天冬、麦冬、知母、郁金、天麻、天花粉、山药、远志、香附。

2. 对照各药材的品质规定，判定实践所用药材的优劣。

【实践操作】

1. 仔细观察药材样品和饮片样品：川贝母、浙贝母、黄精、玉竹、天冬、麦冬、知母、郁金、天麻、天花粉、山药、远志、香附，记录其外观、质地、气味等鉴别要点。

2. 根据品质规定，评价当天实践用药材的质量情况。

【实践考核】

表 3 - 73　根及根茎类中药识别实践项目考核表

品名	来源	鉴别要点	质量情况（优，合格，差）

项目小结

根和根茎类药材来源较广，种类较多，性状特点较复杂。现从不同角度总结如下。

1. 根据器官性质和形状分类　分为直根、须根、块根、块状根茎、球茎、条状根茎、鳞茎等类。

（1）直根类药材　是指体较长大、伸直的根类药材。多来自双子叶植物的根，表面一般较平滑，断面具放射状及环状纹理，质地较坚实，如牛膝、川牛膝、银柴胡、白芍、赤勺、白头翁、防己、板蓝根、人参、红参、西洋参、黄芪、甘草、山豆根、

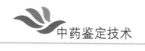

苦参、白芷、防风、独活、当归、前胡、柴胡、紫草、黄芩、巴戟天、党参、桔梗、木香、川木香等。

（2）须根类药材　都有粗短的根茎，其上着生多数粗细相近的细长须根，状如马尾。如威灵仙、龙胆、白薇、紫菀等。

（3）块根类药材　是指肥大成块的根，含淀粉、糖质较多，易生虫、发霉和被鼠伤。如何首乌、大黄、延胡索、太子参、草乌、川乌、附子、葛根、三七、白蔹、地黄、天花粉、白术、百部、天冬、麦冬、郁金等。

（4）块状根茎类药材　外形、大小均不规则，鉴别要点主要体现在表面、断面或气味方面，含有大量的营养物质如淀粉、糖类等。如狗脊、大黄、升麻、川芎、藁本、苍术、天麻、香附等。

（5）球茎类药材　外形似球状，表面有环形节。如泽泻、天南星、半夏等。

（6）条状根茎类药材　多为圆柱形、长条状的地下茎，与直根的外形类似，但表面有明显节和节间。如贯众、黄连、羌活、胡黄连、石菖蒲、知母、玉竹、射干、高良姜、芦根等。

（7）鳞茎类药材　以植物的鳞茎入药，富含淀粉。如川贝母、浙贝母等。

2. 常见药材鉴定术语　归纳如下。

（1）大黄　根茎髓部有星点（异常维管束，外为木质部，内为韧皮部，射线呈星状射出）。

（2）何首乌　皮部散列"云锦状花纹"（异常维管束）。

（3）银柴胡　"珍珠盘""砂眼"。

（4）黄连　"过桥"（平滑的节间）。

（5）防己　断面的"车轮纹"（稀疏的放射状纹理）。

（6）人参　"芦头"（根茎）、"芦碗"（芦头上凹窝状茎痕）、"珍珠点"（须根上的明显的疣状突起）、芋"（不定根，根茎上生长的）。

（7）白芷　"疙瘩丁"（根表面皮孔样横向突起）。

（8）当归　"归头"（根上端）、"归身"（主根）、"归尾"（支根）、"全归"（根的全体）。

（9）羌活　"朱砂点"（皮部的黄色的分泌腔）、"蚕羌""竹节羌""条羌""大头羌"。

（10）茅苍术　"朱砂点"（为油室。断面黄白色或灰白色，散有多数橙黄色或棕红色油点），"起霜"（暴露稍久，常可见析出白毛状结晶，习称"起霜"；北苍术无起霜现象）。

（11）防风　"蚯蚓头"（根头有明显密集的环纹）。

（12）龙胆、牛膝　"筋脉点"（木质部有 $5 \sim 8$ 个木质部束环列，习称筋脉点。是维管束）。

（13）枯芩　黄芩老根中间呈暗棕色或棕黑色，枯朽状或已呈空洞者。

（14）党参　"狮子头"（根头部有多数疣状突起的茎痕及芽）。

（15）川木香　"油头"（根头部偶有黑色发黏的胶状物）。

（16）松贝　"怀中饱月"（外层鳞叶2瓣，大小悬殊，大瓣抱小瓣，未抱部分呈新月形）。

（17）青贝　鳞茎呈类扁球形，外侧鳞叶大小相近，相对抱合，顶端多开口。

（18）炉贝　"虎皮斑"（炉贝表面黄白色，稍粗糙，常有黄棕色斑块）。

（19）浙贝　"珠贝"（直径3.5cm以下者不摘除心芽加工而成）。

（20）浙贝　"大贝"（直径3.5cm以上者摘除心芽加工而成）。

（21）知母　"金包头"（根茎顶端有残留的浅黄棕色的叶痕及茎痕）。

（22）姜黄　"蝉肚姜黄"（姜黄土根茎呈卵圆形或纺锤形，表面深黄色，多抽皱，有明显环纹及点状下陷的须根或少数圆形侧生根茎痕）。

（23）天麻　"鹦哥嘴"或"红小辫"（根茎一端有红棕色干枯芽苞习称）。

（24）其他　有菊花纹或心的：黄芪、羌活、甘草、桔梗、木香、川木香、生地黄、党参、黄芪、板蓝根、桔梗，也习称"金井玉栏"

3. 断面明显特征　归纳如下。

（1）断面纤维状　北豆根、苦参、葛根、甘草、黄芪、藁本、柴胡、石菖蒲。

（2）断面有粉性　何首乌（有粉性）、太子参（显粉性）、川乌（粉质）、防己（粉性）、人参（显粉性）、香附（晒干的品种显粉性）、徐长卿、白芷、莪术（稍带粉性）。

（3）断面富粉性　粉葛、天花粉、半夏、川贝母、浙贝母、山药（光山药粉性足）、天南星（粉性）。

（4）断面显纤维性、有粉性　甘草（纤维性、有粉性）、黄芪（纤维性、显粉性）。

（5）断面颗粒性　大黄、泽泻（有多数细孔）、射干、玉竹（角质样或显颗粒性）、毛山药（颗粒状，粉性）。

（6）断面角质样　红参、延胡索、白芍、附子（黑白附片）、太子参（烫制品）、牛膝、白术（烘白术）、香附（蒸煮者）、黄精、玉竹（角质样或显颗粒性）、天冬、姜黄、郁金（绿丝黄丝郁金）、白及、天麻、莪术（广西莪术有角质样光泽、蓬莪术具角质样蜡光或稍带粉性）。

（7）断面有朱砂点　羌活（分泌腔）、苍术（大型油室）。

（8）断面有形成层

形成层环呈多角形的有：川乌、草乌、附子；

形成层环呈波状环纹的有：川芎；

形成层环呈波状弯曲的有：川木香；

形成层环呈方形的有：杭白芷。

4. 科属来源及性状特征共性总结

（1）蓼科的大黄、何首乌、虎杖，茎节膨大，膜质托叶鞘，断面黄棕或红棕色，有异常构造，如星点、云锦花纹。

（2）伞形科的当归、白芷、防风、柴胡、北沙参、藁本、羌活，根类圆柱形，根茎不规则形具环节，断面有棕色、棕黄色油点和特异香气。

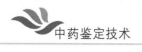

（3）龙胆科的龙胆、秦艽，味极苦。

（4）五加科的人参、西洋参、三七，有芦头、芦碗，皮部有树脂道。

（5）菊科的白术、苍术，根圆柱形，根茎结节状圆柱形，断面有油点，香气浓，特异。

5. 气味总结

（1）味极苦　黄连、胡黄连、龙胆、山豆根、苦参。

（2）味苦　黄芩、防己、北豆根、川木香。

（3）有麻舌感　川乌、草乌、附子、川芎、天南星、半夏、细辛、三棱。

（4）气香浓烈　白芷、当归、藁本、川芎、木香。

目标检测

一、单项选择题

1. 川乌断面可见多角形环纹，它是（　　）
    A. 内皮层　　　　　B. 形成层　　　　　C. 纤维层　　　　　D. 石细胞环带

2. 表面具有锦纹，断面具有星点的药材是（　　）
    A. 牛膝　　　　　　B. 地黄　　　　　　C. 何首乌　　　　　D. 大黄

3. 下列药材属于四大怀药之一的是（　　）
    A. 山药　　　　　　B. 大黄　　　　　　C. 何首乌　　　　　D. 牡丹皮

4. 断面有内层环的药材是（　　）
    A. 板蓝根　　　　　B. 北沙参　　　　　C. 丹参　　　　　　D. 玉竹

5. 具有晶纤维的药材是（　　）
    A. 白芍　　　　　　B. 甘草　　　　　　C. 黄连　　　　　　D. 大黄

6. 黄芩的粉末中没有（　　）
    A. 韧皮纤维　　　　B. 石细胞　　　　　C. 草酸钙结晶　　　D. 网纹导管

7. 白附片与黑顺片性状最主要区别点是（　　）
    A. 形状　　　　　　B. 颜色　　　　　　C. 气味　　　　　　D. 质地

8. 具有乳管和菊糖的药材是（　　）
    A. 桔梗　　　　　　B. 当归　　　　　　C. 菊科　　　　　　D. 北沙参

9. 以下不属于大黄的粉末特征的是（　　）
    A. 淀粉粒　　　　　B. 网纹导管　　　　C. 草酸钙簇晶　　　D. 石细胞

10. 断面散有多数点状油室，习称"朱砂点"，暴露稍久，可析出白色细针状结晶，习称"起霜"或"吐脂"。该药材是（　　）
    A. 羌活　　　　　　B. 当归　　　　　　C. 茅苍术　　　　　D. 北苍术

11. 南柴胡与北柴胡气味的主要区别是南柴胡有（　　）
    A. 辛辣味　　　　　B. 微涩　　　　　　C. 芳香　　　　　　D. 具败油气

12. 单子叶植物根维管束类型为（　　）

    A. 有限外韧型　　B. 双韧型　　　　C. 辐射型　　　　D. 无限外韧型

13. 双子叶植物根维管束类型为（　　　）

    A. 无限外韧型　　B. 双韧型　　　　C. 周木型　　　　D. 有限外韧型

14. 以下不是甘草的鉴别特征的是（　　　）。

    A. 断面纤维性　　B. 味甜而特殊　　C. 菊糖　　　　　D. 晶纤维

15. 断面白色，粉性，木部放射状，习称"车轮纹"，味苦的药材是（　　　）

    A. 甘草　　　　　B. 木香　　　　　C. 山药　　　　　D. 防己

16. 以下药材性状特征为"蚯蚓头"的是（　　　）

    A. 防风　　　　　B. 防己　　　　　C. 当归　　　　　D. 柴胡

17. 化学成分遇水易酶解的药材是（　　　）

    A. 黄芩　　　　　B. 黄柏　　　　　C. 地黄　　　　　D. 黄芪

18. 有"怀中抱月"特征的药材是（　　　）

    A. 青贝　　　　　B. 松贝　　　　　C. 炉贝　　　　　D. 浙贝母

19. 大黄在紫外光灯下观察，显（　　　）

    A. 黄绿色荧光　　B. 棕黄色荧光　　C. 亮黄色荧光　　D. 金黄色荧光

20. 有"鹦哥嘴"和"肚脐眼"特征的中药是（　　　）

    A. 天南星　　　　B. 附子　　　　　C. 天麻　　　　　D. 半夏

21. 当归的韧皮薄壁细胞的特征是（　　　）

    A. 有斜格状纹理　B. 内有方晶　　　C. 壁厚　　　　　D. 壁薄

22. 来源于菊科的药材是（　　　）

    A. 白微　　　　　B. 党参　　　　　C. 木香　　　　　D. 莪术

23. 根细长，密生于根茎的节上，根表面灰黄色，质脆，易折断，断面黄白色。气辛香，味辛辣者是（　　　）。

    A. 紫菀　　　　　B. 细辛　　　　　C. 龙胆　　　　　D. 徐长卿

24. 红参的产地加工方法是（　　　）

    A. 去须根，晒干　　　　　　　　B. 去须根，烘干

    C. 去须根，蒸后晒干或烘干　　　D. 不去须根，晒干

25. 何首乌"云锦花纹"的存在部位为（　　　）

    A. 栓内层　　　　B. 皮层　　　　　C. 韧皮部　　　　D. 木质部

26. 质量佳的黄连为（　　　）

    A. 根茎粗状，质坚实，断面皮部橙红色，木部鲜黄色或橙黄色，味极苦者

    B. 根茎粗状，"过桥"长者

    C. 根茎粗状，坚实者

    D. 根粗状，断面色棕黄色或黑棕色者

27. 断面粗糙，纤维性强的药材是（　　　）

    A. 粉葛　　　　　B. 野葛　　　　　C. 防己　　　　　D. 天花粉

28. 下列不属于双子叶植物根类药材的组织构造的是（　　　）

    A. 最外大多为周皮

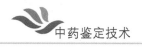
    B. 维管束一般为无限外韧型

    C. 形成层连续成环或束间形成层不明显，木质部占大部分

    D. 中央一般有髓

29. 双子叶植物根异型维管束呈 4 ~ 11 轮同心环状的是（   ）

    A. 何首乌   B. 大黄   C. 牛膝   D. 川牛膝

30. 根头部有"狮子盘头"，支根断落处常有黑褐色胶状物的药材是（   ）

    A. 北沙参   B. 南沙参   C. 党参   D. 桔梗

二、填空题

1. 根茎类药材与根类药材外形的区别是有＿＿＿＿＿＿，有时可见＿＿＿＿＿＿。

2. 双子叶植物药材最外层是＿＿＿＿＿＿，而单子叶植物药材最外层多为＿＿＿＿＿＿。

3. 西洋参来源于＿＿＿＿＿＿科＿＿＿＿＿＿的根，板蓝根来源于＿＿＿＿＿＿科植物＿＿＿＿＿＿的根。

4. 人参的粉末特征为＿＿＿＿＿＿、＿＿＿＿＿＿、＿＿＿＿＿＿、＿＿＿＿＿＿。

5. 附子的规格有＿＿＿＿＿＿、＿＿＿＿＿＿和＿＿＿＿＿＿。

6. 填上下列各药材的主要化学成分：

大黄＿＿＿＿＿＿、人参＿＿＿＿＿＿、黄连＿＿＿＿＿＿、甘草＿＿＿＿＿＿、白芍＿＿＿＿＿＿、防己＿＿＿＿＿＿、丹参＿＿＿＿＿＿、黄芩＿＿＿＿＿＿、川贝＿＿＿＿＿＿、天麻＿＿＿＿＿＿。

三、名词解释

菊花心 朱砂点 晶纤维 蚯蚓头 怀中抱月 云锦花纹 过桥 星点

四、思考题

1. 双子叶植物与单子叶植物根的组织结构有何区别？

2. 已学过的根及根茎类药材中，哪些药材具有明显的异型构造？并注意各药材异型构造的特点。

3. 比较双子叶植物根及根茎类药材的性状和显微的一般特征。

4. 简述黄连的性状特征及显微特征。

5. 论述大黄的来源、性状、显微及理化的鉴别特征。

（王加文 李树光）

项目四 叶、花类中药的鉴定

学习目标

知识要求

1. **掌握** 重点品种来源、产地、采收加工、典型鉴别特征、品质、贮藏。
2. **熟悉** 一般品种的来源、性状、饮片及炮制品种类、鉴别特征。
3. **了解** 叶、花类药材的化学成分、功效、伪品及代用品。

   本项目涉及中药28种，其中重点掌握品种19种，一般掌握品种9种。

   重点品种：淫羊藿、大青叶、番泻叶、枇杷叶、紫苏叶、罗布麻叶、桑叶、银杏叶；辛夷、丁香、金银花、款冬花、红花、合欢花、旋覆花、蒲黄、密蒙花、菊花、野菊花。

   一般品种：石韦、荷叶、侧柏叶、蓼大青叶；月季花、玫瑰花、槐花、松花粉、西红花。

技能要求

能准确鉴定药材的品种、来源、品质。

任务一 学习叶类中药的鉴定

叶类中药药用部位多数为完整而已长成的叶或叶的某一部分，少数为带嫩枝的叶。叶类中药多为单叶，如枇杷叶；少数用复叶的小叶，如番泻叶；有时尚带有部分嫩枝，如侧柏叶；以叶的一部分入药的如桂丁（肉桂叶柄）。

1. 采收加工 叶类中药一般在植物光合作用旺盛期，叶片繁茂，颜色青绿，开花前或果实未成熟前采收，此时往往有效成分含量高。

2. 性状 叶类中药的鉴定首先应该观察大量叶片的颜色和状态，在鉴定时要选择具有代表性的样品来观察。由于叶类中药的质地多数较薄，经过采制、干燥、包装和运输等过程后，一般均皱缩或破碎，观察其特征时常需将其浸泡在水中使之湿润并展开后观察。一般应注意叶的形状、大小、长度和宽度；叶端、叶缘及叶基部的情况；叶片上下表面的色泽及有无毛茸和腺点；叶脉类型、凹凸和分布情况；叶片的质地；叶柄的有无及长短；叶翼、叶轴、叶鞘、托叶及茎枝的有无；气味等。在观察叶的表

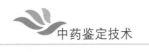

面特征时，可借助解剖镜或放大镜仔细观察，或对光透视。

3. 鉴别

（1）显微鉴别　通常做叶中脉部分的横切面，主要观察叶的表皮、叶肉及叶的中脉三部分的特征。同时还应做叶片的上下表面制片或者粉末制片。有的表皮细胞较大，内含葡萄状钟乳体，如桑科植物桑叶，或含螺旋状钟乳体如爵床科植物穿心莲叶；有的表皮细胞内含簇状橙皮苷结晶体，如唇形科植物薄荷叶；有的表皮细胞内含黏液质，如豆科植物番泻叶。

显微常数测定方法常用于叶类中药的鉴定，如气孔数、气孔指数、栅表比、脉岛数、脉端数等。这些显微常数常因植物种类不同而异，而同种植物则较为恒定，对于叶类药材的品种鉴定有重要意义。

（2）理化鉴别　理化鉴别在叶类中药鉴定方面有较广泛的应用。《中国药典》广泛采用了特征性、专属性较强的薄层色谱法对叶类中药进行鉴定。

4. 品质　一般要求干燥、无杂质及其他非药用部位。一般以身干、叶完整，无枝梗、杂质，无霉变、虫蛀者为佳。

5. 贮藏　叶类中药一般置阴凉干燥通风处保存，防止变色、受潮、发霉及虫蛀。

淫羊藿

【别名】仙灵脾、羊合叶、羊藿、羊藿叶

【来源】小檗科植物淫羊藿、箭叶淫羊藿、柔毛淫羊藿或朝鲜淫羊藿的干燥叶。

【产地】主产于陕西、湖北、浙江、安徽等省。

【采收加工】夏秋季茎叶茂盛时采收，晒干或阴干。

【性状】淫羊藿药材见图4-1，性状描述见表4-1。

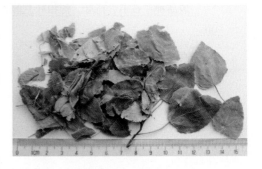

图4-1　淫羊藿

表4-1　淫羊藿的性状描述

项目	性状描述			
	淫羊藿	箭叶淫羊藿	柔毛淫羊藿	朝鲜淫羊藿
形状	二回三出复叶，小叶片卵圆形	一回三出复叶，小叶片长卵形至卵状披针形	一回三出复叶	二回三出复叶
表面	先端微尖；顶生小叶基部心形，两侧小叶较小，偏心形，外侧较大，呈耳状，边缘具黄色刺毛状细锯齿；上表面黄绿色，下表面灰绿色，主脉7～9条，基部有稀疏细长毛，细脉两面突起，网脉明显	先端渐尖，两侧小叶基部明显偏斜，外侧呈箭形。下表面疏被粗短伏毛或近无毛	叶下表面及叶柄密被绒毛状柔毛	小叶较大，先端长尖
质地	近革质	革质		较薄
气味	气微，味微苦			

【饮片】

淫羊藿　本品呈丝片状。

炙淫羊藿　本品形如淫羊藿丝。表面浅黄色显油亮光泽。微有羊脂油气。

【品质】以色青绿，无枝梗，叶整齐不碎者为佳。

【功效】补肾阳，强筋骨，祛风湿。

【贮藏】置通风干燥处。

知识拓展

1. 化学成分　淫羊藿含黄酮类成分，如淫羊藿苷、淫羊藿黄酮次苷Ⅰ、Ⅱ及淫羊藿新苷；挥发油；木脂素；生物碱。黄酮类化合物有增加冠脉流量、耐缺氧、保护心肌缺血、降压等作用，并具有一定的免疫抑制作用。按《中国药典》（2015年版）规定法测定，含总黄酮以淫羊藿苷计，不得少于5.0%，含淫羊藿苷不得少于0.50%。

2. 《中国药典》（2015年版）把同科的巫山淫羊藿单列为一味药材。

3. 目前淫羊藿商品涉及同属15种植物，除上述品种外，部分地区尚用同属植物宽序淫羊藿、光叶淫羊藿、尖叶淫羊藿、川滇淫羊藿和湖南淫羊藿作淫羊藿入药。它们的主要区别特征是：叶型（单叶、复叶）；叶片的形状，长度与宽度的比例；叶背被毛与否、毛茸的性质（柔毛、伏毛、粗硬毛）、分布位置及其疏密情况等。

课堂互动

1. 请同学们说一说：淫羊藿、箭叶淫羊藿、柔毛淫羊藿和朝鲜淫羊藿在性状上的区别是什么？

2. 淫羊藿药材的饮片有哪些？

大青叶

【别名】大青、菘蓝叶

【来源】十字花科植物菘蓝的干燥叶。

【产地】主产于河北、陕西、江苏、安徽等省。大多为栽培品。

【采收加工】夏、秋两季分2～3次采收，除去杂质，晒干。第1次在6月中旬，采后及时施肥，第2次在7月下旬，如施肥管理得当，9～10月份可采收第3次。北方地区一般在夏、秋（霜降前后）分两次采收。

【性状】大青叶药材见图4-2，性状描述见表4-2。

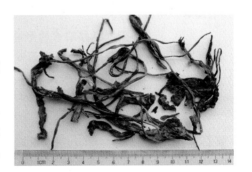

图4-2　大青叶

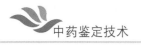

表 4 - 2 大青叶的性状描述

项目	性状描述
形状	多皱缩卷曲，有的破碎。完整叶片展平后呈长椭圆形至长圆状倒披针形
表面	上表面暗灰绿色，有时可见色较深稍突起的小点；先端钝，全缘或微波状，基部渐狭下延至叶柄成呈翼状；叶柄长 4～10cm，淡棕黄色
质地	质脆
气味	气微，味微酸，苦，涩

【饮片】

大青叶　为不规则的碎段。其余同大青叶药材。

【鉴别】粉末绿褐色。

（1）粉末进行微量升华，可得蓝色或紫红色细小针状、片状或簇状结晶。

（2）粉末水浸出液在紫外光灯下显蓝色荧光。

【品质】以叶大、无柄、色暗灰绿色者为佳。

【功效】清热解毒，凉血消斑。

【贮藏】置通风干燥处，防霉。

 知识拓展

1. 化学成分　叶含菘蓝苷约 1%。菘蓝苷易水解成靛玉红、靛蓝。另含色胺酮、黑芥子苷等。按《中国药典》规定法测定，含靛玉红不得少于 0.020%。

2. 板蓝根　菘蓝的叶入药为大青叶，根入药为板蓝根。

3. 青黛　为马蓝、蓼蓝、菘蓝三种植物的茎、叶经水泡、石灰处理等加工而成的干燥粉末、团块或颗粒。

4. 其他　全国大部分地区使用的大青叶是上述的正品。此外，下列几种植物的叶常在不同地区作"大青叶"用。

（1）爵床科植物马蓝的干燥叶　主产福建、广东、四川，此外，贵州、广西、浙江、江西等地亦产。本品呈绿色、灰绿色至浅黑色，完整叶呈长椭圆形或倒卵状长圆形。气微，味淡。

（2）马鞭草科植物路边青的干燥叶　主产甘肃、江西、湖南、广东等地。本品呈长卵圆形或狭长卵圆形，上表面棕黄绿色或暗棕红色，下表面色较浅，气微、味稍苦而微涩。

课堂互动

1. 请同学们说一说：商品大青叶的来源有哪几种？

2. 大青叶粉末水浸出液在紫外光灯下会发现什么颜色的荧光？

番泻叶

【来源】豆科植物狭叶番泻或尖叶番泻的干燥小叶。

【产地】狭叶番泻叶主产于红海以东至印度一带，现盛栽于印度南端丁内末利，故商品又名"印度番泻叶"或"丁内末利番泻叶"，现埃及和苏丹亦产。尖叶番泻叶主产于埃及尼罗河上游，由亚历山大港输出，故商品又名"埃及番泻叶"或"亚历山大番泻叶"。现我国广东、海南和云南西双版纳等地均有栽培。

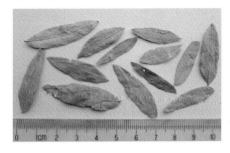

图4-3　番泻叶（狭叶番泻叶）

【采收加工】狭叶番泻叶在开花前摘下叶片，阴干。尖叶番泻叶在9月间果实将成熟时，剪下枝条，摘取叶片晒干，按全叶与碎叶分别包装。

【性状】番泻叶药材见图4-3，性状描述见表4-3。

表4-3　番泻叶性状描述

项目	性状描述	
	狭叶番泻叶	尖叶番泻叶
形状	呈长卵形或卵状披针形	呈披针形或长卵形，略卷曲
表面	叶端急尖，叶基稍不对称，全缘。上表面黄绿色，下表面浅黄绿色，无毛或近无毛，叶脉稍隆起	叶端短尖或微突，叶基不对称。两面均有细短毛茸
质地	革质	
气味	气微弱而特异，味微苦，稍有黏性	

【鉴别】番泻叶药材粉末显微特征见图4-4。

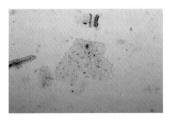

a. 番泻叶平轴式气孔

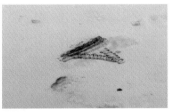

b. 番泻叶导管

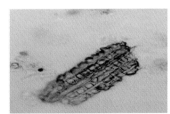

c. 番泻叶晶鞘纤维

图4-4　番泻叶粉末特征图

粉末淡绿色或黄绿色。

（1）晶纤维多，具草酸钙方晶。非腺毛单细胞，壁厚，有疣状突起，基部稍弯曲。上下表皮细胞表面观呈多角形，垂周壁平直；上下表皮均有气孔，气孔平轴式，副卫细胞多为2个，也有3个。叶肉薄壁细胞含草酸钙簇晶。

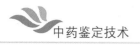

（2）粉末遇碱液显红色。

【品质】以叶片大、完整、色绿、枝梗少、无黄叶者为佳。

【功效】泻热行滞，通便，利水。

【贮藏】避光，置阴凉、干燥处。

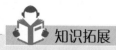 知识拓展

1. 化学成分

（1）二蒽酮类化合物 主要为番泻苷A、B、C、D及芦荟大黄素双蒽酮苷。

（2）游离蒽醌及其苷 大黄酸、芦荟大黄素、大黄酸葡萄苷、芦荟大黄素葡萄糖苷等。

（3）按《中国药典》（2015年版）规定法测定，含番泻苷A和番泻苷B总量不得少于1.1%。

2. 卵叶番泻叶 为同属植物卵叶番泻的干燥小叶。主产于埃及、意大利。又称意大利番泻叶。叶片呈倒卵形，具棘尖，被短毛。显微特征为下表皮细胞呈乳头状突出。本品含蒽醌总量约3.8%。

3. 番泻实 狭叶番泻或尖叶番泻的未成熟果实。含蒽醌衍生物约1.3%~1.4%。可供药用。

4. 伪品 耳叶番泻叶为同属植物耳叶番泻的干燥小叶。常混在进口的狭叶番泻叶中，有时甚至可达60%左右。本品含蒽醌苷量极微。与以上两种叶不同点为：小叶片卵圆形或倒卵圆形，先端圆钝或微凹陷，或具刺凸，叶基不对称或对称，表面灰绿色或红棕色，被有极多灰白色短毛。

课堂互动

通过对番泻叶药材的学习，请同学们说一说：狭叶番泻叶和尖叶番泻叶在性状上的区别是什么？

枇杷叶

【别名】杷叶、芦桔叶、巴叶

【来源】蔷薇科植物枇杷的干燥叶。

【产地】主产于广东、广西、江苏等地。以江苏产量大，广东质量佳。

【采收加工】全年均可采收，晒至七、八成干时，扎成小把，再晒干。

【性状】枇杷叶药材见图4-5，性状描述见表4-4。

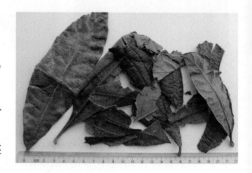

图4-5 枇杷叶

表4－4 枇杷叶性状描述

项目	性状描述
形状	呈长圆形或倒卵圆形。先端尖，基部楔形，边缘有疏锯齿，近基部全缘
表面	上表面灰绿色，黄棕色或红棕色，较光滑；下表面密被黄色绒毛，主脉于下表面显著突起，侧脉羽状；叶柄极短，被棕黄色绒毛
质地	革质而脆，易折断
气味	气微，味微苦

【饮片】

枇杷叶　本品呈丝条状。

蜜枇杷叶　本品形如枇杷叶丝，表面黄棕色或红棕色，微显光泽，略带黏性，具蜜香气，味微甜。

【品质】以叶大、色灰绿、不破碎者为佳。

【功效】清肺止咳，降逆止呕。

【贮藏】置干燥处。

 知识拓展

1. 化学成分　含皂苷、苦杏仁苷、齐墩果酸、熊果酸、乌索酸、枸橼酸盐、鞣质、维生素等。按《中国药典》（2015年版）规定法测定，含齐墩果酸和熊果酸的总量不得少于0.70%。

2. 枇杷叶主产江苏、浙江者称为"苏杷叶"，产于广东者称为"广杷叶"，习惯认为广杷叶质优于苏杷叶。

<h1 style="text-align:center">紫苏叶</h1>

【别名】苏叶、赤苏、白苏、紫菜

【来源】唇形科植物紫苏的干燥叶（或带嫩枝）。

【产地】主产于江苏、浙江、河北等省，多为栽培。

【采收加工】夏天，枝叶茂盛时采收。除去杂质，晒干。

【性状】紫苏叶药材见图4－6，性状描述见表4－5。

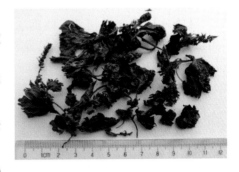

图4－6 紫苏叶

表4－5 紫苏叶性状描述

项目	性状描述
形状	多皱缩卷曲、破碎。完整者展平后呈卵圆形

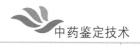
续表

项目	性状描述
表面	先端长尖或急尖，基部圆形或宽楔形，边缘具圆锯齿。两面紫色或仅下面紫色，疏生灰白色毛，下表面具多数凹点状腺鳞。叶柄紫色或紫绿色。带嫩枝者，枝紫绿色，断面中部有髓
质地	质脆
气味	气清香，味微辛

【品质】以叶完整、色紫、香气浓者为佳。

【功效】解表散寒，行气和胃。

【贮藏】置阴凉干燥处。

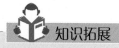

知识拓展

1. 化学成分：主含挥发油，油中主要为紫苏醛、紫苏醇等。按《中国药典》规定法测定，含挥发油不得少于0.40%。

2. 唇形科植物紫苏的干燥成熟果实和干燥茎也可以分别入药，入药名分别叫紫苏子和紫苏梗。

课堂互动

1. 请同学们想一想：以唇形科植物紫苏入药的药材有哪些？

2. 通过学习请同学们说一说：紫苏叶优等品的标准有哪些？

罗布麻叶

【来源】夹竹桃科植物罗布麻的干燥叶。

【产地】主产于河北、陕西、山西、甘肃、内蒙古、辽宁、吉林、黑龙江、山东、江苏、安徽等地。

【采收加工】夏季采收，除去杂质，干燥。

【性状】罗布麻叶药材见图4－7，性状描述见表4－6。

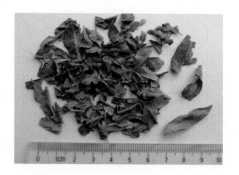

图4－7 罗布麻叶

表4－6 罗布麻叶性状描述

项目	性状描述
形状	多皱缩卷曲，有的破碎，完整叶片展平后呈椭圆状披针形或卵圆状披针形

项目	性状描述
表面	淡绿色或灰绿色，先端钝，有小芒尖，基部钝圆或楔形，边缘具细齿，常反卷，两面无毛，叶脉于下表面突起；叶柄细
质地	质脆
气味	气微，味淡

【品质】以完整、色绿者为佳。

【功效】平肝安神，清热利水。

【贮藏】置阴凉干燥处。

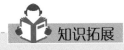

知识拓展

1. 化学成分　按《中国药典》规定法测定，本品按干燥品计算，含金丝桃苷不得少于0.30%。

2. 罗布麻根较粗壮，含有多种强心成分。根的水煎液治疗肾性水肿、心性水肿、肝硬化水肿、妊娠水肿等。

案例分析

案例　老王血压高，听说罗布麻叶有降压作用，就从市场上买回一些罗布麻叶泡水喝，喝了两天后血压也没降下来还拉肚子，中药专业毕业的老张了解情况后就观察了一下老王买的药材，外形呈长卵形或卵状披针形，叶端急尖，叶基稍不对称，全缘。上表面黄绿色，下表面浅黄绿色，无毛或近无毛，叶脉稍隆起，气微弱而特异，味微苦，稍有黏性。老张说这不是罗布麻叶的特征。

分析　罗布麻叶的特征是叶片呈椭圆状披针形或卵圆状披针形，淡绿色或灰绿色，先端钝，有小芒尖，基部钝圆或楔形，边缘具细齿，常反卷，两面无毛，叶脉于下表面突起；叶柄细，气微，味淡。经老张鉴定老王买回的药材是番泻叶而不是罗布麻叶，番泻叶有泻热行滞，通便，利水的作用，老王喝完后有拉肚子现象，正是番泻叶的作用。罗布麻叶有一定的毒副作用，应按照中医中药的配伍来进行使用，其泡出的水口感淡、涩，常饮对神经系统及肾脏有伤害。

桑　叶

【别名】霜桑叶、冬桑叶、双叶、双桑叶

【来源】桑科植物桑的干燥叶。

【产地】全国各地均有野生或栽培，以江苏、浙江等省为多。

【采收加工】初霜后采收，除去杂质晒干。

【性状】桑叶药材见图4-8，性状描述见表4-7。

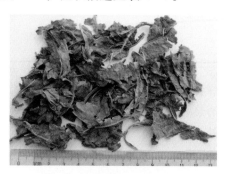

图4-8　桑叶

表4-7　桑叶性状描述

项目	性状描述
形状	多皱缩、破碎。完整者有柄，叶片展平后呈卵形或宽卵形
表面	先端渐尖，基部截形、圆形或心形，边缘有锯齿或钝锯齿，有的不规则分裂。上表面黄绿色或浅黄棕色，有的有小疣状突起；下表面颜色稍浅，叶脉突出，小脉网状，脉上被疏毛，脉基具簇毛
质地	质脆
气味	气微，味淡、微苦涩

【品质】以叶片完整、色黄绿、质脆、无杂质者为佳。

【功效】疏散风热，清肺润燥，清肝明目。

【贮藏】置干燥处。防重压破碎。

 知识拓展

　　（1）化学成分　按《中国药典》规定法测定，本品按干燥品计算，含芦丁不得少于0.10%。

　　（2）桑科植物桑的干燥根皮入药，入药名叫桑白皮；干燥嫩枝入药，入药名叫桑枝；干燥果穗入药，入药名叫桑椹。

课堂互动

　　通过学习请同学们想一想：桑科植物桑全身是宝，以它入药的药材有哪些？

银杏叶

【别名】白果叶、鸭脚子

【来源】银杏科植物银杏的干燥叶。

【产地】主产于广西、四川、河南、山东、湖北、辽宁等地。

【采收加工】秋季叶尚绿时采收，及时干燥。

【性状】银杏叶药材见图4-9，性状描述见表4-8。

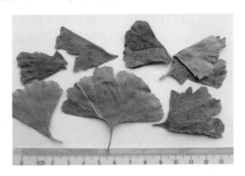

图4-9　银杏叶

表4-8　银杏叶性状描述

项目	性状描述
形状	多皱折或破碎，完整者呈扇形
表面	黄绿色或浅棕黄色，上缘呈不规则的波状弯曲，有的中间凹入，深者可达叶长的4/5，具二叉状平行叶脉，细而密，光滑无毛，易纵向撕裂。叶基楔形
质地	体轻
气味	气微，味微苦

【品质】以叶片完整、色黄绿、无杂质者为佳。

【功效】活血化瘀，通络止痛，敛肺平喘，化浊降脂。

【贮藏】置通风干燥处。

　知识拓展

1. 化学成分　按《中国药典》（2015年版）规定法测定，本品按干燥品计算，含总黄酮醇苷不得少于0.40%；含萜类内酯以银杏内酯A、银杏内酯B、银杏内酯C和白果内酯的总量计，不得少于0.25%。

2. 银杏科植物银杏的干燥成熟种子入药，入药名叫白果。

3. 银杏叶不能与茶叶和菊花一同泡茶。

任务二　学习花类中药的鉴定

花类中药是指以植物的花为药用部位的药材，通常包括完整的花、花序或花的某

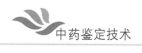

一部分。完整的花有的是已开放的，如红花；有的是花蕾，如丁香、辛夷、金银花、槐米等；花序有的是采收未开放的，如款冬花；也有采收已开放的，如菊花、旋覆花。有的花类中药药用部位仅为花的一部分，如西红花系柱头，莲须系雄蕊，玉米须系花柱，松花粉、蒲黄等则为花粉粒等。

1. 采收加工　花类中药一般不宜在花完全盛开后采收，开放过久接近衰败的花朵，不仅影响药材的颜色、气味，而且有效成分的含量也会显著减少。花类中药，有的在含苞待放时采收，如金银花、丁香、辛夷、槐米等；有的在花初开时采收，如洋金花、红花等；有的在花盛开时采收，如菊花、番红花等。而对于那些花期较长，花朵陆续开放的植物，应分批采摘，以保证质量。

2. 性状　花类中药由于经过采制、干燥，因此常干缩、破碎而改变了形状，完整者常见的有圆锥状、棒状、团簇状、丝状和粉末状等，水浸后展开可恢复原有的状态，并有明显的颜色和香气。鉴别时首先注意其是单花、花序或花的一部分。单花要注意一般特征，包括完全或不完全、单性花还是两性花、离瓣花还是合瓣花等；特别注意花萼、花冠、雄蕊群、雌蕊群的数目和着生位置、形状、颜色、被毛与否、气味等。花序应注意其类别、形状、总苞片、苞片、小花的数目等。如果花序或花很小，肉眼不易辨认清楚，需将干燥药材先放入水中浸泡后，再行解剖并借助放大镜或解剖镜观察。此外，花类中药常具蜜腺和含有挥发油，香气宜人，如月季花、玫瑰花、金银花、菊花等，可以作为其真伪和优劣鉴别的重要依据。

3. 鉴别

（1）显微鉴别　花类中药显微鉴别除花梗和膨大的花托需制作横切片外，一般仅制作表面制片和粉末制片观察。

显微鉴别时应注意花瓣、雄蕊（特别是花粉粒）、雌蕊（子房、花柱及柱头）的特征。花粉粒是花类中药显微鉴别的标志性特征之一。其形状、大小、外壁纹饰、萌发孔的类型及数目等常因植物品种不同而异，正确观察和分析花粉形态是鉴别花类药材的关键。如金银花、红花、洋金花的花粉粒为类圆球形，丁香的花粉粒为类三角形；红花、金银花花粉粒表面有刺状突起，西红花、槐米表面光滑。一般双子叶植物花粉粒的萌发孔为3个或3个以上，萌发孔的形状和数目常因观察面不同而异。

（2）理化鉴别　理化鉴别在花类中药鉴定方面有较广泛的应用。如，红花水试会把水染成金黄色，西红花则把水染成黄色。此外，《中国药典》广泛采用了主要化学成分的理化鉴别反应和特征性、专属性较强的薄层色谱法对花类中药进行鉴定。

4. 品质　一般要求完整、干燥、香气浓郁、无杂质及其他非药用部位。一般以完整、身干、香气纯正，无枝梗、杂质，无霉变、虫蛀者为佳。

5. 贮藏　花类中药一般置阴凉干燥处，防潮，防蛀。

辛　夷

【别名】迎春、木笔花、毛辛夷、姜朴花

【来源】木兰科植物望春花、玉兰或武当玉兰的干燥花蕾。

【产地】主产于河南及湖北，质量最佳，销全国并出口。安徽产品集中安庆，称

"安春花"，质较次。浙江产的辛夷自产自销。湖北、陕西、四川产的武当玉兰，也多限于地方习用。玉兰多为庭院栽培。

【采收加工】冬末春初花未开放时采收，除去枝梗及杂质，阴干。

【性状】辛夷药材见图4-10，性状描述见表4-9。

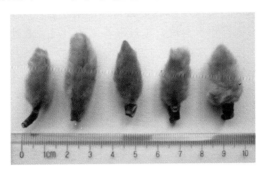

图4-10　辛夷

表4-9　辛夷性状描述

项目	性状描述		
	望春花	玉兰	武当玉兰
形状	呈长卵形，似毛笔头		
形态	基部常有短梗，长约0.5cm，梗上有类白色点状皮孔。苞片2~3层，每层2片，两层苞片间有小鳞芽，苞片外表面密被灰白色或灰绿色茸毛，内表面类棕色，无毛；花被片9，棕色，外轮花被片3，条形，约为内两轮长的1/4，呈萼片状。内两轮花被片6，每轮3，轮状排列。雄蕊和雌蕊多数，螺旋状排列	基部枝梗较粗壮，皮孔浅棕色。苞片外表面密被灰白色或灰绿色绒毛。花被片9，内外轮同型	基部枝梗粗壮。苞片外表面密被淡黄色或淡黄绿色茸毛，有的最外层苞片茸毛已脱落而呈黑褐色；花被片10~12（15），内外轮无显著差异
质地	体轻，质脆		
气味	气芳香，味辛凉而稍苦		

【品质】以完整、内瓣紧密、无枝梗、香气浓者为佳。

【功效】散风寒，通鼻窍。

【贮藏】置阴凉干燥处。

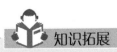　知识拓展

1. 化学成分　主含挥发油，油中主要成分为 α - 及 β - 蒎烯等。另含有木兰脂素类、生物碱类等。按《中国药典》（2015年版）规定法测定，含挥发油不得少于1.0%，含木兰脂素不得少于0.40%。

2. 其他品种 同属植物木兰（紫玉兰）及大花玉兰的花蕾在商品中也有使用，其主要性状特征如下。

（1）木兰 较小，外部紫色，内部白色，先端钝圆。

（2）大花玉兰 较大，花被片12，形状相似，倒卵形，浅红色。西南有的地方还习用凹叶木兰的干燥花蕾作辛夷用。其形似毛笔头，通常最外层苞片的茸毛在多数已脱落而显黑褐色，内层苞片被黄褐色长茸毛。

课堂互动

通过对辛夷药材的学习，请同学们找一找：药材望春花、玉兰、武当玉兰在性状上的区别是什么？

丁 香

【别名】公丁香、丁子香、支解香、雄丁香、大花丁香、紫丁香、公丁

【来源】桃金娘科植物丁香的干燥花蕾。

【产地】主产于坦桑尼亚、印度尼西亚、马来西亚及东非沿岸国家。以坦桑尼亚的桑给巴尔岛产量大，质量佳。现我国海南、广东等省有栽培。

【采收加工】通常在9月至次年3月间，当花蕾由绿转红时采摘，除去花梗，晒干。

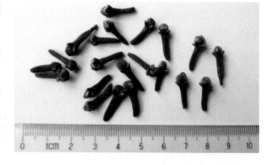

图4-11 丁香

【性状】丁香药材见图4-11，性状描述见表4-10。

表4-10 丁香性状描述

项目	性状描述
形状	呈研棒状。花冠圆球形
形态	花瓣4，复瓦状抱合，棕褐色至褐黄色，花瓣内为雄蕊和花柱，搓碎后可见众多黄色细粒状的花药。萼筒圆柱状，略扁，有的稍弯曲，红棕色或棕褐色。上部有4枚三角状的萼片，十字状分开
质地	质坚而重，富油性
气味	气芳香浓烈，味辛辣，有麻舌感

【鉴别】粉末暗红棕色。

（1）粉末显微鉴别 纤维梭形，顶端钝圆，壁较厚；花粉粒众多，极面观三角形。草酸钙簇晶众多，含晶细胞，多排列成行；油室多破碎，分泌细胞界限不清，含黄色油状物。

（2）取本品三氯甲烷浸液 2～3 滴于载玻片上，速加 3% 氢氧化钠饱和溶液 1 滴，加盖玻片，片刻即有簇状细针形丁香酚钠结晶产生。

（3）取切片直接滴加碱液，加盖玻片，可见油室内有针状丁香酚钠结晶形成。

（4）取丁香入水则萼筒部垂直下沉（与已去油丁香区别）。

【品质】以完整、个大、油性足、色深红、香气浓郁、入水下沉者为佳。

【功效】温中降逆，补肾助阳。

【贮藏】置阴凉干燥处。

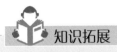 知识拓展

1. 化学成分　主含挥发油，油中主要成分为丁香酚，含量 80%～95%，尚含 β-丁香烯约 9.12%、乙酰基丁香酚约 7.33% 等。按《中国药典》（2015 年版）规定法测定，含丁香酚不得少于 11.0%。

2. 母丁香　为丁香的干燥近成熟果实，又名"鸡舌香"。果实呈长倒卵形至长圆形，顶端有齿状萼片 4 枚，向中央弯曲，基部具果柄残痕。表面棕褐色，粗糙，多细皱纹。果皮与种皮薄壳状。质脆，易破碎脱落，有的已无果皮或种皮，仅为种仁。种仁倒卵形，暗棕色，由两片肥厚的子叶抱合而成，子叶形如鸡舌，不规则抱合，中央有一条细杆状的胚根，由子叶的中央伸至较宽的顶端。质坚硬，难破碎。气微香，味辛辣。

母丁香药材见图 4-12。

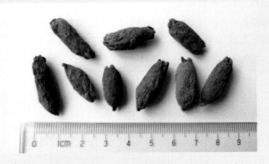

图 4-12　母丁香

課堂互動

通过对丁香和母丁香的学习，请同学们找一找：丁香和母丁香在来源和性状上的主要区别是什么？

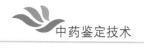

金银花

【别名】双花、二花、忍冬花、金花、银花、密二花

【来源】忍冬科植物忍冬的干燥花蕾或带初开的花。

【产地】主产于山东、河南，全国大部地区均产。以山东产量最大，习称"济银花"，以河南产质量最佳，习称"密银花"。

【采收加工】夏初花开放前采收，干燥。

【性状】金银花药材见图4-13，性状描述见表4-11。

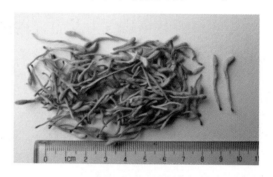

图4-13　金银花

表4-11　金银花性状描述

项目	性状描述
形状	花蕾呈棒状，上粗下细，略弯曲
形态	表面黄白色或绿白色，久贮色渐深，密被短柔毛。偶见叶状苞片，花萼绿色，先端5裂，裂片有毛。开放者花冠筒状，先端二唇形。雄蕊5，附于筒壁，黄色；雌蕊1枚，子房无毛
气味	气清香，味淡，微苦

【鉴别】金银花药材粉末显微特征见图4-14。

粉末浅黄棕色或黄绿色。

（1）花粉粒类圆形或三角形，具细密短刺及细颗粒状雕纹，具3孔沟。

（2）腺毛有2种类型：一种头部倒圆锥形，顶端平坦，由10~30个细胞排成2~4层，直径52~130μm；腺柄2~6个细胞。另一种头部倒三角形，4~20个细胞，直径30~80μm，腺柄2~4个细胞，腺毛头部细胞含黄棕色分泌物。

（3）非腺毛为单细胞，有两种。一种较短，壁稍厚，具壁疣，有的具单或双螺旋纹；一种长而弯曲，壁薄，微具壁疣。

（4）薄壁细胞含细小草酸钙簇晶。

（5）柱头表皮细胞呈绒毛状。

【品质】以花蕾大、含苞待放、色黄白、滋润丰满、香气浓者为佳。

【功效】清热解毒，疏散风热。

【贮藏】置阴凉干燥处，防潮，防蛀。

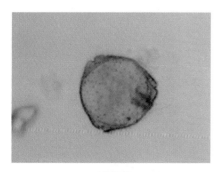

a. 花粉粒

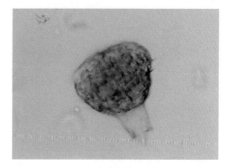

b. 腺毛

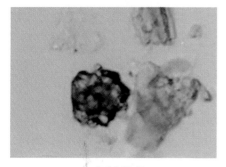

c. 草酸钙簇晶

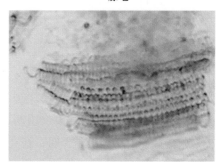

d. 导管

图4－14　金银花粉末特征图

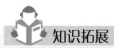 知识拓展

1. 化学成分　忍冬花蕾含黄酮类，为木犀草素、木犀草素－7－葡萄糖苷等。并含肌醇、绿原酸、异绿原酸、皂苷及挥发油。油中主含芳樟醇、双花醇等。现已证明金银花的抗菌有效成分以绿原酸和异绿原酸为主。按《中国药典》(2015年版)规定法测定，含绿原酸不得少于1.5%，木犀草苷不得少于0.050%。

2. 忍冬藤　为忍冬科植物忍冬的干燥藤茎。

3. 山银花　为忍冬科植物灰毡毛忍冬、华南忍冬及红腺忍冬的干燥花蕾或带初开的花。

主产于四川、广东、广西、云南、湖南等省。

(1) 灰毡毛忍冬　呈棒状，表面绿棕色至黄白色。

(2) 华南忍冬　萼筒和花冠密被灰白色毛，子房有毛。

(3) 红腺忍冬　表面黄白色至黄棕色，无毛或疏被毛。

化学成分与金银花相似。山银花和灰毡毛忍冬药材见图4－15和图4－16。

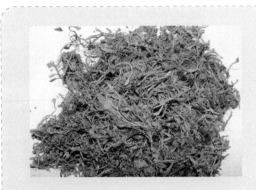

图 4 - 15　山银花

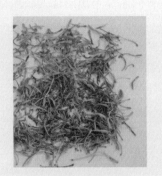

图 4 - 16　灰毡毛忍冬

款冬花

【别名】冬花、款冬、款花、艾冬花、看灯花、九九花

【来源】菊科植物款冬的干燥花蕾。

【产地】主产于河南、甘肃、山西、陕西等省。

【采收加工】12 月为盛产期，在花尚未出土时，挖出花蕾，放通风处阴干，待半干时筛去泥沙，去净花梗，再晾至全干。避免水洗、日晒和受冻，以免变黑。

【性状】款冬花药材见图 4 - 17，性状描述见表 4 - 12。

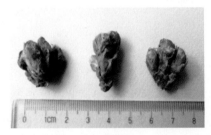

a. 款冬花药材

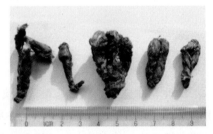

b. 蜜制款冬花

图 4 - 17　款冬花

表 4 - 12　款冬花性状描述

项目	性状描述
形状	呈长圆棒状。单生或 2 ~ 3 个基部连生，习称"连三朵"
形态	上端较粗，下端渐细或带有短梗，外面被有多数鱼鳞状苞片。苞片外表面紫红色或淡红色，内表面密被白色絮状茸毛
质地	体轻
断面	撕开后可见白色茸毛
气味	气香，味微苦而辛

【饮片】

蜜款冬花　本品形如款冬花，表面棕黄色或棕褐色，略带黏性。具蜜香气，味微甜。

【品质】以蕾大、肥壮、色紫红鲜艳、花梗短者为佳。

【功效】润肺下气，止咳化痰。

【贮藏】置干燥处，防潮，防蛀。

 知识拓展

1. 化学成分　花蕾含款冬二醇、山金车二醇、降香醇、蒲公英黄色素、千里光碱、金丝桃苷等。此外，尚含三萜皂苷、挥发油、鞣质及黏液质等。

按《中国药典》（2015年版）规定法测定，含款冬酮不得少于0.070%。

2. 商品分级　一等：花蕾肥大，个头均匀，色泽鲜艳，表面紫红色，黑头不超过3%，无开头、枝干、杂质、虫蛀、霉变；二等：个头较瘦小，不均匀，表面紫褐色或暗紫色，间有黄白色，开头，黑头均不超过10%，余同一等。

3. 易混品　在陕西、甘肃及内蒙古等地区有用同科植物蜂斗菜的花蕾充作款冬花入药。

菊　花

【别名】甘菊、家菊、白菊花、滁菊花、杭菊花、贡菊花、甜菊花

【来源】菊科植物菊的干燥头状花序。药材按产地和加工方法不同，分为"亳菊""滁菊""贡菊""杭菊""怀菊"。

【产地】主产于安徽、浙江、江苏、河南等省。多栽培。安徽亳州、涡阳产者习称亳菊；安徽滁州产者，习称滁菊；安徽歙县、浙江德清（清菊）产者，习称贡菊；浙江嘉兴、桐乡等产者，习称杭菊花；河南产者，习称怀菊。

【采收加工】秋末冬初花盛开时，分批采收已开放的花。不同产地和不同商品规格采收加工方法不同。亳菊先将花枝摘下，阴干后再剪取花头；滁菊剪下花头后，用硫黄熏蒸，再晒至半干，筛成球形，再晒干；贡菊直接由新鲜花头烘干；杭菊摘取花头后，上笼蒸3~5分钟后再取出晒干，怀菊为生晒品。

【性状】菊花药材见图4-18，性状描述见表4-13。

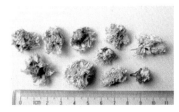
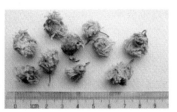
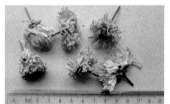

a. 贡菊　　　　　　　　　b. 怀菊　　　　　　　　　c. 亳菊

图4-18　菊花

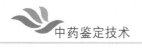
表 4 - 13　菊花性状描述

项目	性状描述				
	亳菊	滁菊	贡菊	杭菊	怀菊
形状	呈倒圆锥形或圆筒形，有时稍压扁呈扇形，离散	呈不规则球状或扁球形	呈扁球状或不规则球形	呈碟形或扁球形，直径 2.5～4cm，常数个相连成片	呈不规则球形或扁球形
形态	总苞碟状，总苞片 3～4 层，苞片卵形或椭圆形，草质，黄绿色或褐绿色，外面被柔毛，边缘膜质。花托半球形，无托片或托毛。舌状花数层，雌性，位于外围，类白色，劲直，上举，纵向折缩，散生金黄色腺点；管状花多数，两性，位于中央，为舌状花所隐藏，黄色，顶端 5 齿裂。瘦果不发育，无冠毛	舌状花类白色，不规则扭曲，内卷，边缘皱缩，有时可见淡褐色腺点；管状花大多隐藏	舌状花白色或类白色，斜升，上部反折，边缘稍内卷而皱缩，通常无腺点；管状花少，外露	舌状花类白色或黄色，平展或微折叠，彼此粘连，通常无腺点；管状花多数，外露	舌状花类白色或黄色，不规则扭曲，内卷，边缘皱缩，有时可见腺点；管状花大多隐藏
质地	体轻，质柔润。干时松脆				
气味	气清香，味甜，微苦				

【品质】以花朵完整、颜色新鲜、气清香、少梗叶者为佳。

【功效】散风清热，平肝明目，清热解毒。

【贮藏】置阴凉干燥处，密闭保存，防霉，防蛀。

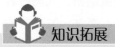 知识拓展

　　1. 化学成分　含绿原酸。挥发油中主含菊花酮、龙脑、龙脑乙酸酯等。黄酮类如木犀草素 - 7 - 葡萄糖苷、大波斯菊苷、刺槐素苷等。按《中国药典》（2015 年版）规定法测定，含绿原酸不得少于 0.20%，木犀草苷不得少于 0.08%，含 3，5 - O - 二咖啡酰基奎宁酸不得少于 0.70%。

　　2. 其他菊花商品　还有怀菊、川菊等，习以亳菊为最优。杭菊中又按加工方法及菊花颜色不同，分为杭白菊（蒸过）、杭黄菊（蒸过）、烘黄菊（烘干）3 种，各类菊花又按花序大小分成 2～3 个等级。

课堂互动

　　通过对菊花的学习，请同学们找一找："亳菊""滁菊""贡菊""杭菊""怀菊"在性状上的区别是什么？

野菊花

【别名】野黄菊花、山菊花、甘菊花

【来源】为菊科植物野菊花的干燥头状花序。

【产地】全国各地均有分布。野生。

【采收加工】秋冬二季花初开时采摘，晒干或蒸后晒干。

【性状】野菊花药材见图4-19，性状描述见表4-14。

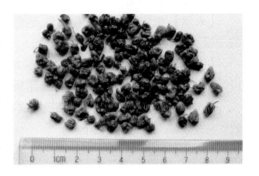

图4-19 野菊花

表4-14 野菊花性状描述

项目	性状描述
形状	呈类球形
形态	棕黄色。总苞由4~5层苞片组成，外层苞片卵形或条形，外表面中部灰绿色或浅棕色，通常被白毛，边缘膜质；内层苞片长椭圆形，膜质，外表面无毛。总苞基部有的残留总花梗，舌状花1轮，黄色至棕黄色，皱缩卷曲，管状花多数，深黄色
质地	体轻
气味	气芳香，味苦

【品质】以完整、色黄、香气浓者为佳。

【功效】清热解毒，泻火平肝。

【贮藏】置阴凉干燥处，防潮，防蛀。

 知识拓展

化学成分：含挥发油，挥发油中含白菊醇、白菊酮、*dl* - 樟脑、野菊花内酯等。按《中国药典》规定法测定，含蒙花苷不得少于0.80%。

课堂互动

通过对菊花和野菊花的学习，请同学们说一说：菊花和野菊花有什么不同？

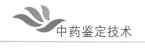
旋覆花

【别名】金沸花

【来源】菊科植物旋覆花或欧亚旋覆花的干燥头状花序。

【产地】野生。全国大部分地区均产，以河南产量较大；江苏、浙江的产品质佳。

【采收加工】夏、秋二季花开放时采收，除去杂质，阴干或晒干。

【性状】旋覆花药材见图4-20，性状描述见表4-15。

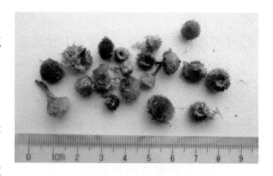

图4-20　旋覆花

表4-15　旋覆花性状描述

项目	性状描述
形状	呈扁球形或类球形
表面	总苞由多数苞片组成，呈覆瓦状排列，苞片披针形或条形，灰黄色，总苞基部有时残留花梗，苞片及花梗表面被白色茸毛，舌状花1列，黄色，多卷曲，常脱落，先端3齿裂；管状花多数，棕黄色，先端5齿裂；子房顶端有多数白色冠毛，有的可见椭圆形小瘦果
质地	体轻，易散碎
气味	气微，味微苦

【饮片】

蜜旋覆花　本品形如旋覆花，深黄色。手捻稍粘手。具蜜香气，味甜。

【品质】以朵大、完整不碎、色金黄者为佳。

【功效】降气，消痰，行水，止呕。

【贮藏】置干燥处，防潮。

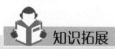
知识拓展

1. 金沸草　为旋覆花全草。夏秋季割取全草，晒干。功用同旋覆花。

2. 混用品　同属植物大花旋覆花及条叶旋覆花的头状花序也作旋覆花药用。

红　花

【别名】草红花、红兰花、红兰

【来源】菊科植物红花的干燥花。

【产地】主产于河南、河北、浙江、四川等省区。

【采收加工】5~7月间花冠由黄变红时择晴天早晨露水未干时采摘，阴干或晒干。

【性状】红花药材见图4-21，性状描述见表4-16。

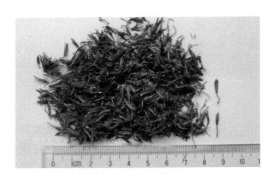

图4-21 红花

表4-16 红花性状描述

项目	性状描述
形状	为不带子房的管状花
形态	表面红黄色或红色，花冠筒细长，先端5裂，裂片呈狭条形。雄蕊5，花药聚合成筒状，黄白色。柱头长圆柱形，顶端微分叉
质地	质柔软
气味	气微香，味微苦

【鉴别】粉末橙黄色，显微特征见图4-22。

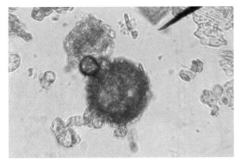

a. 花粉粒

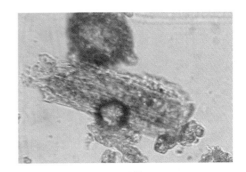

b. 导管

图4-22 红花粉末特征图

（1）粉末显微鉴别 花粉粒类圆形、椭圆形或橄榄形，外壁有齿（刺）状突起，萌发孔3个。花各部均有长管道状分泌细胞，常位于导管旁，细胞中充满黄棕色至红棕色分泌物。花冠裂片顶端表皮细胞外壁突起呈绒毛状。柱头和花柱上部表皮细胞分化成圆锥形单细胞毛，先端尖或稍钝。薄壁细胞中偶见草酸钙小方晶。

（2）花浸入水中，水染成金黄色，而花不褪色。滤过，残渣加10%碳酸钠溶液8ml，浸渍，滤过。滤液加醋酸使成酸性，即发生红色沉淀。

（3）将一滤纸条悬挂于本品稀乙醇浸出液中3~5分钟，取出滤纸条放入水中，随即取出，滤纸条上部显淡黄色，下部显淡红色。（检查红花苷）

【品质】以花冠长、色红而鲜艳、无枝刺、质柔润、手握软如茸毛者为佳。

【功效】活血通经，散瘀止痛。

【贮藏】置阴凉干燥处，防潮，防蛀。

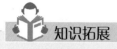 **知识拓展**

1. 化学成分 含红花苷、红花醌苷及新红花苷。不同成熟期的红花所含成分有差异，淡黄色花主含新红花苷，微量红花苷；黄色花主含红花苷；橘红色花主含红花苷或红花醌苷。另含红花素、红花黄色素、二十九烷、β-谷甾醇、棕榈酸、肉豆蔻酸、月桂酸等。按《中国药典》规定法测定，含羟基红花黄色素 A 不得少于 1.0%，含山柰素不得少于 0.05%。

2. 无刺红花 同属植物，在华北和新疆地区栽培药用。

3. 红花商品分级 分为 2 个等级。一等：表面深红色、鲜红色，微带黄色，质柔软，有香气，味微苦，无枝叶、杂质、虫蛀、霉变；二等：表面浅红、暗红或淡黄色，质较软，余同一等。

4. 西红花 为进口药材，价格昂贵，曾发现伪品或掺伪。如以其他植物花丝、花冠狭条或纸浆条片等染色后伪充，可于显微镜下检识；若掺有合成染料或其他色素，则水溶液常呈红色或橙黄色，而非黄色；淀粉及糊精等的掺伪，可用碘试液检识；若有矿物油或植物油掺杂，则在纸上留有油渍；若有甘油、硝酸铵等水溶性物质掺杂，则水溶性浸出物含量增高；掺杂不挥发性盐类，则灰分含量增高。

案例分析

案例 近年来，由于中药材市场开放，受商品经济的冲击，中药材伪品或掺假现象屡见不鲜，伪品中药不但达不到治病救人之目的，反而会延误病情，甚至危及患者生命。同时，也极大地损害了中医中药的信誉。

某医药公司新进一批红花，从外观看该药材与正品红花完全相同，但是从体积上看感觉这批货在重量上应该不达标，经多次称量，重量也符合标示重量，为了进一步确认红花药材是否有掺伪的现象，检验人员做了一个简单的水试实验，取药材 30g 放到盛有 500ml 水的烧杯中，然后搅拌，发现水逐渐被染成金黄色，花不褪色，这也完全符合红花的鉴别特征，但仔细观察发现杯底有细砂粒，通过实验确定了红花的掺伪方法，仔细观察红花药材的包装也发现了掺有细小沙粒的现象。

分析 经咨询药师和药材采购人员，了解了以下几种掺伪手段和识别方法。

1. 掺细盐 仔细观察表面有白色微粒，口尝味道咸。

2. 掺细沙 以极细沙子掺入红花中，将红花浸入水杯中，搅拌沉淀后，杯底有细沙粒。

3. 掺糖水　将糖水均匀喷洒在红花上。抓一把红花，用力搓一下，手感较黏，口尝味道发甜。

4. 掺食用油　闻之略有清油味，用手搓后手上有零星油点，抓少许红花用开水冲泡，液面可见油状物飘浮。

5. 掺化肥　将化肥用水溶化喷在红花上，表面看干燥，仔细观察表面有白色结晶，而且，经掺过化肥的红花呈灰黄色。

6. 掺料子　这是行业内不法药贩贩伪最隐蔽的手法。先用重金属粉加 107 胶用高压设备均匀喷在红花上，晾至七八成干制成掺伪品，俗称料子。再将这些料子按一定比例掺入红花中，以增加分量。做成料子的红花呈暗红色，比较硬。如发现红花内有一定比例的异常花朵，可摊开用放大镜仔细辨别。

除此之外，还有喷水、染色等掺伪方法。这些掺伪品种，不仅仅是增加重量，而且影响疗效，甚至服后会造成不良反应。因此，买药材饮片应到正规、有信誉的药店，以保证质量和药效。

密蒙花

【别名】蒙花、老蒙花

【来源】马钱科植物密蒙花的干燥花蕾和花序。

【产地】多野生。主产湖北、四川、河南、陕西等地。

【采收加工】春季花未开放时采收，除去杂质，干燥。

【性状】密蒙花药材见图 4 - 23，性状描述见表 4 - 17。

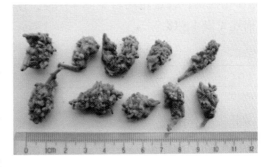

图 4 - 23　密蒙花

表 4 - 17　密蒙花性状描述

项目	性状描述
形状	多为花蕾密聚的花序小分枝，呈不规则圆锥状
表面	表面灰黄色或棕黄色，密被茸毛。花蕾呈短棒状，上端略大，花萼钟状，先端 4 齿裂；花冠筒状，与萼等长或稍长，先端 4 裂，裂片卵形，雄蕊 4，着生在花冠管中部
质地	质柔软
气味	气微香，味微苦、辛

【品质】以花蕾密集、色灰黄、茸毛多、质柔软者为佳。

【功效】清热泻火，养肝明目，退翳。

【贮藏】置通风干燥处，防潮。

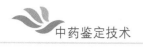

1. 化学成分 按《中国药典》(2015 年版)规定法测定,含蒙花苷不得少于0.50%。

2. 新蒙花 为瑞香科植物结香的干燥花蕾或花序。商品又称蒙花珠、梦花。分布浙江、江西、湖北、四川、云南及广西等地。部分地区作密蒙花入药。

合欢花

【别名】夜合花

【来源】豆科植物合欢的干燥花序或花蕾。前者习称"合欢花",后者习称"合欢米"。

【产地】药材产浙江、安徽、江苏、四川等地。

【采收加工】夏季花开放时择晴天采收或花蕾形成时采收,及时晒干。

【性状】合欢花药材见图 4-24,性状描述见表 4-18。

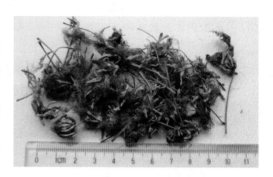

图 4-24 合欢花

表 4-18 合欢花性状描述

项目	合欢花	合欢米
形状	头状花序,皱缩成团	呈棒槌状
表面	总花梗有时与花序脱离,黄绿色,有纵纹,被稀疏毛茸。花全体密被毛茸,细长而弯曲,淡黄色或黄褐色,无花梗或几无花梗。花萼筒状,先端有 5 小齿;花冠筒长约为萼筒的 2 倍,先端 5 裂,裂片披针形;雄蕊多数,花丝细长,黄棕色至黄褐色,下部合生,上部分离,伸出花冠筒外	表面淡黄色至黄褐色,全体被毛茸,花梗极短或无。花萼筒状,先端有 5 小齿;花冠未开放;雄蕊多数,细长并弯曲,基部连合,包于花冠内
质地	体轻易碎	
气味	气微香,味淡	气微香,味淡

【品质】以花序完整、颜色新鲜、气香、少梗叶者为佳。

【功效】解郁安神。

【贮藏】置通风干燥处。

1. 化学成分 按《中国药典》规定法测定,含槲皮苷不得少于1.0%。

2. 合欢皮 豆科植物合欢的干燥树皮。

课堂互动

通过学习，请同学们说一说：以豆科植物合欢入药的药材有哪些？

蒲　黄

【别名】水蜡烛、毛蜡烛

【来源】香蒲科植物水烛香蒲、东方香蒲或同属植物的干燥花粉。

【产地】水烛香蒲主产于江苏、浙江、山东、安徽等省。东方香蒲产于贵州、山东、山西及东北各地。

【采收加工】夏季采收蒲棒上部的黄色雄花序。晒干后碾轧，筛取花粉。剪取雄花后，晒干，所得带雄花的花粉，习称"草蒲黄"；再经细筛，所得纯花粉，习称"蒲黄"。

【性状】蒲黄药材见图4-25，性状描述见表4-19。

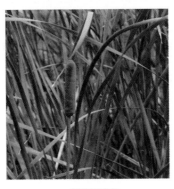

a. 蒲黄原植物

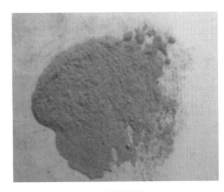

b. 蒲黄药材

图4-25　蒲黄

表4-19　蒲黄性状描述

项目	性状描述
形状	粉末
颜色	鲜黄色
质地	体轻，放水中则飘浮水面。手捻有滑腻感，易附着手指上
气味	气微，味淡

【饮片】

蒲黄炭　本品形如蒲黄，表面棕褐色或黑褐色。具焦香气，味微苦、涩。

【鉴别】粉末黄色。

粉末显微鉴别：花粉粒类圆形或椭圆形，表面有网状雕纹，周边轮廓线光滑，呈凸波状或齿轮状，具单孔，不甚明显。

【品质】以粉细、体轻、色鲜黄，滑腻感强者为佳。

【功效】止血，化瘀，通淋。

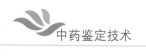

【贮藏】置通风干燥处，防潮，防蛀。

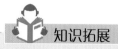 **知识拓展**

化学成分：含脂肪油、黄酮类如异鼠李素 – 3 – O – 新橙皮苷、香蒲新苷、芸香苷、槲皮素、异鼠李素等。按《中国药典》规定，含异鼠李素 – 3 – O – 新橙皮苷和香蒲新苷总量不得少于0.50%。

其他叶、花类药材见表4 – 20。

表4 – 20　其他叶、花类药材

品名	来源	性状特征
石韦	水龙骨科植物庐山石韦、石韦或有柄石韦的干燥叶	庐山石韦：叶片略皱缩，展平后呈披针形。先端渐尖，基部耳状偏斜，全缘，叶缘常向内卷曲；上表面黄绿色或灰绿色，散有黑色圆形小凹点；下表面密生红棕色星状毛，有的侧脉间布满棕色圆点状的孢子囊群。叶柄具四棱，略扭曲，有纵槽。叶片革质。气微，味微涩苦 石韦：叶片披针形或长圆状披针形。基部楔形，对称。孢子囊群在侧脉间排列紧密整齐 有柄石韦：叶片多卷曲成筒状，展平后呈长圆形或卵状长圆形。基部楔形，对称。下表面侧脉不明显，布满孢子囊群
荷叶	睡莲科植物莲的干燥叶	呈半圆形或折扇形，展开后呈类圆形，全缘或呈波状。上表面深绿色或黄绿色，较粗糙，下表面淡灰棕色，较光滑，有粗脉21～22条，自中心向四周射出；中心有突起的叶柄残基。质脆，易破碎，稍有清香气，味微苦
侧柏叶	柏科植物侧柏的干燥枝梢及叶	多分枝，小枝扁平。叶细小鳞片状，交互对生，贴伏于枝上，深绿色或黄绿色。质脆，易折断。气清香，味苦涩，微辛
蓼大青叶	蓼科植物蓼蓝的干燥叶	叶多皱缩、破碎。完整者展平后呈椭圆形。表面蓝绿色或黑蓝色，先端钝，基部渐狭，全缘。叶脉浅黄棕色，于下表面略突起。叶柄扁平，偶带膜质托叶鞘。质脆。气微，味微涩而稍苦
松花粉	为松科植物马尾松、油松或同属数种植物的干燥花粉	粉末，淡黄色，体轻，易飞扬，手捻有滑润感气微，味淡
月季花	蔷薇科植物月季的干燥花	类球形。花托长圆形，萼片5，暗绿色，先端尾尖；花瓣呈覆瓦状排列，有的散落，长圆形，紫红色或淡紫红色；雄蕊多数，黄色。体轻，质脆。气清香，味淡，微苦
玫瑰花	蔷薇科植物玫瑰的干燥花蕾	略呈半球形或不规则团状，残留花梗上被细柔毛，花托半球形，与花萼基部合生；萼片5，披针形，黄绿色或棕绿色，被有细柔毛；花瓣多皱缩，展平后宽卵形，呈覆瓦状排列，紫红色，有的黄棕色；雄蕊多数，黄褐色；花柱多数，柱头在花托口集成头状，略突出，短于雄蕊。体轻，质脆。气芳香浓郁，味微苦涩

续表

品名	来源	性状特征
槐花	豆科植物槐的干燥花及花蕾。前者习称"槐花"，后者习称"槐米"	槐花：皱缩而卷曲，花瓣多散落。完整者花萼钟状。黄绿色，先端5浅裂，花瓣5，黄色或黄白色，1片较大，近圆形，先端微凹，其余4片长圆形。雄蕊10枚，其中9枚基部连合，花丝细长；雌蕊圆柱形，弯曲。体轻。气微，味微苦 槐米：呈卵形或椭圆形。花萼下部有数条纵纹。萼的上方为黄白色未开放的花瓣。花梗细小。体轻，质松脆。气微，味微苦涩
西红花	鸢尾科植物番红花的干燥柱头	呈线形，三分枝。表面暗红色，上部较宽而略扁平，顶端边缘显不整齐的齿状，内侧有一短裂隙，下端有时残留一小段黄色花柱。体轻，质松软，无油润光泽，干燥后质脆易断。气特异，微有刺激性，味微苦。取本品浸水中，可见橙黄色成直线下降，并逐渐扩散，水被染成黄色，无油状物漂浮，无沉淀。柱头呈喇叭状，有短缝；在短时间内，用针拨之不破碎

案例分析 ✏

案例　单位同事小玉从农贸市场买了一些玫瑰花泡水喝，她感觉一点香气都没有，怀疑买到了假的玫瑰花，于是找到了主管药材验收的小唐，让他帮忙给鉴定一下。小唐仔细观察小玉买的玫瑰，花呈类球形，花托长圆形或倒圆锥形。这不是玫瑰花，是月季花。

分析　为了给小玉解释，小唐用正品玫瑰花药材，与小玉买的玫瑰花（月季花）比较：玫瑰花为色彩较鲜艳的玫瑰色，而月季花则呈紫红色或红棕色；玫瑰花的花蒂膨大而呈半圆球状，而月季花的花蒂尖圆而瘦长；玫瑰花大都朝上而紧包着花朵（花冠），而月季花却有不少反卷向下，并围列在花蒂的四周；玫瑰花的气味芳香浓郁，而月季花的气味则微清香而气弱。据小唐介绍，月季花与玫瑰花两者的形色相似，常会出现混淆现象。老药工对玫瑰花的鉴别简明概括为："红花不香，香花不红，只有玫瑰，又香又红"。因此，鉴别月季花与玫瑰花的关键在于分辨两者花蒂、花萼的形态及其颜色与香味。曾有鉴别歌诀写到："月季玫瑰非相同，细辨味色花蒂萼，月季尖长萼反卷，玫瑰紧包圆香浓"。

课堂互动

通过课堂学习，请同学们找一找并列表说明：

1. 红花和西红花有什么不同？
2. 槐花和槐米有什么不同？
3. 月季花和玫瑰花有什么不同？
4. 蒲黄和松花粉有什么不同？

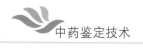

任务三　识别叶类中药

【实践目的】

1. 通过实践，掌握大青叶、蓼大青叶、番泻叶、石韦、枇杷叶（蜜枇杷叶）、淫羊藿（炙淫羊藿）、侧柏叶（侧柏炭）、紫苏叶、罗布麻叶、荷叶（荷叶炭）、桑叶、银杏叶的性状鉴别特征、品质要求。

2. 了解药材质量的评价方法和依据。

3. 认识饮片。

【实践内容】

1. 鉴别药材样品及饮片样品：大青叶、蓼大青叶、番泻叶、石韦、枇杷叶（蜜枇杷叶）、淫羊藿（炙淫羊藿）、侧柏叶（侧柏炭）、紫苏叶、罗布麻叶、荷叶（荷叶炭）、桑叶、银杏叶。

2. 对照各药材的品质规定，判定实践所用药材的优劣。

【实践操作】

1. 仔细观察药材样品和饮片样品：大青叶、蓼大青叶、番泻叶、石韦、枇杷叶（蜜枇杷叶）、淫羊藿（炙淫羊藿）、侧柏叶（侧柏炭）、紫苏叶、罗布麻叶、荷叶（荷叶炭）、桑叶、银杏叶，记录其外观、质地、气味等鉴别要点。

2. 根据品质规定，评价当天实践用药材的质量情况。

【实践考核】

表4-21　叶类中药识别实践项目考核表

品名	来源	鉴别要点	质量情况（优，合格，差）

任务四　识别花类中药（1）

【实践目的】

1. 通过实践，掌握丁香、红花、西红花、辛夷、金银花、菊花、野菊花、槐花（炒槐花、槐花炭）、款冬花（蜜款冬花）的性状鉴别特征、品质要求。

2. 了解药材质量的评价方法和依据。

3. 认识饮片。

【实践内容】

1. 鉴别药材样品及饮片样品：丁香、红花、西红花、辛夷、金银花、菊花、野菊花、槐花（炒槐花、槐花炭）、款冬花（蜜款冬花）。

2. 对照各药材的品质规定，判定实践所用药材的优劣。

【实践操作】

1. 仔细观察药材样品和饮片样品：丁香、红花、西红花、辛夷、金银花、菊花、野菊花、槐花（炒槐花、槐花炭）、款冬花（蜜款冬花），记录其外观、质地、气味等鉴别要点。

2. 根据品质规定，评价当天实践用药材的质量情况。

【实践考核】

表 4 – 22　花类中药识别实践项目考核表

品名	来源	鉴别要点	质量情况（优，合格，差）

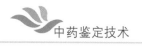

任务五　识别花类中药（2）

【实践目的】

1. 通过实践，掌握蒲黄（蒲黄炭）、松花粉、密蒙花、月季花、玫瑰花、合欢花、旋覆花的性状鉴别特征、品质要求。

2. 了解药材质量的评价方法和依据。

3. 认识饮片。

【实践内容】

1. 鉴别药材样品及饮片样品：蒲黄（蒲黄炭）、松花粉、密蒙花、月季花、玫瑰花、合欢花、旋覆花。

2. 对照各药材的品质规定，判定实践所用药材的优劣。

【实践操作】

1. 仔细观察药材样品和饮片样品：蒲黄（蒲黄炭）、松花粉、密蒙花、月季花、玫瑰花、合欢花、旋覆花，记录其外观、质地、气味等鉴别要点。

2. 根据品质规定，评价当天实践用药材的质量情况。

【实践考核】

表 4 - 23　花类中药识别实践项目考核表

品名	来源	鉴别要点	质量情况（优，合格，差）

实验　红花的鉴别

【实验目的】

1. 掌握花类药材粉末的显微观察要点。

2. 掌握红花的粉末显微特征。

3. 熟练掌握粉末标本片的制片方法。

【显微鉴别】红花的粉末鉴别特征如下。

（1）花粉粒类圆形、椭圆形或橄榄形，外壁有齿（刺）状突起，萌发孔3个。

（2）花各部均有长管道状分泌细胞，常位于导管旁，细胞中充满黄棕色至红棕色分泌物。

（3）花冠裂片顶端表皮细胞外壁突起呈绒毛状。

（4）花柱表皮细胞分化成圆锥形末端较尖的单细胞毛。

（5）薄壁细胞中偶见草酸钙小方晶。

【理化鉴别】

1. 本品水浸液显金黄色，而花不褪色。滤过，残渣加10%碳酸钠溶液8ml，浸渍，滤过。滤液加醋酸使成酸性，即发生红色沉淀。

2. 将一滤纸条悬挂于本品稀乙醇浸出液中3~5分钟，取出滤纸条放入水中，随即取出，滤纸条上部显淡黄色，下部显淡红色。（检查红花苷）

【作业】绘出红花的粉末的显微特征图。

项目小结

本项目学习了28种叶、花类药材，通过学习，重点掌握19种叶、花类药材的来源、产地和性状鉴别特征，掌握9种常用叶、花类药材的性状特征。了解叶、花类药材的化学成分、功效、伪品及代用品。重点掌握商品大青叶的来源，蓼大青叶的来源；掌握狭叶番泻叶和尖叶番泻叶在性状上的不同；番泻叶和罗布麻叶在性状上的不同；以唇形科植物紫苏为来源的药材有哪些；重点掌握辛夷药材的商品来源有哪些；丁香和母丁香在来源上有什么不同；金银花的鉴别特征有哪些，其主要化学成分是什么；款冬花的主要特征有哪些；菊花常见的商品规格有哪些；红花的性状特征有哪些，掌握其水试鉴别的方法；月季花和玫瑰花在性状上如何区别；槐花和槐米来源的不同；西红花的鉴别特征。了解常见伪品的来源有哪些，如何鉴别这些伪品。通过对本项目的学习，掌握常见叶、花类药材的鉴别特征，做到能够识别药材，能够鉴别药材的真伪，做到学以致用，活学活用。

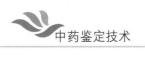

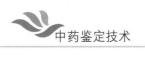

目标检测

一、单项选择题

1. 完整叶片呈椭圆形或卵圆形；叶柄偶带膜质托叶鞘。此药材是（　　）
    A. 蓼大青叶　　　　B. 番泻叶　　　　C. 枇杷叶　　　　D. 罗布麻叶

2. 尖叶番泻叶主产于（　　）
    A. 云南　　　　　　B. 埃及　　　　　C. 海南　　　　　D. 印度

3. 下列可微量升华得到蓝色或紫红色结晶的药材是（　　）
    A. 桑叶　　　　　　B. 侧柏叶　　　　C. 大青叶　　　　D. 紫苏叶

4. 石韦的原植物属于（　　）
    A. 蚌壳蕨科　　　　B. 水龙骨科　　　C. 乌毛蕨科　　　D. 鳞毛蕨科

5. 具有小芒尖性状特征的中药材是（　　）
    A. 枇杷叶　　　　　B. 罗布麻叶　　　C. 大青叶　　　　D. 侧柏叶

6. 两面紫色或仅下面紫色，下表面具多数凹点状腺鳞，叶柄紫色或紫绿色的中药是（　　）
    A. 罗布麻叶　　　　B. 枇杷叶　　　　C. 紫苏叶　　　　D. 侧柏叶

7. 水浸，水染成金黄色的药材是（　　）
    A. 西红花　　　　　B. 金银花　　　　C. 红花　　　　　D. 洋金花

8. 粉末三氯甲烷提取液2~3滴于载玻片上，速加3%氢氧化钠的氯化钠饱和溶液1滴，加盖玻片，片刻镜检，即有簇状细针形结晶产生。此药材是（　　）
    A. 红花　　　　　　B. 辛夷　　　　　C. 蒲黄　　　　　D. 洋金花

9. 入水萼管垂直下沉的药材是（　　）
    A. 丁香　　　　　　B. 金银花　　　　C. 洋金花　　　　D. 辛夷

10. 辛夷的原植物不属于木兰科（　　）
    A. 玉兰　　　　　　B. 武当玉兰　　　C. 望春花　　　　D. 木兰

11. 习称"连三朵"，撕开后有白色丝状棉毛的药材是（　　）
    A. 洋金花　　　　　B. 款冬花　　　　C. 丁香　　　　　D. 辛夷

12. 菊花的商品不包括（　　）
    A. 野菊花　　　　　B. 杭菊　　　　　C. 毫菊　　　　　D. 贡菊

13. 下列药材不以花蕾入药的是（　　）
    A. 菊花　　　　　　B. 金银花　　　　C. 款冬花　　　　D. 辛夷

14. 气芳香浓郁，味微苦涩的药材是（　　）
    A. 玫瑰花　　　　　B. 辛夷　　　　　C. 月季花　　　　D. 桑叶

15. 体轻，放水中则飘浮水面。手捻有滑腻感，易附着手指上的药材是（　　）
    A. 松花粉　　　　　B. 红花　　　　　C. 蒲黄　　　　　D. 菊花

16. 豆科植物合欢的干燥花蕾入药称为（　　）

A. 丁香　　　　　　B. 合欢花　　　　　C. 槐米　　　　　　D. 合欢米

17. 双叶药材的正品名称是（　　）

A. 霜桑叶　　　　　B. 金银花　　　　　C. 桑叶　　　　　　D. 冬桑叶

18. 金沸花药材的正品名称是（　　）

A. 金银花　　　　　B. 菊花　　　　　　C. 野菊花　　　　　D. 旋覆花

19. 多为花蕾密聚的花序小分枝，表面灰黄色或棕黄色，密被茸毛此药材是（　　）

A. 辛夷　　　　　　B. 木兰　　　　　　C. 款冬花　　　　　D. 密蒙花

20. 药材多皱折或破碎，完整者呈扇形此药材是（　　）

A. 紫苏叶　　　　　B. 枇杷叶　　　　　C. 桑叶　　　　　　D. 银杏叶

二、简答题

1. 丁香的性状鉴别要点有哪些？优等品的标准有哪些？

2. 番泻叶的来源有哪些，各有什么性状鉴别特征？

3. 红花的性状鉴别特征有哪些？

4. 红花的粉末显微鉴别特征有哪些？

（张福莹）

项目五　果实和种子类中药的鉴定

学 习 目 标

知识要求

1. **掌握**　重点品种来源、性状及其典型鉴定特征。
2. **熟悉**　重点品种的主要饮片及炮制品种的性状特征；重点品种的产地、采收加工、功效及贮藏。
3. **了解**　一般品种的来源及性状鉴别要点；果实和种子类药材的化学成分、伪品。

　　果实类中药40种，其中重点掌握品种25种，一般掌握品种15种。

　　重点品种：五味子、山茱萸、枸杞子、木瓜、山楂、瓜蒌、补骨脂、吴茱萸、小茴香、连翘、栀子、砂仁、豆蔻、草果、金樱子、枳壳、枳实、陈皮、化橘红、佛手、使君子、马兜铃、火麻仁、女贞子、牛蒡子。

　　一般品种：鹤虱、覆盆子、槐角、地肤子、鸦胆子、益智、蒺藜、夏枯草、胡椒、蔓荆子、乌梅、蛇床子、青皮、大腹皮、紫苏子。

　　种子类中药24种，其中重点掌握品种15种，一般掌握品种9种。

　　重点品种：菟丝子、牵牛子、沙苑子、郁李仁、槟榔、苦杏仁、酸枣仁、决明子、王不留行、肉豆蔻、柏子仁、胖大海、薏苡仁、青葙子、车前子。

　　一般品种：白果、葶苈子、桃仁、芥子、韭菜子、淡豆豉、莱菔子、胡芦巴、草豆蔻。

技能要求

能准确鉴定药材的品种和质量。

任务一　学习果实类中药的鉴定

　　果实类中药的药用部位通常是采用完全成熟或将近成熟的果实，如枸杞；少数为幼果，如枳实；多数采用完整果实，如栀子；有的采用果实的一部分或采用部分果皮或全部果皮，如陈皮、大腹皮等；也有采用带有部分果皮的果柄，如甜瓜蒂；宿萼，如柿蒂；甚至仅采用中果皮部分的维管束组织，如橘络、丝瓜络；有的采用整个果穗，如桑椹。

　　1. 采收加工　果实类中药，除青皮、枳实、乌梅等必须在未成熟时采收外，大部分在果实成熟或近成熟时收，除去杂质，干燥即成。

2. 性状　果实类中药，应注意其形状、大小、颜色、顶端、基部、表面、质地、切断面特征及气味等。完整的果实通常呈圆球形或扁球形，顶部常有花柱残基，基部有果柄或果柄脱落的痕迹，有的带有宿存的花被，如地肤子。果实类中药的表面大多干缩而有皱纹，肉质尤为明显。果皮表面有的具有光泽或被粉霜；也有的被毛茸；有时可见凹下的油点，如枳壳、吴茱萸。一些伞形科植物的果实，表面有隆起的肋线，如小茴香。有的果实具有纵棱角，如使君子。还有注意果实内部种子的数目、着生部位、形状、大小、色泽和表面特征。

3. 理化鉴别　果实类中药的理化鉴定方面应用广泛。有采用特征性强，操作简便的化学显色反应或荧光鉴别，《中国药典》大量采用特征的、专属性强的薄层色谱法进行鉴定。

4. 品质　果实类中药，一般以身干，无非入药部位，无泥沙杂质，无虫蛀霉变者为合格。色泽正常，气味浓厚者为佳。少数果实类药材根据质量优劣划分若干规格等级。

5. 贮藏　果实类中药，一般粒小、形圆、光滑，可用麻袋包装；细小者，也可用布袋或塑料袋包装；稍大者，可用其他适宜容器包装。本类药材含有较丰富的营养物质，贮藏中除了一般养护方法外，还应特别注意防虫蛀、鼠患。

五味子

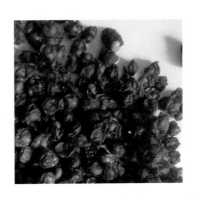

【别名】北五味子

【来源】为木兰科植物五味子的干燥成熟果实，习称"北五味子"。

【产地】多栽培，主产辽宁、吉林、黑龙江。此外，河北、山西、内蒙古等地亦产。

【采收加工】秋季果实成熟时采摘，晒干或蒸后晒干，除去果梗和杂质。

【性状】五味子药材见图 5－1，性状描述见表5－1。

图 5－1　五味子

表 5－1　五味子的性状描述

项目	性状描述
性状	呈不规则的球形或扁球形，直径 5～8mm，种子 1～2，肾形，表面棕黄色，有光泽
表面	表面红色、紫红色或暗红色，皱缩，显油润；有的表面呈黑红色或出现"白霜"
质地	果肉柔软
气味	果肉气微，味酸；种子破碎后，有香气，味辛、微苦

【饮片】

醋五味子　本品形如五味子，表面乌黑色，油润，稍有光泽。有醋香气。

【品质】以粒大、紫红、肉质、油润光泽者为佳。粒小、淡红色或红色、肉薄、光

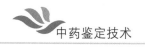

泽稍差者质次。杂质不得超过 1%。

五味子分为二等。一等：表面紫红色、红褐色，肉厚，质柔润，干瘪粒不超过 20%；二等：表面黑红、暗红色，肉较薄，干瘪粒不超过 20%。

【功效】收敛固涩，益气生津，补肾宁心。

【贮藏】置通风干燥处，防霉，防干枯失润。

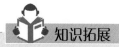 知识拓展

1. **化学成分** 木脂素类成分；挥发油；有机酸；糖类。含五味子醇甲不得少于 0.40%。

2. **易混品** 除上述五味子外，还有多种同属植物的干燥成熟果实供药用。

(1) 红花五味子，本种果实在四川、云南作五味子用。

(2) 翼梗五味子，本种果实在四川习称西五味子、川五味子；贵州、四川、广西等地，称其茎为小血藤、血藤，作血藤入药。

(3) 滇藏五味子，本种果实在云南西北部作五味子用。

(4) 毛叶五味子，本种果实在四川作西五味子用。

(5) 南五味子，《中国药典》单列。南五味子多野生，主产河南、湖北、陕西、山西、甘肃等地，此外，四川、云南亦产。其形态特征为：果实较小，表面棕红色或暗棕色，干瘪，皱缩，无光泽，果肉紧贴种子上，种皮薄而脆。果内气微，味微酸。

案例分析

案例 五味子，又称北五味，北五味价高时，便将南五味掺入销售，甚至把一种山葡萄的籽种掺进去。

分析 南五味子在《中国药典》中已单列。山葡萄外形与北五味极为相似，果实轻泡，外皮易捏碎，无皱缩，无气味，内含圆形种子若干粒，种子切开后，种芯呈黑褐色，而正品山五味种子肾形，切开后种芯肉呈白色，这是辨别五味子同山葡萄的最明显区别。另外一些不法商贩在五味子中掺入少量红小豆、小扁豆以及碎树枝等，已达增重的目的，需仔细辨认。

山茱萸

【别名】枣皮、山萸肉

【来源】为山茱萸科植物山茱萸的干燥成熟果肉。

【产地】主产浙江临安、淳安等地。此外，河南、安徽、陕西、山西、四川等地亦产。以浙江产量大、品质优，称杭萸肉。

【采收加工】秋末冬初果皮变红时采收果实，用文火烘或置沸水中略烫后。及时除

去果核干燥。

【性状】山茱萸药材见图5-2，性状描述见表5-2。

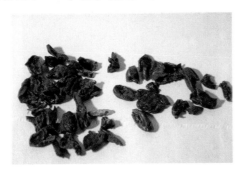

图5-2　山茱萸

表5-2　山茱萸的性状描述

项目	性状描述
性状	呈不规则的片状或囊状，长1~1.5cm，宽0.5~1cm
表面	表面紫红色至紫黑色，皱扁，有光泽。顶端有的有圆形宿萼痕，基部有果梗痕
质地	质柔软
气味	气微，味酸、涩、微苦

【饮片】

山萸肉　除去杂质和残留果核。余同药材。

酒萸肉　本品形如山茱萸，表面紫黑色或黑色，质滋润柔软。微有酒香气。

【品质】以身干而不枯、无焦黑、无果核、无霉变者为合格。以肉厚、柔软、色紫红色者为佳，杂质（果核、果梗）不得超过3%。

【功效】补益肝肾，收涩固脱。

【贮藏】置干燥处，防蛀。

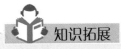知识拓展

　　化学成分：含熊果酸、没食子酸、苹果酸、酒石酸、山茱萸苷、皂苷、番木鳖苷、鞣质、维生素A等。本品按干燥品计算，含莫诺苷和马钱苷的总量不得少于1.2%。

枸杞子

【别名】宁夏枸杞、中宁枸杞，宁杞

【来源】为茄科植物宁夏枸杞的干燥成熟果实。

【产地】产于宁夏的中宁、中卫、灵武等地。近年来，内蒙古、甘肃、新疆等地亦大量栽培，以宁夏产者质优。

【采收加工】夏、秋二季果实呈红色时采收，热风烘干，除去果梗，或晾至皮皱

后，晒干，除去果梗。

【性状】枸杞子药材见图5-3，性状描述见表5-3。

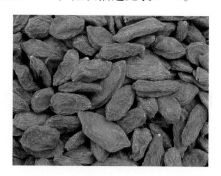

图5-3　枸杞子

表5-3　枸杞子的性状描述

项目	性状描述
性状	呈类纺锤形或椭圆形，长6～20mm，直径3～10mm
表面	表面红色或暗红色，顶端有小突起状的花柱痕，基部有白色的果梗痕
质地	果皮柔韧，皱缩；果肉肉质，柔润
气味	气微，味甜
种子	20～50粒，类肾形，扁而翘，长1.5～1.9mm，宽1～1.7mm，表面浅黄色或棕黄色

【品质】以粒大、色红油润、肉厚籽少、无破籽、干籽、油籽者为佳。粒小、色淡红、或红褐、欠油润、肉薄、间有破籽、干籽、油籽者质次。杂质不得超过1%。

商品按每50g的粒数分为5个等级。一等：每50g在370粒内；二等：每50g在580粒内；三等：每50g在900粒内；四等：每50g在1100粒以内；五等：每50g在1100以外。

【功效】滋补肝肾，益精明目。

【贮藏】置阴凉干燥处，防闷热，防潮，防蛀。

 知识拓展

1. 化学成分　含甜菜碱、糖类、蛋白质、多种微生素及酸浆红素等。

本品按干燥品计算，含枸杞多糖以葡萄糖计，不得少于1.8%，含甜菜碱计不得少于0.3%，水溶性浸出物不得少于55.0%。

2. 其他品种

（1）津枸杞　又名血枸杞。为茄科植物枸杞的果实。主产河北、天津一带。栽培品。本品呈椭圆形，两端略尖。血红色，油润，光泽性稍差，内藏种子数较少。

（2）土枸杞　来源与津枸杞相同。野生。陕西、四川、江苏等地有产。本品较小，肉质薄，干枯，糖质少，色暗红，味淡，微甜。

案例分析 ✏

　　案例　小黄在网上买了一包枸杞子，商家号称是宁夏枸杞，价格又便宜，于是他立即就分享到朋友圈，但是一个朋友看了却告诉他这种枸杞子是伪品。小黄不明白，这么色泽鲜艳好看的枸杞子怎么就不是真的呢？

　　分析　如何识别真假宁夏枸杞？

　　外观：宁夏枸杞长扁型，而其他枸杞则多为短圆型。

　　颜色：宁夏枸杞一般为暗红色。

　　味道：品尝一下枸杞的味道，宁夏枸杞甘甜但不会太甜，口感纯正无苦涩和其他异味。

　　另外，正品宁夏枸杞，也有劣品。例如有些色泽看上去过于鲜艳的枸杞子，大多经硫黄熏蒸过，吃起来酸、苦涩、伴有恶心，且对人身体有害。硫黄熏过的枸杞子价格较便宜，因其色泽鲜艳好看，不明真相的消费者容易上当。

　　现市场和网上很多卖家声称所卖枸杞来自宁夏，其实是以青海、新疆、山西等地枸杞冒充宁夏枸杞。

木　瓜

【别名】宣木瓜、皱皮木瓜

【来源】为蔷薇科植物贴梗海棠干燥近成熟果实，习称"皱皮木瓜"。

【产地】栽培品，主产四川、湖北、安徽、浙江等地。此外，湖南、福建、陕西、山东、云南亦产。以安徽宣城、湖北资丘和浙江淳安所产木瓜质量最好，四川产量最大。

【采收加工】夏、秋二季果实绿黄时收，置沸水中烫至外皮灰白色，对半纵剖，晒干。

【性状】木瓜药材见图5-4，性状描述见表5-4。

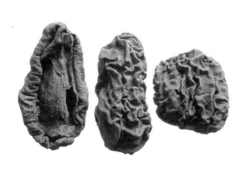

a. 木瓜药材

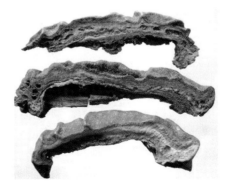

b. 木瓜饮片

图5-4　木瓜

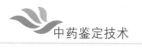
表 5-4　木瓜的性状描述

项目	性状描述
性状	本品长圆形，多纵剖成两半，长 4~9cm，宽 2~5cm，厚 1~2.5cm
表面	外表面紫红色或红棕色，有不规则的深皱纹，剖面边缘向内卷曲
果肉	果肉红棕色，中心部分凹陷，棕黄色
质地	质坚硬
气味	气微清香，味酸

【品质】以外皮抽皱、色紫红、质坚实、味酸者为佳；外皮抽皱较稀、色棕红、松泡者质次之。

【功效】舒筋活络，和胃化湿。

【贮藏】置阴凉干燥处，防潮。防蛀。

 知识拓展

1. 化学成分　含苹果酸、油石酸、枸橼酸、过氧化酸、酚氧化酶。本品按干燥品计算，含齐墩果酸和熊果酸的总量不得少于 0.5%。

2. 其他品种　各地还以同属多种植物的果实作木瓜用。

（1）光皮木瓜　原植物为蔷薇科植物木瓜，主产陕西、山东、安徽、江苏、浙江、湖北、江西和广西。本品呈长椭圆形或卵圆形，多纵剖为 2~4 瓣。外表面红棕色或棕褐色，光滑无皱纹。剖面果肉厚、粗糙、显颗粒性。种子多数，每子房室内 40~50 粒，通常多脱落。气微，味微酸涩，嚼之有砂粒感。光皮木瓜药材见图 5-5。

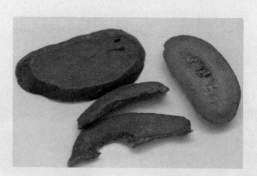

图 5-5　光皮木瓜

（2）我国西南和西北地区，尚有以毛叶木瓜和西藏木瓜的果实作木瓜用。

案例分析

案例　小雅上课听老师说木瓜，她想起了在水果摊买的木瓜，怎么和老师介绍的木瓜长的不一样呢？

分析　很多人只知道木瓜，却不知道还有宣木瓜、番木瓜之分，常常将两种植物混在一起。

区别一：植物来源不同。宣木瓜属于蔷薇科，番木瓜属于番木瓜科。

区别二：产地不同。宣木瓜主产安徽、湖北、四川、河南、云南等地。其中，安徽的宣木瓜最为有名，"宣木瓜"这个名字也是从安徽流传出来的。番木瓜种植的区域特别广，在世界各地都有，只要是热带、亚热带都适合番木瓜生长。在我国，在海南、广东、广西、福建、云南、台湾等地种植。

区别三：用途不同。番木瓜可以当做水果直接食用，味道甜美。宣木瓜虽然也可以吃，但是吃起来有点酸涩，就好像是没有熟透的果子很难吃，一般都入药使用。

山　楂

【别名】山里红、南山楂、小叶山楂、红果子

【来源】为蔷薇科植物山里红或山楂的干燥成熟果实。

【产地】北山楂主产山东、河北、河南、辽宁等地。南山楂主产于浙江、江苏、湖南、河南、四川、贵州、湖北、江西等地。多为栽培。

【采收加工】秋季果实成熟时采收，切片，干燥。

【性状】山楂药材见图5-6，性状描述见表5-5。

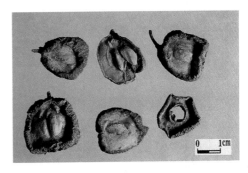

图5-6　山楂

表5-5　山楂的性状描述

项目	山楂
性状	本品为圆形片，皱缩不平，直径1~2.5cm，厚0.2~0.4cm
表面	外皮红色，具皱纹，有灰白色小斑点。有的片上可见短而细的果梗或花萼残迹
果肉	果肉深黄色至浅棕色。中部横切片具5粒浅黄色果核，但核多脱落而中空
气味	气微清香，味酸、微甜

【饮片】

净山楂　除去杂质和脱落的核，余同药材。

炒山楂　形如山楂片，果肉黄褐色，偶见焦斑。气清香，味酸、微甜。

焦山楂　形如山楂片，表面焦褐色，内部黄褐色。有焦香气。

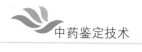
【品质】以片大、皮红、肉厚、核少者为佳。

【功效】消食健胃，行气散瘀、化浊降脂。

【贮藏】置通风干燥处，防蛀。

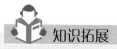知识拓展

1. 化学成分　山里红和山楂均含有山楂酸、酒石酸、胡萝卜素、多种维生素、黄酮类、内脂、糖及苷类等。本品按干燥品计算，含有机酸以枸橼酸计不得少于5.0%。浸出物（醇溶性）不得少于21.0%。

2. 其他品种　各地还以同属多种植物的果实作山楂用。

（1）同属植物云南山楂　亦称山林果、大果山楂。在广东、四川、云南部分地区，作山楂入药。药材为横切或纵切的对瓣圆片，外皮红色或褐红色，显皱纹，隐约可见小灰色斑点。果肉质韧，红色或浅黄棕色，气微，味酸、微甜带涩。

（2）湖北山楂　又称猴楂子、酸楂、大山枣。在湖北、江西等地，作山楂用。果实近球形，深红色，内面两侧平滑，多横切成两瓣入药。

瓜　蒌

【别名】栝楼、全瓜蒌

【来源】为葫芦科植物栝楼或双边栝楼的干燥成熟果实。

【产地】野生或栽培。主产山东、河南、河北、四川。以山东肥城、长清、淄博所产瓜蒌果皮厚、色橙红、糖性大，质量最佳。

【采收加工】秋季果实成熟时，连果梗剪下，置通风处阴干。

【性状】瓜蒌药材见图5-7，性状描述见表5-6。

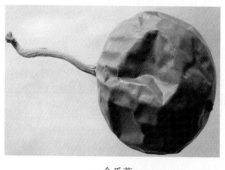
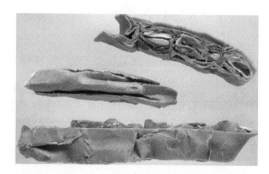

a. 全瓜蒌　　　　　　　　　　　　　　　　b. 瓜蒌片

图5-7　瓜蒌

表5-6　瓜蒌的性状描述

项目	性状描述
性状	类球形或宽椭圆形，长7～15cm，直径6～10cm
表面	表面橙红色或橙黄色，皱缩或较光滑，顶端有圆形的花柱残基，基部略尖，具残存的果梗

续表

项目	性状描述
质地	轻重不一，质脆，易破开
断面	内表面黄白色，有红黄色丝络，果瓤橙黄色。黏稠，与多数种子粘结成团
气味	具焦糖气，味微酸、甜

【饮片】

瓜蒌　本品呈不规则的丝或块状。

【品质】均以外皮橙红色、完整不破、皮厚、皱缩、糖性足者为佳。

【功效】清热涤痰，宽胸散结，润燥滑肠。

【贮藏】置通风干燥处，防蛀。

 知识拓展

1. 化学成分　含三萜皂苷、氨基酸、类生物碱、有机酸、糖类、树脂和色素。种子含脂肪油等。水溶性浸出物不得少于31.0%。

2. 分部位入药

（1）瓜蒌皮　又名瓜蒌壳。秋季采摘成熟果实，剖开，除去果瓤及种子，阴干。

（2）瓜蒌子　又名瓜蒌仁、蒌仁。秋季采摘成熟果实，剖开，取出种子，洗净，晒干。

补骨脂

【别名】黑故子、破故纸

【来源】为豆科植物补骨脂的干燥成熟果实。

【产地】主产于四川、河南、安徽、陕西等地，产四川者，称川故子；产河南者，称怀故子。江西、云南、山西等地亦产。

【采收加工】秋季果实成熟时采收果序，晒干，搓出果实，除去杂质。

【性状】补骨脂药材见图5-8，性状描述见表5-7。

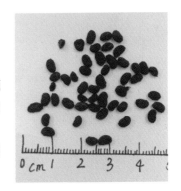

图5-8　补骨脂

表5-7　补骨脂的性状描述

项目	性状描述
性状	呈肾形，略扁，长3~5mm，宽2~4mm，厚约1.5mm
表面	黑色、黑褐色或灰褐色，具细微网状皱纹。顶端圆钝，有一小突起，凹侧有果梗痕
质地	质硬，果皮薄，与种子不易分离
种子	一枚，子叶2，黄白色，有油性
气味	气香，味辛、微苦

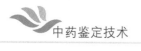

【饮片】

盐补骨脂　本品形如补骨脂。表面黑色或黑褐色，微鼓起，气微香，味微咸。

【品质】以颗粒饱满、黑褐色者为佳。

【功效】温肾助阳，纳气平喘，温脾止泻。

【贮藏】置干燥处。

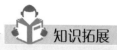知识拓展

化学成分：本品按干燥品计算，含补骨脂素和异补骨脂素的总量不得少于0.7%。

案例分析

　　案例　一位顾客来药店买"破故纸"，药店新来的小刘却告诉顾客，买纸要去文具店。一位老店员告诉她，"破故纸"就是补骨脂。店员不过关的专业水平让他闹了笑话。

　　分析　在历代的方书中，补骨脂多用"破故纸"的别名，但木蝴蝶也有"破故纸""千张纸"的别名。这二者同名而异物，以致误将木蝴蝶当做补骨脂来使用的现象时有发生。

　　补骨脂与木蝴蝶早已分别收载入《中国药典》，其寒温有别、功效各异，同学们注意区别，避免混用。并且医生在开处方时，应按《中国药典》使用药材正名，不宜使用"破故纸"这类易引起混淆的别名，一旦因此抓错药，就会危及患者生命健康。

吴茱萸

【别名】吴萸、漆辣子

【来源】为芸香科植物吴茱萸、石虎或疏毛吴茱萸的干燥近成熟果实。

【产地】主产贵州、广西、湖南、云南、四川、陕西南部及浙江等地。以贵州、广西产量较大，湖南常德产者质量为优。

【采收加工】8～11月果实尚未开裂时，剪下果枝，晒干或低温干燥，除去枝、叶、果梗等杂质。

【性状】吴茱萸药材见图5-9，性状描述见表5-8。

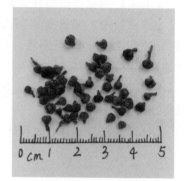

图5-9　吴茱萸

表5-8　吴茱萸的性状描述

项目	性状描述
性状	呈球形或略呈五角状扁球形，直径2～5mm

续表

项目	性状描述
表面	暗黄绿色至褐色，粗糙，有多数点状突起或凹下的油点。顶端有五角星状的裂隙，基部残留被有黄色茸毛的果梗
质地	质硬而脆
断面	横切面可见子房5室，每室有淡黄色种子1粒
气味	气芳香浓郁，味辛而苦

【饮片】

制吴茱萸　取甘草捣碎，加适量水，煎汤，去渣，加入净吴茱萸，闷润吸尽后，炒至微干，取出，干燥。本品形如吴茱萸，表面棕褐色至暗褐色。

【品质】以粒小、饱满、色绿、香气浓者为佳。果实开裂，且无香气者，不宜入药。

【功效】散寒止痛，降逆止呕，助阳止泻。

【贮藏】置阴凉干燥处。

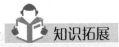 知识拓展

化学成分：本品按干燥品计算，含吴茱萸碱和吴茱萸次碱的总量不得少于0.15%，含柠檬苦素不得少于0.2%。

课堂互动

吴茱萸和山茱萸药材名字一字之差，两药材性状及来源有相似之处吗？

小茴香

【别名】怀香、香丝菜

【来源】为伞形科植物茴香的干燥成熟果实。

【产地】主产于内蒙古、山西、黑龙江等地。以山西产量最大，内蒙古产者质优。此外，我国大部地区均有栽培，多自产自销。

【采收加工】秋季果实初熟时采割植株，晒干，打下果实，除去杂质。

【性状】小茴香药材见图5-10，性状描述见表5-9。

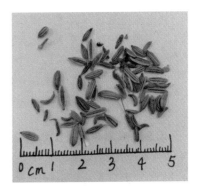

图5-10　小茴香

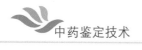

表5-9　小茴香的性状描述

项目	性状描述
性状	本品为双悬果，呈圆柱形、有的稍弯曲，长4~8mm，直径1.5~2.5mm
表面	表面黄绿色或淡黄色，两端略尖，顶端残留有黄棕色突起的柱基，基部有时有细小的果梗分果呈长椭圆形，背面有纵棱5条，接合面平坦而较宽
断面	横切面略呈五边形，背面的四边约等长
气味	有特异香气，味微甜、辛

【饮片】

盐小茴香　本品形如小茴香，微鼓起，色泽加深，偶有焦斑。味微咸。

【品质】以颗粒均匀、以黄绿、气味浓者为佳。杂质不得超过4%；总灰分不得超过10.0%。

【功效】散寒止痛，理气和胃。

【贮藏】置阴凉干燥处。

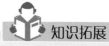 知识拓展

1. 化学成分　含挥发油，称茴香油，油中含反式茴香脑、α-茴香酮等；黄酮类化合物如槲皮素；香豆素类，如7-羟基香豆素。本品含反式茴香脑不得少于1.4%，含挥发油不得少于1.5%。

2. 易混品　吉林、甘肃、内蒙古、四川、贵州、山西等地，有将同科植物莳萝的果实误作小茴香药用，应予纠正。本品外形特征是：较小而圆，分果呈广椭圆形，扁平，长3~4mm，直径2~3mm，厚约1mm，背脊突起，侧棱延展成翅，气微香。

案例分析 ✎

案例　妈妈买了一些猪肉，准备给刚放假回家的苗苗做卤肉吃，发现家里没有小茴香了，让苗苗到楼下去买，苗苗却买回了大料。妈妈说苗苗买错了，苗苗说菜店老板说这就是茴香。到底谁错了？

分析　其实茴香分为大茴香和小茴香两种。

大茴香又称大料、八角茴香，其味甘甜，有强烈特殊的香气，它的果实比硬币稍小一点，可以作为香料或调料。小茴香会有一股特殊的茴香气，其外观如谷子般大小，扁扁的，是以果实为香料、茎叶为食用的一种蔬菜。

区别：大茴香外观有八个角，呈深棕色，角瓣纯厚，尖角平直，蒂柄向上弯曲。小茴香的外观和颜色都与谷壳很相似。

烹调：大茴香多用于煮制或酱卤肉类，小茴香则是肉类加工中常用的香辛料。

功效：大茴香有增加肉的香味、增进食欲的功效，小茴香则有散寒止痛、温肾缩尿和开胃理气的作用。

连　翘

【来源】为木犀科植物连翘的干燥果实。

【产地】主产山西、河南、陕西、山东等地，以山西、河南产量最大。

【采收加工】秋季果实初熟尚带绿色时采收，除去杂质，蒸熟，晒干，习称"青翘"；果实熟透时采收，晒干，除去杂质，习称"老翘"。

【性状】连翘药材见图5-11，性状描述见表5-10。

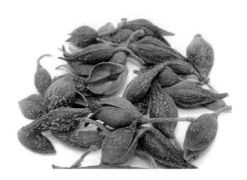

图5-11　连翘药材

表5-10　连翘的性状描述

项目	性状描述
性状	本品呈长卵形至卵形，稍扁，长1.5～2.5cm，直径0.5～1.3cm
表面	有不规则的纵皱纹和多数突起的小斑点，两面各有1条明显的纵沟。顶端锐尖，基部有小果梗或已脱落。青翘多不开裂，表面绿褐色，突起的灰白色小斑点较少
质地	青翘质硬，老翘质脆
种子	青翘种子多数，黄绿色，细长，一侧有翅；老翘种子棕色，多已脱落
气味	气微香，味苦

【品质】青翘以色较绿，不开裂者为佳；老翘以色较黄、瓣大，壳厚者为佳。

【功效】清热解毒，消肿散结，疏散风热。

【贮藏】置干燥处。

课堂互动

青翘与老翘的性状特征有什么区别？

栀　子

【别名】黄栀子、红栀子、小栀子

【来源】为茜草科植物栀子的干燥成熟果实。

【产地】多栽培，亦有野生。主产湖南、江西、福建、浙江、四川、湖北等地，以湖南产量大，浙江产品质佳。此外，河南、安徽、广东等地亦产。

【采收加工】9～11月果实成熟呈红黄色时采收，除去果梗和杂质，蒸至上汽或置沸水中略烫，取出，干燥。

【性状】栀子药材见图5-12，性状描述见表5-11。

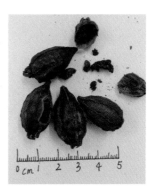

图5-12　栀子

表5-11　栀子的性状描述

项目	性状描述
性状	本品呈长卵圆形或椭圆形，长1.5~3.5cm，直径1~1.5cm
表面	表面红黄色或棕红色，具6条翅状纵棱，棱间常有1条明显的纵脉纹，并有分枝。顶端残存宿萼片，基部稍尖，有残留果梗
果皮	皮薄而脆，略有光泽；内表面色较浅，有光泽，具2~3条隆起的假隔膜
种子	多数，扁卵圆形，集结成团，深红色或红黄色，表面密具细小疣状突起
气味	气微，味微、酸而苦

【饮片】

炒栀子　本品形如栀子碎块，黄褐色。

焦栀子　本品形状同栀子或为不规则的碎块，表面焦褐色或焦黑色。果皮内表面棕色，种子表面为黄棕色或棕褐色。气微，味微酸而苦。

【品质】以皮薄、饱满、色红黄者为佳。要求总灰分不超过6.0%。

商品上常分为二等。一等：饱满，表面橙红色、红黄色、淡红色、淡黄色，种子橙红色，紫红色或淡红色、棕黄色。二等：较瘦小，表面橙黄色、暗棕色或带青色，间有怪形果或破碎，种子棕红色、红黄色、暗棕色、棕褐色。

【功效】泻火除烦，清热利湿，凉血解毒。

【贮藏】置通风干燥处。

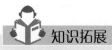 知识拓展

1. 化学成分　含栀子苷、羟异栀子苷、黄色素和熊果酸等。《中国药典》2015版规定含栀子苷不得少于1.8%。炒栀子药材含栀子苷不得少于1.5%。

2. 焦栀子　《中国药典》已单列，具有凉血止血作用。含栀子苷不得少于1.0%。

3. 易混品　商品中有一种混淆品"水栀子"，又名大栀子，为大花栀子的干燥成熟果实。本品果大，长圆形，长3~7cm，棱高。多外敷作伤科药，不作内服药。主要用作无毒染料，供工业用，见图5-13。

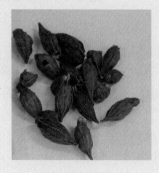

图5-13　水栀子

砂 仁

【来源】为姜科植物阳春砂、绿壳砂或海南砂的干燥成熟果实。

【产地】阳春砂主产广东阳春、阳江、罗定、信宜等地，广西、云南南部亦产。绿壳砂主产于云南临沧、文山、景洪等地。海南砂主产于海南省。

【采收加工】夏、秋二季果实成熟时采收，晒干或低温干燥。

【性状】砂仁药材见图5－14，性状描述见表5－12。

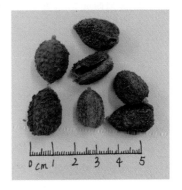

图5－14 砂仁

表5－12 砂仁的性状描述

项目	性状描述	
	阳春砂、绿壳砂	海南砂
性状	呈椭圆形或卵圆形，有不明显的三棱，长1.5～2cm，直径1～1.5cm	呈长椭圆形或卵圆形，有明显的三棱，长1.5～2cm，直径0.8～1.2cm
表面	表面棕褐色，密生刺状突起，顶端有花被残基，基部常有果梗	表面被片状、分枝的软刺，基部具果梗痕
质地	果皮薄而软	果皮厚而硬
种子	集结成团，具三钝棱，中有白色隔膜，将种子团分成3瓣，每瓣有种子5～26粒。种子为不规则多面体，直径2～3mm；表面棕红色或暗褐色，有细皱纹，外被淡棕色膜质假种皮；质硬，胚乳灰白色	种子团较小，每瓣有种子3～24粒；种子直径1.5～2mm
气味	气芳香而浓烈，味辛凉、微苦	气味稍淡

【品质】均以个大、坚实饱满、气味浓者为佳。

【功效】化湿开胃，温脾止泻，理气安胎。

【贮藏】置阴凉干燥处。

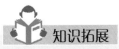 知识拓展

砂仁商品规格有国产砂仁和进口砂仁两类。

1. 国产砂仁 ①阳春砂：不分等级，因加工不同分壳砂仁和砂仁两种。②绿壳砂仁：不分等级。③海南砂仁：分统货和一、二等货，也因加工不同分壳砂仁和净砂仁两种。净砂一等：种子团呈三棱状的椭圆形或卵圆形，分成三瓣，每瓣约有种子10数粒，子粒饱满，每50g在150粒以内；二等：种子团较小而瘦瘪，每50g在150粒以外。

2. 进口砂仁 习称"缩砂"，分壳砂和原砂仁。主产于泰国、越南、缅甸、印度尼西亚等地。

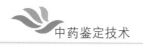

课堂互动

试区别阳春砂与海南砂的性状特征？

案例分析

案例 砂仁不仅是一味中药，也是火锅、麻辣烫、卤味等烹饪中常用的一种调味品，近几年来，香料市场出现大量艳山姜冒充砂仁抢占市场的现象，无法保障其保健养生的食疗功能，也严重影响了食疗药材行业的声誉与发展。

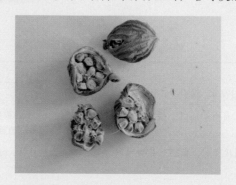

图 5-15 砂仁伪品（艳山姜）

分析 艳山姜见图 5-15。三种方法可以鉴别砂仁真假。

（1）看形状 正品砂仁呈圆形或卵圆形，外表棕褐色，有密生刺状突起；而伪品多呈球形或长倒卵形，外观为橙黄色或棕红色，无密生刺状突起，而是有一层短柔毛或扁形柔刺

（2）正品种子每室有近30粒，且紧密排列。呈不规则的多面体，有棱角；而伪品种子每室仅5~15粒，外形一端平截，一端稍窄。

（3）气味 正品砂仁芳香气味浓烈，用口尝之味辛微苦；而伪品气微香，味微苦辛而涩。

豆　蔻

【别名】白豆蔻、白蔻、白叩

【来源】为姜科植物白豆蔻或爪哇白豆蔻的干燥成熟果实。按产地不同分为"原豆蔻"和"印尼白蔻"。

【产地】主为进口。原豆蔻主产于柬埔寨、泰国；印尼白蔻主产印度尼西亚。以上两种豆蔻在我国海南、云南有少量栽培。

【采收加工】多于7~8月间，果实即将黄熟但未开裂时，采收果序，去净残留的花被和果梗后晒干。

【性状】豆蔻药材见图 5 – 16，性状描述见表 5 – 13。

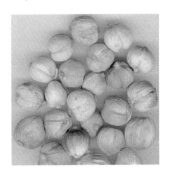

图 5 – 16　豆蔻

表 5 – 13　豆蔻的性状描述

项目	性状描述	
	原豆蔻	印尼豆蔻
性状	呈类球形，直径 1.2 ~ 1.5cm	个略小
表面	白色至淡黄棕色，有 3 条较深的纵向槽纹，顶端有突起的柱基，基部有凹下的果柄痕，两端均具浅棕色绒毛	表面黄白色，有的微显紫棕色
质地	果皮体轻，质脆，易纵向裂开，内分 3 室，每室含种子约 10 粒。	果皮较薄
种子	呈不规则多面体，背面略隆起，直径 3 ~ 4mm，表面暗棕色，有皱纹，并被有残留的假种皮	种子瘦瘪
气味	气芳香，味辛凉略似樟脑	气味较弱

【品质】以个大体重、饱满、皮薄而完整、气味浓者为佳。

【功效】化湿行气，温中止呕，开胃消食。

【贮藏】密闭，置阴凉干燥处，防蛀。

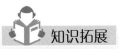知识拓展

　　与豆蔻有关的品种：肉豆蔻、红豆蔻和草豆蔻。

1. 肉豆蔻　本品为肉豆蔻科植物肉豆蔻的干燥种仁。本品呈卵圆形或椭圆形，长 2 ~ 3cm，直径 1.5 ~ 2.5cm。表面灰棕色或灰黄色，有时外被白粉（石灰粉末）。全体有浅色纵行沟纹和不规则网状沟纹。种脐位于宽端，呈浅色圆形突起，合点呈暗凹陷。种脊呈纵沟状，连接两端。质坚，断面显棕黄色相杂的大理石花纹，宽端可见干燥皱缩的胚，富油性。气香浓烈，味辛。

2. 红豆蔻　为姜科植物大高良姜的干燥成熟果实。秋季果实变红时采收，除去杂质，阴干。本品呈长球形，中部略细，长 0.7 ~ 1.2cm，直径 0.5 ~ 0.7cm。表面红棕色或暗红色，略皱缩，顶端有黄白色管状宿萼，基部有果梗痕。果皮薄，易破碎。种子6，扁圆形或三角状多面形，黑棕色或红棕色，外被黄白色膜质假种皮，胚乳灰白色。气香，味辛辣。

3. 草豆蔻　详见表 5 – 41 之草豆蔻性状特征。

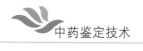

课堂互动

试区别豆蔻、肉豆蔻、红豆蔻与草豆蔻。

草 果

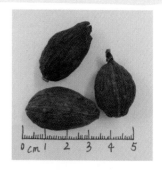

【来源】为姜科植物草果的干燥成熟果实。

【产地】主产云南、广西。

【采收加工】秋季果实成熟时采收，除去杂质，晒干或低温干燥。

【性状】草果药材见图 5 - 17，性状描述见表 5 - 14。

图 5 - 17　草果

表 5 - 14　草果的性状描述

项目	性状描述
性状	呈长椭圆形，具三钝棱，长 2 ~ 4cm，直径 1 ~ 2.5cm
表面	灰棕色至红棕色，具纵沟及棱线，顶端有圆形突起的柱基，基部有果梗或果梗痕
质地	果皮质坚韧，易纵向撕裂
断面	剥去外皮，中间有黄棕色隔膜，将种子团分成 3 瓣，每瓣有种子多为 8 ~ 11 粒
种子	呈圆锥状多面体，直径约 5mm；表面红棕色，外被灰白色膜质的假种皮，种脊为一条纵沟，尖端有凹状的种脐；质硬，胚乳灰白色
气味	有特异香气，味辛、微苦

【饮片】

草果仁　本品呈圆锥状多面体，直径约 5mm；表面棕色至红棕色，有的可见外被残留灰白色膜质的假种皮。种脊为一条纵沟，尖端有凹状的种脐。胚乳灰白色至黄白色。有特异香气，味辛、微苦。

【品质】以个大、饱满、红棕色、香气浓者为佳。种子团含挥发油不得少于 1.4%。

【功效】燥湿温中，截疟除痰。

【贮藏】置阴凉干燥处。

金樱子

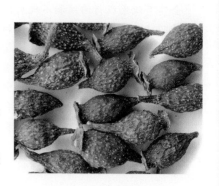

【别名】糖罐子、糖刺果、刺头

【来源】为蔷薇科植物金樱子的干燥成熟果实。

【产地】产于华中、华东、华南、西南等地区。

【采收加工】10 ~ 11 月果实成熟变红时采收，干燥，除去毛刺。

【性状】金樱子药材见图 5 - 18，性状描述见表 5 - 15。

图 5 - 18　金樱子

表 5 – 15　金樱子的性状描述

项目	性状描述
性状	为花托发育而成的假果，呈倒卵形，长 2～3.5cm，直径 1～2cm
表面	表面红黄色或红棕色，有突起的棕色小点，系毛刺脱落后的残基。顶端有盘状花萼残基，中央有黄色柱基，下部渐尖
质地	质硬
断面	切开后，花托壁厚 1～2mm，内有多数坚硬的小瘦果，内壁及瘦果均有淡黄色绒毛
气味	气微，味甘、微涩

【饮片】

金樱子肉　本品呈倒卵形纵剖瓣。余同金樱子。

【品质】以个大、色红黄、有光泽、去净毛刺者为佳。

【功效】固精缩尿，固崩止带，涩肠止泻。

【贮藏】置通风干燥处，防蛀。

知识拓展

1. 化学成分　本品金樱子肉按干燥品计算，含金樱子多糖以无水葡萄糖计，不得少于 25.0%。

2. 易混品　在山西各地，长期用一蔷薇科植物山刺玫的果实冒充金樱子药材用。山刺玫表面无刺，果皮薄，而正品金樱子，表面有毛刺脱落后的残基，果皮肉厚。

枳　壳

【来源】为芸香科植物酸橙及其栽培变种的干燥未成熟果实。

【产地】主产重庆（綦江、江津）、江西（清江、新干、新余）以及湖南（沅江）等地。有将四川产者称"川枳壳"；江西产者称"江枳壳"，湖南产者称"湘枳壳"。

【采收加工】7 月果皮尚绿时采收，自中部横切为两半，切口向上，晒干或低温干燥。

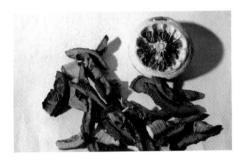

图 5 – 19　枳壳

【性状】枳壳药材见图 5 – 19，性状描述见表 5 – 16。

表 5 – 16　枳壳的性状描述

项目	性状描述
性状	呈半球形，直径 3～5cm
表面	外果皮棕褐色至褐色，有颗粒状突起，突起的顶端有凹点状油室；有明显的花柱残迹或果梗痕

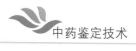
项目	性状描述
质地	质坚硬，不易折断
断面	切面中果皮黄白色，光滑而稍隆起，厚0.4~1.3cm，边缘散有1~2列油室，瓤囊7~12瓣，少数至15瓣，汁囊干缩呈棕色至棕褐色，内藏种子
气味	气清香，味苦、微酸

【饮片】

枳壳　本品呈不规则弧状条形薄片。

麸炒枳壳　本品形如枳壳片，色较深，偶有焦斑。

【品质】以个大、外皮青绿色、中果皮肉厚、色白（习称"青皮白口"）、质坚硬、香气浓者为佳。《中国药典》规定，总灰分不得超过7%。

习惯认为川枳壳皮细色绿，边缘外卷似盆状，质佳；江枳壳粗、色黄次之；湘枳壳皮粗色黄肉薄，质又次之。

商品规格分为二等。一等：直径在3.5cm以上，肉厚0.5cm以上；二等：直径2.5cm以上，肉厚0.35cm以上。

【功效】理气宽中，行滞消胀。

【贮藏】本品极易吸潮，使色泽变暗红，也易虫蛀。置阴凉干燥处，防蛀。

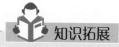

知识拓展

1. 化学成分　含橙皮苷、新橙皮苷和挥发油等。按干燥品计，含柚皮苷不得少于4.0%，新橙皮苷不得少于3.0%。

2. 其他品种　各地还以同属多种植物的果实作枳壳用。

（1）香圆枳壳　为芸香科植物香圆的干燥未成熟果实。产四川、陕西、江西等地。本品外皮褐色或棕褐色，粗糙，顶端有花柱残痕及隆起的环圈，习称"金钱环"，味酸而后苦。

（2）绿衣枳壳　为芸香科植物枸橘的干燥未成熟果实，系历史上所用的正品，商品又称建枳壳。主产福建。本品外表橙褐色或绿黄色，密被细柔毛，干缩成棕褐色。气香，味微酸苦。

（3）个别地方尚有用甜橙、枸橼等未成熟果实混作枳壳使用。

（4）栽培变种主要有黄皮酸橙、代代花、朱栾、塘橙。

枳　实

【来源】为芸香科植物酸橙及其栽培变种或甜橙的干燥幼果。

【产地】酸橙枳实主产重庆江津（川枳实）、湖南沅江（湘枳实）、江西新干（江枳实）。

【采收加工】5~6月收集自落的果实，除去杂质，自中部横切为两半，晒干或低温干燥，较小者直接晒干或低温于燥。

【性状】枳实药材见图5-20，性状描述见表5-17。

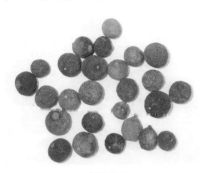

a. 鹅眼枳实

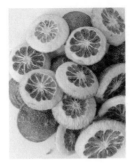

b. 瓣子枳实

图5-20　枳实

表5-17　枳实的性状描述

项目	性状描述
性状	呈半球形，少数为球形，直径0.5~2.5cm
表面	外果皮黑绿色或暗棕绿色，具颗粒状突起和皱纹，有明显的花柱残迹或果梗痕
质地	质坚硬
断面	切面中果皮略隆起，厚0.3~1.2cm，黄白色或黄褐色，边缘有1~2列油室，瓤囊棕褐色
气味	气清香，味苦、微酸

【饮片】

枳实　本品呈不规则弧状条形或圆形薄片。

麸炒枳实　本品形如枳实片。色较深，有的有焦斑，气焦香，味微苦，微酸。

【品质】以外果皮黑绿色，肉厚色白、瓣小，质坚实、香气浓者为佳；以身干、无杂质、无虫蛀霉变，最大直径不超过2.5cm者为合格。直径超过2.5cm者为作枳壳药用。总灰分不得超过7%。

过去商品常按枳实的直径大小分为"瓣子枳实"（直径0.6cm以上）"鹅眼枳实"（0.6cm以下），现分为二等。一等：直径1.5~2.5cm；二等：1.5cm以下，间有未切的个子，但不得超过30%。

【功效】破气消积，化痰散痞。

【贮藏】置阴凉干燥处，防蛀。

　知识拓展

化学成分：含挥发油、辛弗林（对羟福林）、N-甲基酪胺、橙皮苷、新橙皮苷以及枸橼酸、维生素等。本品含辛弗林不得少于0.3%。

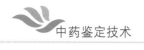

案例分析

案例 某药厂新购进一批枳实,其药材性状特征为直径1.5cm左右;表面黑绿色,微粗糙,有细密凹下的油室,质硬,断面果皮黄白色或淡黄棕色,厚0.1～0.2cm。瓤囊8～10瓣,淡棕色,气清香,味酸、苦。药材如图5-21。请分析该药材是否为正品枳实?如不是,则为何药材?

分析 枳实表面粗糙,具颗粒状突起的油室或皱纹,切面中果皮略隆起,而青皮表面微粗糙,有细密凹下的油室;枳实切面中果皮厚0.3～1.2cm,而青皮中果皮厚约0.1～0.2cm;枳实口尝先苦后酸,苦中有酸,而青皮先酸后苦,酸中有苦。该药厂购进的药材为青皮。

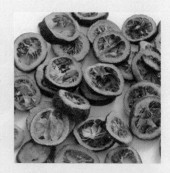

图5-21 购进的药材

课堂互动

枳实与枳壳的来源有哪些异同点?请仔细区别它们的形态特征。

陈 皮

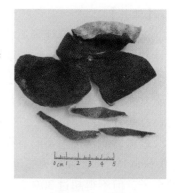

【别名】橘皮

【来源】本品为芸香科植物橘及其栽培变种的干燥成熟果皮,药材分为"陈皮"和"广陈皮"。

【产地】产于广东新会、广州近郊、四会等地者,称为"广陈皮",品质最佳。此外,四川、福建、浙江、江西、湖南等地亦产,商品称"陈皮"。

【采收加工】10月以后采摘成熟果实,剥取果皮,晒干或低温干燥。

【性状】陈皮药材见图5-22,性状描述见表5-18。

图5-22 陈皮

表5-18 陈皮的性状描述

项目	性状描述
性状	常剥成数瓣,基部相连,有的呈不规则的片状,厚1～4mm
表面	外表面橙红色或红棕色,有细皱纹和凹下的点状油室。内表面浅黄白色,粗糙、附黄白色或黄棕色筋络状维管束
质地	质稍硬而脆
气味	气香,味辛、苦
广陈皮	常3瓣相连,形状整齐。厚度均匀,约1mm。点状油室较大,对光照视,透明清晰。质较柔软

【饮片】

陈皮丝　本品呈不规则的条状或丝状。

【品质】均以片大、整齐、色鲜艳、质柔软、香气浓者为佳。

【功效】理气健脾，燥湿化痰。

【贮藏】置阴凉干燥处，防霉，防蛀。

 知识拓展

1. 化学成分　含挥发油、陈皮苷、川陈皮素等。按《中国药典》2015版规定，本品按干燥品计，含橙皮苷不得少于3.5%。

2. 陈皮规格　分为二等。一等：片张大，表面橙红色或红黄色，内表面黄白色，质稍硬面脆，气香，味辛苦；二等：片张小，间有破块，表面黄褐色或黄红色，暗绿色，内表面类白色或灰黄色，较松泡，质硬而脆，气香，味微苦辛。

3. 广陈皮规格　分为三等。一等：剖成3~4瓣，表面橙红色或棕紫色，显皱缩，内面白色，略呈海绵状，质柔，片张厚，气清香浓郁，味微辛；二等：有不规则片张，表面橙红色或红棕色，内面白色，较光洁，质较柔，片张较薄，气清香，味微苦、辛；三等：皮薄而片小表面红色或带有青色，质坚硬而脆，气香，味微苦、辛。

化橘红

【别名】芸红、芸皮

【来源】本品为芸香科植物化州柚或柚的未成熟或近成熟的干燥外层果皮。前者习称"毛橘红"，后者习称"光七爪""光五爪"。

【产地】主产于广东省化州市。

【采收加工】夏季果实未成熟时采收，置沸水中略烫后，将果皮剖成5或7瓣，除去果瓤和部分中果皮，压制成形，干燥。

【性状】化橘红药材见图5-23，性状描述见表5-19。

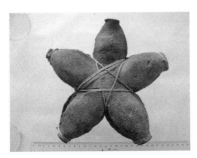

a. 光五爪

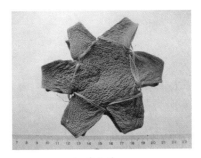

b. 光七爪

图5-23　化橘红

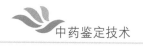
表 5-19　化橘红的性状描述

项目	性状描述
性状	呈对折的七角或展开的五角星状,单片呈柳叶形。完整者展开后直径 15~28cm,厚0.2~0.5cm
表面	外表面黄绿色,密布茸毛,有皱纹及小油室;内表面黄白色或淡黄棕色,有脉络纹
质地	质脆,易折断,断面不整齐,内侧稍柔而有弹性
气味	气芳香,味苦、微辛

【功效】理气宽中,燥湿化痰。

【贮藏】置阴凉干燥处,防蛀。

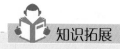

知识拓展

　　根据《地理标志产品保护规定》,国家质检总局组织了对化橘红地理标志产品保护申请的审查。经审查合格,批准自2006年12月31日起对化橘红实施地理标志产品保护。

　　化橘红地理标志产品保护范围为广东省化州市河西街道、石湾街道、新安镇、官桥镇、中垌镇、丽岗镇、林尘镇、江湖镇、合江镇、那务镇、平定镇、文楼镇、播扬镇、宝圩镇14个镇、街道现辖行政区域。

案例分析

　　案例　在某电商化橘红销售页面,多位消费者反馈,其购买的产品不是正宗化橘红,可电商客服总是说:"尊敬的顾客您好!本店的产品都是正品,如果真如您所说的产品不是化橘红,是橙子皮的话,那肯定是不会让我们销售的,产品都是有经过严格的检验的"。

　　分析　正宗化橘红的典型特征:外表面黄绿色,密布茸毛,气芳香。这个是与其他产区产的橘红最明显的特征。还有,正宗化橘红泡在水里,水呈黄色,市场上很多冒充品泡出来的水为红色。

佛　手

【别名】佛手柑、五指柑

【来源】为芸香科植物佛手的干燥果实。

【产地】主产广东高要,集散于肇庆市者,称广佛手;其次产广西;产福建者称建佛手;产于四川以及云南等地者,称川佛手。

【采收加工】秋季果实尚未变黄或变黄时采收,纵切成薄片,晒干或低温干燥。

【性状】佛手药材见图5-24,性状描述见表5-20。

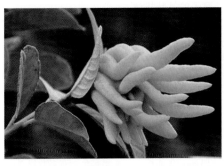
a. 原植物

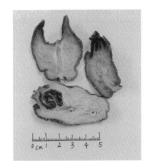
b. 佛手饮片

图 5 - 24 佛手

表 5 - 20 佛手的性状描述

项目	性状描述
性状	为类椭圆形或卵圆形的薄片，常皱缩或卷曲，长 6 ~ 10cm，宽 3 ~ 7cm，厚 0.2 ~ 0.4cm。顶端稍宽，常有 3 ~ 5 个手指状的裂瓣，基部略窄，有的可见果梗痕
表面	外皮黄绿色或橙黄色，有皱纹和油点。果肉浅黄白色或浅黄色，散有凹凸不平的线状或点状维管束
质地	质硬而脆，受潮后柔韧
气味	气香，味微甜后苦

【品质】以片张大、皮色绿、果肉白、香气浓者为佳。

【功效】疏肝理气，和胃止痛，燥湿化痰。

【贮藏】置阴凉干燥处，防霉，防蛀。

使君子

【来源】为使君子科植物使君子的干燥成熟果实。

【产地】主产四川、福建、广东、广西、江西等地。以四川产量最大。

【采收加工】秋季果皮变紫黑色时采收，除去杂质，干燥。

【性状】使君子药材见图 5 - 25，性状描述见表 5 - 21。

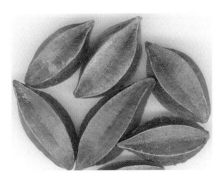

图 5 - 25 使君子

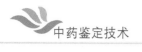

表 5 – 21 使君子的性状描述

项目	性状描述
性状	本品呈椭圆形或卵圆形，具 5 条纵棱，偶有 4 ~ 9 棱，长 2.5 ~ 4cm，直径约 2cm
表面	表面黑褐色至紫黑色，平滑，微具光泽。顶端狭尖，基部钝圆，有明显圆形的果梗痕
质地	质坚硬
断面	横切面多呈五角星形，棱角处壳较厚，中间呈类圆形空腔
种子	种子长椭圆形或纺锤形，长约 2cm，直径约 1cm；表面棕褐色或黑褐色，有多数纵皱纹；种皮薄，易剥离；子叶 2，黄白色，有油性，断面有裂隙
气味	气微香，味微甜

【饮片】

使君子仁 取净使君子，除去外壳。

【品质】以个大、表面紫黑色具光泽、仁饱满、色黄白者为佳。

【功效】杀虫消积。

【贮藏】置通风干燥处，防霉，防蛀。

马兜铃

【来源】为马兜铃科植物北马兜铃或马兜铃的干燥成熟果实。

【产地】北马兜铃主产于黑龙江、吉林、辽宁、河北、河南、山东、陕西等地；马兜铃主产于浙江、江苏、安徽、湖南等地。

【采收加工】秋季果实由绿变黄时采收，干燥。

【性状】马兜铃药材见图 5 – 26，性状描述见表 5 – 22。

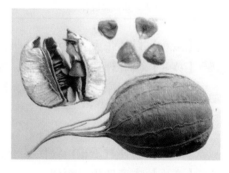

图 5 – 26 马兜铃

表 5 – 22 马兜铃的性状描述

项目	性状描述
性状	呈卵圆形，长 3 ~ 7cm，直径 2 ~ 4cm
表面	表面黄绿色、灰绿色或棕褐色，有纵棱线 12 条，由棱线分出多数横向平行的细脉纹。顶端平钝，基部有细长果梗
质地	果皮轻而脆，易裂为 6 瓣，果梗也分裂为 6 条
断面	果皮内表面平滑而带光泽，有较密的横向脉纹。果实分 6 室，每室种子多数，平叠整齐排列
种子	子扁平而薄，钝三角形或扇形，长 6 ~ 10mm，宽 8 ~ 12mm，边缘有翅，淡棕色
气味	气特异，味微苦

【饮片】

蜜马兜铃　净马兜铃，搓碎，照蜜炙法炒至不黏手。

【品质】以个大、饱满、完整、色黄绿、种子充实者为佳。

【功效】清肺降气，止咳平喘，清肠消痔。

【贮藏】置干燥处。

知识拓展

　　除以上两种马兜铃入药外，部分省区以百合科多种植物的果实作马兜铃用，要予以区别。常见的有：云南百合、荞麦叶大百合和麝香百合的果实。

火麻仁

【别名】大麻仁、火麻、线麻子

【来源】桑科植物大麻的干燥成熟果实。

【产地】全国各地均有栽培。

【采收加工】秋季果实成熟时采收，除去杂质，晒干。

【性状】火麻仁药材见图5-27，性状描述见表5-23。

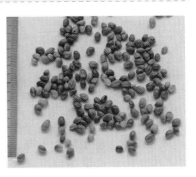

图5-27　火麻仁

表5-23　火麻仁的性状描述

项目	性状描述
形状	呈卵圆形，长4~5.5mm，直径2.5~4mm
表面	灰绿色或灰黄色，有微细的白色或棕色网纹，两边有棱，顶端略尖，基部有1圆形果梗痕
质地	果皮薄而脆，易破碎
断面	种皮绿色，子叶2，乳白色，富油性
气味	气微，味淡

【饮片】

炒火麻仁　取净火麻仁，照清炒法炒至微黄色，有香气。

【品质】以颗粒饱满、种仁色乳白、油性足者为佳。

【功效】润肠通便。

【贮藏】置阴凉干燥处，防热，防蛀。

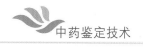

知识拓展

（1）化学成分　含胡芦巴碱、甜菜碱、脂肪油及蛋白质等。

（2）中药火麻仁就是毒品大麻的种子吗？服用火麻仁会让人上瘾吗？其实并非如此。大麻有很多品种，分为有毒大麻和无毒大麻。无毒大麻的茎、杆可制成纤维，籽可榨油；有毒大麻主要指矮小、多分枝的印度大麻。大麻类毒品主要包括大麻烟、大麻脂和大麻油，其主要活性成分是四氢大麻酚。这种成分对中枢神经系统有抑制、麻醉作用，吸食后产生欣快感，有时会出现幻觉和妄想，长期吸食会引起精神障碍，思维迟钝，并破坏人体的免疫系统。常用的中药火麻仁，其四氢大麻酚成分低于0.3%，不具备成瘾性。

女贞子

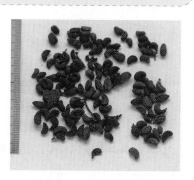

图 5 - 28　女贞子

【别名】冬青子、女贞实、白蜡树子

【来源】木犀科植物女贞的干燥成熟果实。

【产地】主产于浙江、江苏、福建等地。

【采收加工】冬季果实成熟时采收，除去枝叶，稍蒸或置沸水中略烫后，干燥；或直接干燥。

【性状】女贞子药材见图 5 - 28，性状描述见表 5 - 24。

表 5 - 24　女贞子的性状描述

项目	性状描述
形状	呈卵形、椭圆形或肾形，长 6 ~ 8.5mm，直径 3.5 ~ 5.5mm
表面	黑紫色或灰黑色，皱缩不平，基部有果梗痕或具宿萼及短梗
质地	体轻
果皮	外果皮薄，中果皮较松软，易剥离，内果皮木质，黄棕色，具纵棱
种子	破开后种子通常为 1 粒，肾形，紫黑色，油性
气味	气微，味甘、微苦涩

【饮片】

酒女贞子　本品形如女贞子，表面黑褐色或灰黑色，常附有白色粉霜。微有酒香气。

【品质】以粒大、饱满、色灰黑、质坚实、杂质少者为佳。

【功效】滋补肝肾，明目乌发。

【贮藏】置干燥处。

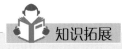

化学成分：主要活性成分为三萜类化合物，有特女贞苷、齐墩果酸、乙酰齐墩果酸等。本品按干燥品计算，含特女贞苷不得少于0.70%。

牛蒡子

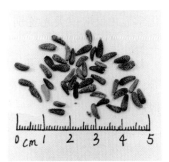

图5-29 牛蒡子

【别名】大力子、恶实、鼠粘子

【来源】菊科植物牛蒡的干燥成熟果实。

【产地】主产于东北、浙江等地。

【采收加工】秋季果实成熟时采收果序，晒干，打下果实，除去杂质，再晒干。

【性状】牛蒡子药材见图5-29，性状描述见表5-25。

表5-25 牛蒡子的性状描述

项目	性状描述
形状	呈长倒卵形，略扁，微弯曲，长5~7mm，宽2~3mm
表面	表面灰褐色，带紫黑色斑点，有数条纵棱，通常中间1~2条较明显。顶端钝圆，稍宽，顶面有圆环，中间具点状花柱残迹；基部略窄，着生面色较淡
质地	果皮较硬
断面	子叶2，淡黄白色，富油性
气味	气微，味苦后微辛而稍麻舌

【饮片】

炒牛蒡子 本品形如牛蒡子，色泽加深，略鼓起。微有香气。

【品质】以粒大、饱满、身干、杂质少、色灰褐者为佳。

【功效】疏散风热，宣肺透疹，解毒利咽。

【贮藏】置通风干燥处。

任务二 学习种子类中药的鉴定

种子类中药大多采用完整的干燥成熟种子，包括种皮和种仁两部分，种仁又包括胚乳和胚。也有一些是用种子的一部分，如种仁（即不带种皮的种子，如肉豆蔻）、假种皮（如龙眼肉）、种皮（如绿豆衣）及胚（莲子心）。也有用发了芽的种子（如大豆卷），或种子的加工品（如淡豆豉）。

1. 采收加工 种子类中药都在果实完全成熟时采收，晒干，打下种子，除去杂质，

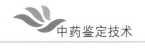

再晒干即成。

2. 性状　种子类中药鉴别时，除应注意其形状、大小、颜色、表面、质地外，还应注意观察种脐的形状、合点、种脊的位置、雕纹、纵横切面、气、味等，其中最重要的是观察其种皮的外表特征，观察过种子表面后，剥去种皮观察胚乳和胚，种皮难剥的种子，可用热水泡软后再剥。

3. 理化鉴别　种子类中药的理化鉴定方面应用广泛。有采用特征性强、操作简便的化学显色反应或荧光鉴别，《中国药典》大量采用特征的、专属性强的薄层色谱法进行鉴定。

4. 品质　种子类中药，一般以身干，无非入药部位，无泥沙杂质，无虫蛀霉变者为合格。色泽正常，气味浓厚者为佳。少数种子类药材根据质量优劣划分若干规格等级。

5. 贮藏　种子类中药，一般粒小、形圆、光滑，可用麻袋包装；细小者，也可用布袋或塑料袋包装；稍大者，可用其他适宜容器包装。本类药材含有较丰富的营养物质，贮藏中除了一般养护方法外，还应特别注意防虫蛀、鼠患。

菟丝子

【别名】豆寄生、无根草、黄丝

【来源】旋花科植物南方菟丝子或菟丝子的干燥成熟种子。

【产地】主产于江苏、辽宁、吉林、山东、河南、河北等地。

【采收加工】秋季果实成熟时采收植株，晒干，打下种子，除去杂质。

【性状】菟丝子药材见图 5 - 30，性状描述见表 5 - 26。

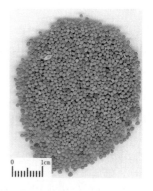

图 5 - 30　菟丝子

表 5 - 26　菟丝子的性状描述

项目	性状描述
形状	呈类球形，直径 1 ~ 2mm
表面	灰棕色至棕褐色，粗糙，种脐线形或扁圆形
质地	质坚实，不易以指甲压碎
气味	气微，味淡

【饮片】

盐菟丝子　形如菟丝子，表面棕黄色，裂开，略有香气。

【鉴别】取本品少量，加沸水浸泡后，表面有黏性；加热煮至种皮破裂时，可露出黄白色卷旋状的胚，形如吐丝。

【品质】以颗粒饱满、身干、杂质少者为佳。

【功效】补益肝肾，固精缩尿，安胎，明目，止泻；外用消风祛斑。

【贮藏】置通风干燥处。

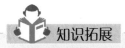

知识拓展

　　1. 化学成分　含金丝桃苷、胆甾醇、槲皮素、紫云英苷、菟丝子苷等。本品按干燥品计算，含金丝桃苷不得少于0.10%。

　　2. 伪品　主要有旋花科植物日本菟丝子，十字花科植物芜菁（俗称大头菜），油菜的种子，唇形科植物紫苏的果实（紫苏子），苋科植物千穗谷的种子，禾本科植物䅟的种子，茄科植物莨菪的种子（天仙子）等。

案例分析

　　案例　一位同学将自己在某药店购买的菟丝子和实训室的菟丝子药材标本进行对比后发现，前者杂质较多，大小不一。经鉴别，该药店售卖的菟丝子存在明显掺假现象。

　　近年来，随着菟丝子临床用量的增加，其价格也越来越高，不少不法商家往菟丝子中掺入与之形状、大小、颜色相似的水泥粒、沙粒、土块等，以增加重量来非法牟取利益。

　　分析　同学们该如何鉴别真假菟丝子呢？下面介绍几种简单的辨别方法。

　　(1) 辨颜色，纯净的菟丝子呈灰棕色或黄褐色，表面光洁；掺假的表面呈土色，颜色晦暗。

　　(2) 搓捻法，取少量菟丝子放入手掌心，用另一手拇指用力搓捻，菟丝子质坚实，不易捻碎；如掌心有土末，说明掺有土块。

　　(3) 浸泡法，取少量菟丝子放入透明玻璃容器中，浸泡一段时间，菟丝子吸水体积膨大；掺有水泥粒、沙粒、泥块的，会沉入容器底部，水泥粒、沙粒不会膨大，泥块会很快溶散并使液体变浑浊。

　　(4) 水煮法，取少量菟丝子用沸水浸泡后，表面有黏性；加热煮至种皮破裂时，露出黄白色卷须状的胚，形如吐丝，即为正品。

课堂互动

　　1. 什么是寄生植物？有哪些寄生植物临床上用作中药材？举例说明。

　　2. 找出菟丝子与其常见伪品的关键区别点。

牵牛子

【别名】黑丑、白丑、二丑、喇叭花子

【来源】旋花科植物裂叶牵牛或圆叶牵牛的干燥成熟种子。

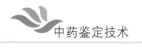

【产地】主产于辽宁、山东等地。

【采收加工】秋末果实成熟、果壳未开裂时采割植株，晒干，打下种子，除去杂质。

【性状】牵牛子药材见图5-31，性状描述见表5-27。

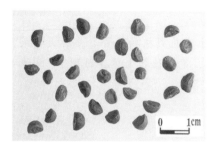
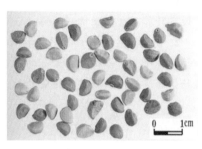

a. 牵牛子药材（黑丑）　　　　　　　　　　b. 牵牛子药材（白丑）

图5-31　牵牛子

表5-27　牵牛子的性状描述

项目	性状描述
形状	似橘瓣状，长4~8mm，宽3~5mm
表面	灰黑色（黑丑）或淡黄白色（白丑），背面有一条浅纵沟，腹面棱线的下端有一点状种脐，微凹
质地	质硬
断面	横切面可见淡黄色或黄绿色皱缩折叠的子叶，微显油性
气味	气微，味辛、苦，有麻感

【饮片】

炒牵牛子　形如牵牛子，表面黑褐色或黄棕色，稍鼓起。微具香气。

【鉴别】取本品，加水浸泡后种皮呈龟裂状，手捻有明显的黏滑感。

【品质】以颗粒饱满、身干、无果壳者为佳。

【功效】泻水通便，消痰涤饮，杀虫攻积。

【贮藏】置干燥处。

 知识拓展

1. 化学成分　含牵牛子苷、咖啡酸、咖啡酸乙酯、脂肪油等。

2. 常见伪品　①多刺月光花的干燥成熟种子。呈卵圆形略扁，表面淡棕黄色，平滑光亮，背面弓形隆起，中央微显纵沟，腹面为一棱线，棱的一端有明显圆形白色的种脐凹下。质硬，横切面淡黄色，可见2片皱缩折叠子叶。无臭，味微辛，苦。②北鱼黄草的干燥成熟种子。呈卵形，多呈圆球形的1/4状，表面灰褐色，披金黄色鳞片的非腺毛，脱落处粗糙，呈小凹点状，背面弓形隆起，中央有浅纵沟，腹面为一棱线，种脐明显，在棱线及背面交接处呈缺刻状。质硬，横切面淡黄色，可见2片皱缩折叠的子叶。无臭，味微辛辣。③打碗花的干燥成熟种子。种子呈卵形，多呈圆球形的1/4状，表面灰黑色，有众多小突起，种脐明显，呈缺刻状。质硬，横切面可见2片子叶。无臭，味淡。

案例分析

　　案例　据报道，温州一名 1 岁女婴有发热和肚子胀的症状，于是孩子的奶奶炒了 10 颗从老家带来的可以通便的牵牛花花籽给孩子吃。之后孩子不但没有退热，反而出现了呕吐、昏迷和抽搐等症状，被送医院抢救后脱离了危险。

　　分析　该报道中提到的牵牛花花籽就是中药牵牛子，有毒，可泻水通便，但散剂用量需控制在 1.5～3g，若 15g 以上就会中毒，严重中毒会出现休克甚至死亡。该患儿才 1 岁，就服用这么多牵牛子，已经属于严重中毒。因此，儿童服用药物一定要掌握适度的量，不能跟成人一样。民间有些中草药在成人服用时看似无副作用，对儿童而言可能就会致命。

课堂互动

　　1. 找出牵牛子与其常见伪品的关键区别点。
　　2. 在使用牵牛子时，应注意哪些特殊用药人群。

沙苑子

　　【别名】潼蒺藜、沙苑蒺藜、蔓黄芪
　　【来源】豆科植物扁茎黄芪的干燥成熟种子。
　　【产地】主产于陕西、河北、辽宁、山西等地。
　　【采收加工】秋末冬初果实成熟尚未开裂时采割植株，晒干，打下种子，除去杂质，晒干。
　　【性状】沙苑子药材见图 5-32，性状描述见表 5-28。

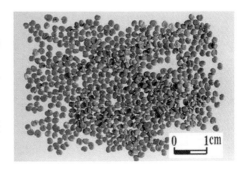

图 5-32　沙苑子

表 5-28　沙苑子的性状描述

项目	性状描述
形状	略呈肾形而稍扁，长 2～2.5mm，宽 1.5～2mm，厚约 1mm
表面	光滑，褐绿色或灰褐色，边缘一侧微凹处具圆形种脐
质地	质坚硬，不易破碎
断面	子叶 2，淡黄色，胚根弯曲，长约 1mm
气味	气微，味淡。嚼之有豆腥味

　　【饮片】
　　盐沙苑子　形如沙苑子，表面鼓起，深褐绿色或深灰褐色。气微，味微咸，嚼之

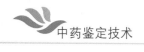

有豆腥味。

【品质】以颗粒饱满、身干、无杂质、色绿褐者为佳。

【功效】补肾助阳，固精缩尿，养肝明目。

【贮藏】置通风干燥处。

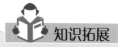 知识拓展

1. 化学成分 含沙苑子苷、杨梅皮素、紫云英苷等。本品按干燥品计算，生品含沙苑子苷不得少于0.060%，盐沙苑子不得少于0.050%。

2. 常见伪品 ①同属植物华黄芪的干燥成熟种子，药材呈规则肾形而饱满，表面暗绿色或棕绿色，种脐长条形。②同属植物紫云英的干燥成熟种子，药材呈斜方状肾形，两侧压扁，表面黄绿色或棕黄色，种脐长条形。③豆科植物猪屎豆的干燥成熟种子，呈三角状肾形，一端较宽，圆截形而下弯成钩状，表面黄绿色或淡黄棕色，种脐三角形。沙苑子伪品见图5-33。

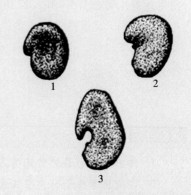

图5-33 沙苑子伪品
1. 沙苑子 2. 华黄芪的种子
3. 紫云英的种子

案例分析 ✎

案例 小王去药店实习时，有一次看到医生处方中有一味中药"蒺藜"，他就去药斗里抓了"沙苑子"，此时店长在一旁看到，提醒他抓错药了。小王想不明白，他认为沙苑子的别名是蒺藜，为什么会抓错药呢？

分析 沙苑子的别名是"潼蒺藜"，而"蒺藜"则是另一味中药，为蒺藜科植物蒺藜的干燥成熟果实，又称"刺蒺藜"。由于称谓混乱，历代文献记载中，沙苑子和蒺藜这两味中药的混用情况时有发生。两者的基原、功效、性状等方面皆不同，在鉴别时，同学们应注意区分。

郁李仁

【别名】小李仁、大李仁

【来源】蔷薇科植物欧李、郁李或长柄扁桃的干燥成熟种子。前两种习称"小李仁"，后一种习称"大李仁"。

【产地】欧李主产于辽宁、黑龙江等地，郁李主产于华东及河北、河南等地，长柄扁桃主产于内蒙古等地。

【采收加工】夏、秋二季采收成熟果实，除去果肉和核壳，取出种子，干燥。

【性状】郁李仁药材见图5-34，性状描述见表5-29。

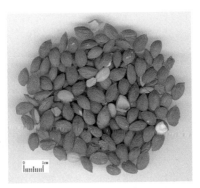

图5-34　郁李仁药材

表5-29　郁李仁的性状描述

项目	性状描述
形状	呈卵形，长5~8mm，直径3~5mm
表面	黄白色或浅棕色，一端尖，另端钝圆。尖端一侧有线形种脐，圆端中央有深色合点，自合点处向上具多条纵向维管束脉纹
断面	种皮薄，子叶2，乳白色，富油性
气味	气微，味微苦
大李仁	长6~10mm，直径5~7mm。表面黄棕色

【品质】以颗粒饱满、完整、黄白色、不泛油者为佳。

【功效】润肠通便，下气利水。

【贮藏】置阴凉干燥处，防蛀。

 知识拓展

1. 化学成分　含苦杏仁苷、脂肪油等。本品按干燥品计算，含苦杏仁苷不得少于2.0%。

2. 伪品　①同属植物李的种子，外形较长，可达10mm，上部尖端及基部合点常偏向一侧，味不苦，似甜杏仁味。②同属植物毛樱桃或榆叶梅的种子，圆锥形，稍大，长7~10mm，宽4~7mm，表面黄棕色或黄白色。

槟　榔

【来源】棕榈科植物槟榔的干燥成熟种子。

【产地】主产于海南、广东、广西、福建、云南、台湾等地。

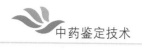

【采收加工】春末至秋初采收成熟果实，用水煮后，干燥，除去果皮，取出种子，干燥。

【性状】槟榔药材见图5－35，性状描述见表5－30。

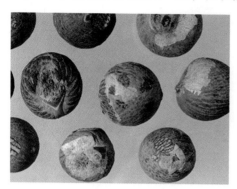

a. 槟榔药材

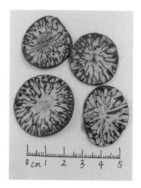

b. 槟榔饮片

图5－35　槟榔

表5－30　槟榔的性状描述

项目	性状描述
形状	呈扁球形或圆锥形。高1.5～3.5cm，底部直径1.5～3cm
表面	淡黄棕色或淡红棕色，具稍凹下的网状沟纹，底部中心有圆形凹陷的珠孔，其旁有1明显疤痕状种脐
质地	质坚硬，不易破碎
断面	可见棕色种皮与白色胚乳相间的大理石样花纹
气味	气微，味涩、微苦

【饮片】

槟榔　呈类圆形的薄片。切面可见棕色种皮与白色胚乳相间的大理石样花纹。气微，味涩、微苦。

炒槟榔　形如槟榔，表面微黄色，可见大理石样花纹。

【品质】以个大、体重、质坚、断面颜色鲜艳、无破裂者为佳。以个小、体轻、中间有空隙或已破碎者质次。其商品分为槟榔个和槟榔瓣。槟榔个有两个等级。

【功效】杀虫，消积，行气，利水，截疟。

【贮藏】置通风干燥处，防蛀。

　知识拓展

1. 化学成分　含生物碱，主要为槟榔碱、槟榔次碱、去甲基槟榔碱等。本品按干燥品计算，含槟榔碱不得少于0.20%。

2. 大腹皮　为棕榈科植物槟榔的干燥果皮。

案例分析 ✎

案例　小明家住海南，当地有很多槟榔树，他喜欢嚼槟榔。椭圆、青绿色的新鲜槟榔也称为"青果"。虽然味道又苦又涩，但令人口舌生津，神清气爽，随之满口鲜红，吃后面红耳赤目眩，如醉酒一样。

分析　槟榔是我国四大南药之一，有很多疗效。但许多研究表明，经常咀嚼槟榔会明显增加口腔黏膜病变的可能性，提高口腔癌的发病率。同学们在鉴别槟榔的同时，要注意它存在的危害性。

课堂互动

收集资料，找出新鲜槟榔和药材槟榔的不同点。

苦杏仁

【**别名**】杏仁、山杏仁

【**来源**】蔷薇科植物山杏、西伯利亚杏、东北杏或杏的干燥成熟种子。

【**产地**】山杏主产内蒙古、辽宁、河北等地，多野生；西伯利亚杏主产东北、华北等地，野生；东北杏主产于东北各地，野生；杏主产于东北、华北及西北等地，系栽培。

【**采收加工**】夏季采收成熟果实，除去果肉和核壳，取出种子，晒干。

【**性状**】苦杏仁药材见图5-36，性状描述见表5-31。

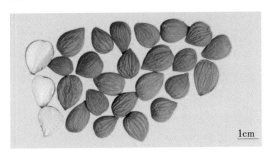

1cm

图5-36　苦杏仁

表5-31　苦杏仁的性状描述

项目	性状描述
形状	呈扁心形，长1~1.9cm，宽0.8~1.5cm，厚0.5~0.8cm
表面	黄棕色至深棕色，一端尖；另端钝圆，肥厚，左右不对称；尖端一侧有短线形种脐，圆端合点处向上具多数深棕色的脉纹
断面	种皮薄，子叶2，乳白色，富油性
气味	气微，味苦

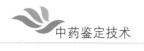

【饮片】

燀苦杏仁　呈扁心形。表面乳白色或黄白色，一端尖，另端钝圆，肥厚，左右不对称，富油性。有特异的香气，味苦。

炒苦杏仁　形如燀苦杏仁，表面黄色至棕黄色，微带焦斑。有香气，味苦。

【鉴别】取本品数粒，加水共研，即产生苯甲醛的特殊香气。

【品质】以颗粒饱满、完整、味苦者为佳。

【功效】降气止咳平喘，润肠通便。

【贮藏】置阴凉干燥处，防蛀。

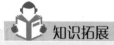

知识拓展

1. 化学成分　①含有效成分苦杏仁苷。苦杏仁苷经水解后产生氢氰酸、苯甲醛及葡萄糖。②苦杏仁酶。③脂肪油。本品含苦杏仁苷不得少于3.0%。

2. 使用注意　本品有小毒。内服不宜过量，以免中毒。生品入煎剂应后下。

案例分析

案例　小芳在看热播剧《甄嬛传》时，发现有一桥段"陵容私下与甄嬛相见，道出多年来自己与甄嬛等人的宿怨情仇后，疯狂吞食杏仁致死。"小芳对该剧中陵容吃杏仁致死一事不明，她认为自己也经常吃杏仁，一直都没有不适，为什么陵容却死了。

分析　杏仁有苦、甜之分。苦杏仁入药，有小毒，不可大量食用。在苦杏仁的种皮和胚芽部分含有剧毒氢氰酸，遇热会挥发，所以在食用苦杏仁时，要先在水中浸泡多次，并加热煮沸，减少有毒物质；同时，去皮、去尖（胚芽）。如果不恰当地食用苦杏仁，会导致中毒，若不及时抢救，可因呼吸衰竭而死亡。陵容就是服用了过量的苦杏仁才致死的。

而小芳平时吃的是供副食品用的甜杏仁，为蔷薇科植物杏或山杏的部分栽培种味甜的干燥种子。呈扁心脏形，顶端尖，基部圆，左右对称，种脊明显，种皮较苦杏仁为厚，淡黄棕色，自合点处分散出许多深棕色脉纹，形成纵向凹纹；断面白色；子叶接合面常见空隙；气微，味微甜；性味甘、平，无毒。

课堂互动

如何区别苦杏仁与桃仁？

酸枣仁

【别名】枣仁、山枣仁

【来源】鼠李科植物酸枣的干燥成熟种子。

【产地】产于河北、陕西、辽宁、河南等地。

【采收加工】秋末冬初采收成熟果实，除去果肉和核壳，收集种子，晒干。

【性状】酸枣仁药材见图5-37，性状描述见表5-32。

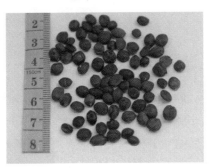

图5-37　酸枣仁

表5-32　酸枣仁的性状描述

项目	性状描述
形状	呈扁圆形或扁椭圆形，长5~9mm，宽5~7mm，厚约3mm
表面	紫红色或紫褐色，平滑有光泽，有的有裂纹。有的两面均呈圆隆状突起；有的一面较平坦，中间或有1条隆起的纵线纹；另一面稍突起。一端凹陷，可见线形种脐；另端有细小突起的合点
断面	种皮较脆，胚乳白色，子叶2，浅黄色，富油性
气味	气微，味淡

【饮片】

炒酸枣仁　形如酸枣仁。表面微鼓起，微具焦斑。略有焦香气，味淡。

【品质】以粒大饱满、外皮紫红、有光泽、种仁黄白色、杂质少（含核壳等杂质不得过5%）者为佳。

【功效】养心补肝，宁心安神，敛汗，生津。

【贮藏】置阴凉干燥处，防蛀。

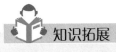知识拓展

化学成分：含酸枣仁皂苷A、酸枣仁皂苷B、斯皮诺素等。本品按干燥品计算，生品含酸枣仁皂苷A不得少于0.030%，含斯皮诺素不得少于0.080%。

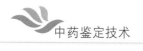
案例分析

案例 李同学实习的药店下班前进了一批中药饮片，由于向药师不在，店长就让中药专业的李金明代为验收。第二天，向药师检查了这批饮片，说酸枣仁是伪品，见图5-38。李同学仔细看了很多遍，并与酸枣仁存货比较，除了新货颜色有点浅外，并无大的不同。向药师告诉李同学这是滇枣仁，并给李同学讲解了常见酸枣仁伪品的特征，提醒他今后注意。

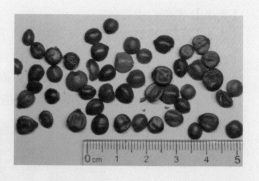

图5-38　酸枣仁伪品（滇枣仁）

分析 酸枣仁常见伪品如下。①滇枣仁，又称理枣仁，为鼠李科植物滇刺枣的干燥成熟种子，主产于云南、缅甸等地。因数量较大，在个别市场已成为酸枣仁的大宗商品。种子形状与酸枣仁极为相似，呈扁圆形或扁椭圆形；表面黄棕色至红棕色，有光泽，在解剖镜下观察可见黄色或棕黄色斑点；一端宽而圆钝，另一端渐窄，呈拱嘴状；味酸，带油腻性。②枳椇子，为鼠李科植物枳椇的干燥成熟种子。③紫荆子，为豆科植物紫荆的干燥成熟种子。

总体鉴别：正品个体大，颜色紫红或紫褐、发亮，而理枣仁、枳椇子、紫荆子个体小，颜色和正品差异大。

决明子

【**别名**】草决明、假绿豆、细叶猪屎豆

【**来源**】豆科植物决明或小决明的干燥成熟种子。

【**产地**】主产安徽、江苏、广东等地。

【**采收加工**】秋季采收成熟果实，晒干，打下种子，除去杂质。

【**性状**】决明子药材见图5-39，性状描述见表5-33。

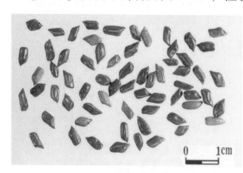

a. 决明子药材（决明子）

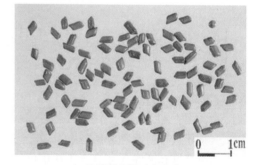

b. 决明子药材（小决明）

图5-39　决明子

表 5 – 33　决明子的性状描述

项目	性状描述
形状	略呈菱方形或短圆柱形，两端平行倾斜，长 3～7mm，宽 2～4mm
表面	绿棕色或暗棕色，平滑有光泽。一端较平坦，另端斜尖，背腹面各有 1 条突起的棱线，棱线两侧各有 1 条斜向对称而色较浅的线形凹纹
质地	质坚硬，不易破碎
断面	种皮薄，子叶 2，黄色，呈 "S" 折曲并重叠
气味	气微，味微苦
小决明	呈短圆柱形，较小，长 3～5mm，宽 2～3mm。表面棱线两侧各有 1 片宽广的浅黄棕色带

【饮片】

炒决明子　形如决明子，微鼓起。表面绿褐色或暗棕色，偶见焦斑。微有香气。

【品质】以颗粒饱满、身干、无杂质、色绿棕、光亮者为佳。

【功效】清热明目，润肠通便。

【贮藏】置干燥处。

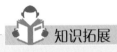

知识拓展

　　1. 化学成分　含蒽醌类衍生物，大黄素，大黄素甲醚，芦荟大黄素、大黄酚及其苷类和大黄酸等。本品按干燥品计算，生品含大黄酚不得少于 0.20%，炒决明子不得少于 0.12%；含橙黄决明素不得少于 0.080%。

　　2. 伪品　①望江南子，同属植物望江南的种子，习称"圆决明"。种子呈扁圆形，一端具突尖；表面灰绿色或灰棕色，四周有薄膜包被，两面平，中央有 1 椭圆形凹斑；质坚硬，不易破碎；气微，味淡。功效与决明子不同，且有毒性，不可混用。②刺田菁，豆科植物刺田菁的种子。呈短圆柱形，整体比正品小；表面光滑，两端钝圆，无棱线；种脐位于腹侧中部，白色，圆形；水浸无胀裂现象；闻之亦气微，但口尝有明显的豆腥味。

案例分析

　　案例　小张逛超市时，看到一种枕头，里面填充了很多"小石头"，有方形的，也有短柱形的，绿棕色或暗棕色，表面平滑还有光泽，一端较平坦，另端斜尖。小张很好奇，为什么"石头"也能放进枕头里面？

　　分析　这些"小石头"是一种植物的种子：决明子。用决明子制成的枕头，略带青草香味，枕着睡觉时，闻着味道，犹如睡在青草丛中。其种子坚硬，又可对头部和颈部穴位按摩，还有明目、润肠通便功效，具有清肝明目、降压和降低血清胆固醇等作用。

王不留行

【别名】留行子、奶米、大麦牛、不留子

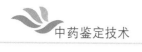

【来源】石竹科植物麦蓝菜的干燥成熟种子。

【产地】主产于江苏、河北、河南、陕西等地，以河北产量最大。

【采收加工】夏季果实成熟、果皮尚未开裂时采割植株，晒干，打下种子，除去杂质，再晒干。

【性状】王不留行药材见图5-40a，性状描述见表5-34。

表5-34 王不留行的性状描述

项目	性状描述
形状	呈球形，直径约2mm
表面	黑色，少数红棕色，略有光泽，有细密颗粒状突起，一侧有1凹陷的纵沟
质地	质硬
断面	胚乳白色，胚弯曲成环，子叶2
气味	气微，味微涩、苦

【饮片】

炒王不留行 呈类球形爆花状，表面白色，质松脆，见图5-40b。

【品质】以颗粒饱满、身干、杂质少、均匀、色黑者为佳。

【功效】活血通经，下乳消肿，利尿通淋。

【贮藏】置干燥处。

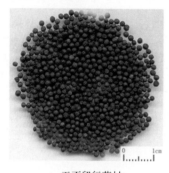
a. 王不留行药材

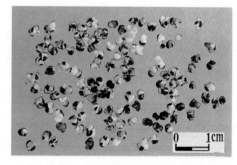
b. 炒王不留行

图5-40 王不留行

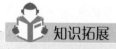 知识拓展

1. 化学成分 含王不留行黄酮苷、王不留行皂苷、棉籽糖等。本品按干燥品计算，生品含王不留行黄酮苷不得少于0.40%，炒王不留行不得少于0.15%。

2. 王不留行的品种 自古以来较为混乱，各地习用品种不同，同一地区也有不同的种类，但以麦蓝菜的种子使用较为普遍。其余各地习用品主要为：①桑科植物薜荔的花托。广东、广西习用。②毛茛科植物野牡丹的果实。福建习用。③金丝桃科元宝草、湖南连翘及地耳草的全草。前者四川习用，后二者广西习用。④豆科植物野豌豆及同属多种植物的种子。山东、江苏、湖南、湖北、贵州、江西、浙江等地有习用。⑤锦葵科植物川黄花稔的全草。云南（昆明）习用。

案例分析

案例　家住广东的小李，看电视健康栏目介绍中药王不留行贴耳穴可以治疗疾病，他也去药店买了一些。但是小李买到的药材呈瓣状或槽状，外表面棕褐色，内表面红棕色，常有未除净的众多枯萎的花或细小长形圆球状果实；顶端截形，中央有一圆形突起，正中有一小孔，孔内充塞膜质小苞片，孔外通常有细密的褐色绒毛；下端稍细小或呈炳状，常连有短的果柄或果柄痕；体轻，质硬而脆，易折断，根本没办法贴到耳穴上，与电视上的土个留什不同。

分析　这种药材叫做"广东王不留行"，是桑科植物薜荔的干燥隐头花序，在广东、广西常作为王不留行入药，也具有活血通经、下乳消肿的作用，不是中医贴耳穴的王不留行。广东王不留行与王不留行的来源相去甚远，同学们应注意区别。

肉豆蔻

【别名】　肉果、玉果

【来源】　肉豆蔻科植物肉豆蔻的干燥种仁。

【产地】　主产于马来西亚、印度尼西亚、巴西等国。我国云南、海南、广东等地栽培。

【采收加工】　4～6月及11～12月各采收1次。成熟果实剖开果皮，剥下假种皮，击破壳状种皮。直接烘干，或将种仁放入石灰乳中浸1天，然后低温烘干。

【性状】　肉豆蔻药材见图5-41，性状描述见表5-35。

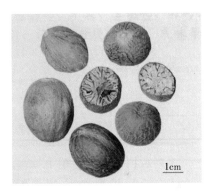

图5-41　肉豆蔻

表5-35　肉豆蔻的性状描述

项目	性状描述
形状	呈卵圆形或椭圆形，长2～3cm，直径1.5～2.5cm
表面	灰棕色或灰黄色，有时外被白粉（石灰粉末）。全体有浅色纵行沟纹和不规则网状沟纹。种脐位于宽端，呈浅色圆形突起，合点呈暗凹陷。种脊呈纵沟状，连接两端
质地	质坚
断面	显棕黄色相杂的大理石花纹，宽端可见干燥皱缩的胚，富油性
气味	气香浓烈，味辛

【饮片】

麸煨肉豆蔻　形如肉豆蔻，表面为棕褐色，有裂隙。气香，味辛。

【品质】　以个大、体重、质坚实、破开后油性足、花纹明显、香气浓、味辛者为佳。

【功效】　温中行气，涩肠止泻。

【贮藏】　置阴凉干燥处，防蛀。

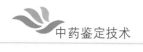

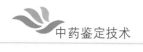

知识拓展

1. 化学成分 含挥发油、齐墩果酸、脂肪油等。生品含挥发油不得少于6.0%，麸煨肉豆蔻含挥发油不得少于4.0%。本品按干燥品计算，生品含去氢二异丁香酚不得少于0.10%，麸煨肉豆蔻不得少于0.080%。

2. 肉豆蔻衣 又称"肉豆蔻花""玉果花"，为肉豆蔻的干燥假种皮。采集肉豆蔻种子时，剥取假种皮，晒干。为扁平的裂瓣，呈淡红棕色或橙红棕色，作半透明状，性脆，浸入水中即回复在种子上时固有的形状，上部为不整状裂瓣，下端相连，略作碗状。具有肉豆蔻固有的香气，味香而微苦。有芳香、驱风、兴奋等功效。

3. 伪品 长柄肉豆蔻为同属植物长柄肉豆蔻的干燥种仁。较正品狭长，表面均为棕色，皮屑状。香气微弱，味辣，质次。

课堂互动

请同学们分别从来源、药用部位、产地、功效、主要性状鉴别特征五个方面比较一下药材肉豆蔻、草豆蔻、白豆蔻、红豆蔻。

柏子仁

【别名】柏实、侧柏子

【来源】柏科植物侧柏的干燥成熟种仁。

【产地】主产于山东、河南、河北等地。

【采收加工】秋、冬二季采收成熟种子，晒干，除去种皮，收集种仁。

【性状】柏子仁药材见图5-42，性状描述见表5-36。

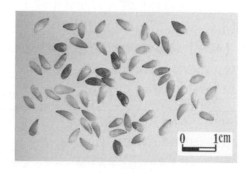

图5-42 柏子仁

表5-36 柏子仁的性状描述

项目	性状描述
形状	呈长卵形或长椭圆形，长4~7mm，直径1.5~3mm
表面	黄白色或淡黄棕色，外包膜质内种皮，顶端略尖，有深褐色的小点，基部钝圆
质地	质软，富油性
气味	气微香，味淡

【饮片】

柏子仁霜　为均匀、疏松的淡黄色粉末，微显油性，气微香。

【品质】以颗粒饱满、黄白色、油性大而不泛油、无皮壳杂质者为佳。

【功效】养心安神，润肠通便，止汗。

【贮藏】阴凉干燥处，防热，防蛀。

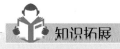
知识拓展

1. 化学成分　含脂肪油、挥发油、皂苷等。

2. 侧柏叶　为柏科植物侧柏的干燥枝梢和叶。

胖大海

【别名】大海子、大洞果、大发

【来源】梧桐科植物胖大海的干燥成熟种子。

【产地】主产于越南、印度、马来西亚、泰国及印度尼西亚等国。我国广东、海南、云南等地有栽培。

【采收加工】4～6月果实开裂时采取成熟的种子，晒干。

【性状】胖大海药材见图5-43，性状描述见表5-37。

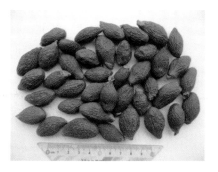

图5-43　胖大海

表5-37　胖大海的性状描述

项目	性状描述
形状	呈纺锤形或椭圆形，长2～3cm，直径1～1.5cm。先端钝圆，基部略尖而歪，具浅色的圆形种脐
表面	表面棕色或暗棕色，微有光泽，具不规则的干缩皱纹
质地	外层种皮极薄，质脆，易脱落。中层种皮较厚，黑褐色，质松易碎，遇水膨胀成海绵状
断面	可见散在的树脂状小点。内层种皮可与中层种皮剥离，稍革质，内有2片肥厚胚乳，广卵形；子叶2枚，菲薄，紧贴于胚乳内侧，与胚乳等大
气味	气微，味淡，嚼之有黏性

【鉴别】取本品数粒置烧杯中，加沸水适量，放置数分钟即吸水膨胀成棕色半透明的海绵状物。

【品质】以个大、外表皮细、有细皱纹及光泽、洁净、无破皮、水浸膨胀性强者为佳。

【功效】清热润肺，利咽开音，润肠通便。

【贮藏】置干燥处，防霉，防蛀。

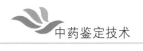

📖 **知识拓展**

1. 化学成分 种子外层含西黄芪胶黏素，果皮含半乳糖，戊糖（主要是阿拉伯糖）。

2. 注意与用法 胖大海外种皮遇水即膨胀发芽，故果实成熟时要及时采收。用法：取2~3枚，沸水泡服或煎服。

3. 常见伪品 圆粒萍婆，来源于梧桐科圆粒萍婆的成熟种子。呈圆球型，表面皱纹较密，浸水中虽膨胀但速度慢，仅能达原体积的2倍，种子无胚乳，子叶2枚，甚肥厚。

薏苡仁

【别名】苡仁、薏米、薏仁米、沟子米

【来源】禾本科植物薏苡的干燥成熟种仁。

【产地】主产福建、河北、辽宁等地。

【采收加工】秋季果实成熟时采割植株，晒干，打下果实，再晒干，除去外壳、黄褐色种皮和杂质，收集种仁。

【性状】薏苡仁药材见图5-44，性状描述见表5-38。

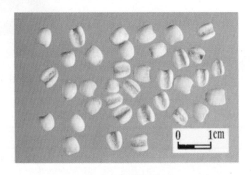

图5-44 薏苡仁

表5-38 薏苡仁的性状描述

项目	性状描述
形状	呈宽卵形或长椭圆形，长4~8mm，宽3~6mm
表面	乳白色，光滑，偶有残存的黄褐色种皮；一端钝圆，另端较宽而微凹，有1淡棕色点状种脐；背面圆凸，腹面有1条较宽而深的纵沟
质地	质坚实
断面	白色，粉性
气味	气微，味微甜

【饮片】

麸炒薏苡仁 形如薏苡仁，微鼓起，表面微黄色。

【品质】以粒大饱满、身干、杂质少、无破碎、色白者为佳。

【功效】利水渗湿，健脾止泻，除痹，排脓，解毒散结。

【贮藏】置通风干燥处，防蛀。

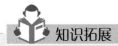 **知识拓展**

1. 化学成分 种子含甘油三油酸酯、薏苡素、氨基酸等。种仁含蛋白质、脂肪、碳水化物等。本品按干燥品计算，生品含甘油三油酸酯不得少于 0.50%，麸炒薏苡仁不得少于 0.40%。

2. 使用注意 孕妇慎用。

课堂互动

如何区别薏苡仁与芡实？

青葙子

【别名】牛尾花子、狗尾巴子、草决明

【来源】苋科植物青葙的干燥成熟种子。

【产地】全国大部分地区均有野生或栽培。

【采收加工】秋季果实成熟时采割植株或摘取果穗，晒干，收集种子，除去杂质。

【性状】青葙子药材见图 5 – 45，性状描述见表 5 – 39。

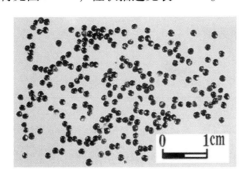

图 5 – 45 青葙子

表 5 – 39 青葙子的性状描述

项目	性状描述
形状	呈扁圆形，少数呈圆肾形，直径 1 ~ 1.5mm
表面	黑色或红黑色，光亮，中间微隆起，侧边微凹处有种脐
质地	种皮薄而脆
气味	气微，味淡

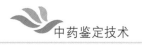

【品质】以粒饱满、色黑、光亮者为佳。

【功效】清肝泻火，明目退翳。

【贮藏】置干燥处。

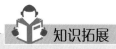知识拓展

1. 化学成分 含脂肪油、淀粉、烟酸及丰富的硝酸钾。所含脂肪油称为青葙子油脂。

2. 同名异物 在上海地区青葙子别名"草决明"，在广东等地区决明子别名"草决明"。

3. 使用注意 本品有扩散瞳孔作用，青光眼患者禁用。

车前子

【别名】车前仁、凤眼前仁、虾蟆衣子、猪耳朵穗子

【来源】车前科植物车前或平车前的干燥成熟种子。前者称大粒车前，后者称小粒车前。

【产地】大粒车前主产江西、河南等地。小粒车前主产黑龙江、辽宁、河北等地。

【采收加工】夏、秋二季种子成熟时采收果穗，晒干，搓出种子，除去杂质。

【性状】车前子药材见图5-46，性状描述见表5-40。

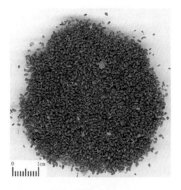

图5-46 车前子

表5-40 车前子的性状描述

项目	性状描述
形状	呈椭圆形、不规则长圆形或三角状长圆形，略扁，长约2mm，宽约1mm
表面	黄棕色至黑褐色，有细皱纹，一面有灰白色凹点状种脐
质地	质硬
气味	气微，味淡

【饮片】

盐车前子 形如车前子，表面黑褐色。气微香，味微咸。

【品质】以粒大、均匀饱满、色黑者为佳。

【功效】清热利尿通淋，渗湿止泻，明目，祛痰。

【贮藏】置通风干燥处，防潮。

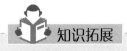

知识拓展

　　1. 化学成分　含多量黏液质、琥珀酸、腺嘌呤、胆碱等。本品按干燥品计算，含京尼平苷酸不得少于0.50%，毛蕊花糖苷不得少于0.40%。

　　2. 车前草　车前科植物车前或平车前的干燥全草。

　　3. 伪品　①桔梗科植物党参的干燥成熟种子，呈椭圆形至卵圆形，略有些扁，大多数颜色为黄棕色，面存在略微凹陷的种脐，在腹侧一面存在一条较浅的凹沟。咀嚼时没有黏性的感觉。②唇形科植物荆芥的干燥成熟种子，形状较车前子大，较规则，呈三角柱形。表面棕黑色，种脐小白点状位于种子的尖端位置，较为明显。气芳香。水泡后不存在黏性，以手捻表面无法感觉到润滑感。

　　其他果实及种子类药材见表5-41。

表5-41　其他果实及种子类药材

品名	来源	性状特征
鹤虱	为菊科植物天名精的干燥成熟果实	呈圆柱状，细小，长3~4mm，直径不及1mm。表面黄褐色或暗褐色，具多数纵棱。顶端收缩呈细喙状，先端扩展成灰白色圆环；基部稍尖，有着生痕迹。果皮薄，纤维性，种皮菲薄透明，子叶2，类白色，稍有油性。气特异，味微苦
覆盆子	为蔷薇科植物华东覆盆子的干燥果实	为聚合果，由多数小核果聚合而成，呈圆锥形或扁圆锥形，高0.6~1.3cm，直径0.5~1.2cm。表面黄绿色或淡棕色，顶端钝圆，基部中心凹入。宿萼棕褐色，下有果梗痕。小果易剥落，每个小果呈半月形，背面密被灰白色茸毛，两侧有明显的网纹，腹部有突起的棱线。体轻，质硬。气微，味微酸涩
槐角	为豆科植物槐的干燥成熟果实	呈连珠状，长1~6cm，直径0.6~1cm。表面黄绿色或黄褐色，皱缩而粗糙，背缝线一侧呈黄色。质柔润，干燥皱缩，易在收缩处折断，断面黄绿色，有黏性。种子1~6粒，肾形，长约8mm，表面光滑，棕黑色，一侧有灰白色圆形种脐；质坚硬，子叶2，黄绿色。果肉气微，味苦，种子嚼之有豆腥气
地肤子	为藜科植物地肤的干燥成熟果实	呈扁球状五角星形，直径1~3mm。外被宿存花被，表面灰绿色或浅棕色，周围具膜质小翅5枚，背面中心有微突起的点状果梗痕及放射状脉纹5~10条；剥离花被，可见膜质果皮，半透明。种子扁卵形，长约1mm，黑色。气微，味微苦
鸦胆子	为苦木科植物鸦胆子的干燥成熟果实	呈卵形，长6~10mm，直径4~7mm。表面黑色或棕色，有隆起的网状皱纹，网眼呈不规则的多角形，两侧有明显的棱线，顶端渐尖，基部有凹陷的果梗痕。果壳质硬而脆，种子卵形，长5~6mm，直径3~5mm，表面类白色或黄白色，具网纹；种皮薄，子叶乳白色，富油性。气微，味极苦
益智	为姜科植物益智的干燥成熟果实	呈椭圆形，两端略尖，长1.2~2cm，直径1~1.3cm。表面棕色或灰棕色，有纵向凹凸不平的突起棱线13~20条，顶端有花被残基，基部常残存果梗。果皮薄而稍韧，与种子紧贴，种子集结成团，中有隔膜将种子团分为3瓣，每瓣有种子6~11粒。种子呈不规则的扁圆形，略有钝棱，直径约3mm，表面灰褐色或灰黄色，外被淡棕色膜质的假种皮；质硬，胚乳白色。有特异香气，味辛、微苦

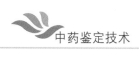

品名	来源	性状特征
蒺藜	为蒺藜科植物蒺藜的干燥成熟果实	本品由5个分果瓣组成，呈放射状排列，直径7～12mm。常裂为单一的分果瓣，分果瓣呈斧状，长3～6mm；背部黄绿色，隆起，有纵棱和多数小刺，并有对称的长刺和短刺各1对，两侧面粗糙，有网纹，灰白色。质坚硬。气微，味苦、辛
夏枯草	为唇形科植物夏枯草的干燥果穗	呈圆柱形，略扁，长1.5～8cm，直径0.8～1.5cm；淡棕色至棕红色。全穗由数轮至数10轮宿萼与苞片组成，每轮有对生苞片2片，呈扇形，先端尖尾状，脉纹明显，外表面有白毛。每一苞片内有花3朵，花冠多已脱落，宿萼二唇形，内有小坚果4枚，卵圆形，棕色，尖端有白色突起。体轻。气微，味淡
胡椒	为胡椒科植物胡椒的干燥近成熟或成熟果实	黑胡椒　呈球形，直径3.5～5mm。表面黑褐色，具隆起网状皱纹，顶端有细小花柱残迹，基部有自果轴脱落的疤痕。质硬，外果皮可剥离，内果皮灰白色或淡黄色。断面黄白色，粉性，中有小空隙。气芳香，味辛辣 白胡椒　表面灰白色或淡黄白色，平滑，顶端与基部间有多数浅色线状条纹
蔓荆子	为马鞭草科植物单叶蔓荆或蔓荆的干燥成熟果实	本品呈球形，直径4～6mm。表面灰黑色或黑褐色，被灰白色粉霜状茸毛，有纵向浅沟4条，顶端微凹，基部有灰白色宿萼及短果梗。萼长为果实的1/3～2/3，5齿裂，其中2裂较深，密被茸毛。体轻，质坚韧，不易破碎，横切面可见4室，每室有种子1枚。气特异而芳香，味淡、微辛
乌梅	为蔷薇科植物梅的干燥近成熟果实	呈类球形或扁球形，直径1.5～3cm；乌黑色或棕黑色，皱缩不平，基部有圆形果梗痕。果肉柔软，果核坚硬，扁卵形，淡黄色，气微，味极酸
蛇床子	为伞形科植物蛇床的干燥成熟果实	本品为双悬果，呈椭圆形，长2～4mm，直径2mm；表面灰黄色或灰褐色，顶端有2枚向外弯曲的柱基，基部偶有细梗。分果的背面有薄而突起的纵棱5条，接合面平坦，有2条棕色略突起的纵棱线；果皮松脆，揉搓易脱落；细小，灰棕色，显油性；气香，味辛凉，有麻舌感
青皮	为芸香科植物橘及其栽培变种的干燥幼果或未成熟果实的果皮	四花青皮　果皮剖成4裂片，裂片长椭圆形，长4～6cm，厚0.11～0.2cm；外表面灰绿色或黑绿色，密生多数油室；内表面类白色或黄白色，粗糙，附黄白色或黄棕色小筋络；质稍硬，易折断；断面外缘有油室1～2列；气香，味苦、辛 个青皮　呈类球形，直径0.5～2cm；表面灰绿色或黑绿色，微粗糙，有细密凹下的油室，顶端有稍突起的柱基，基部有圆形果梗痕；质硬，断面果皮黄白色或淡黄棕色，厚0.1～0.2cm，外缘有油室1～2列。瓤囊8～10瓣，淡棕色；气清香，味酸、苦、辛
大腹皮	为棕榈科植物槟榔的干燥果皮	大腹皮　略呈椭圆形或长卵形瓢状，长4～7cm，宽2～3.5cm，厚0.2～0.5cm；外果皮深棕色至近黑色，具不规则的纵皱纹及隆起的横纹，顶端有花柱残痕，基部有果梗及残存萼片。内果皮凹陷，褐色或深棕色，光滑呈硬壳状；体轻，质硬，纵向撕裂后可见中果皮纤维；气微，味微涩 大腹毛　略呈椭圆形或瓢状；外果皮多已脱落或残存。中果皮棕毛状，黄白色或淡棕色，疏松质柔。内果皮硬壳状，黄棕色或棕色，内表面光滑，有时纵向破裂；气微，味淡
紫苏子	唇形科植物紫苏的干燥成熟果实	呈卵圆形或类球形，直径约1.5mm；灰棕色或灰褐色，有微隆起的暗紫色网纹，基部稍尖，有灰白色点状果梗痕；果皮薄而脆，易压碎；种子黄白色，种皮膜质，子叶2，类白色，有油性；压碎有香气，味微辛

续表

品名	来源	性状特征
白果	银杏科植物银杏的干燥成熟种子	略呈椭圆形，一端稍尖，另端钝，长 1.5 ~ 2.5cm，宽 1 ~ 2cm，厚约 1cm。表面黄白色或淡棕黄色，平滑，具 2 ~ 3 条棱线。中种皮（壳）骨质，坚硬。内种皮膜质，种仁宽卵球形或椭圆形，一端淡棕色，另一端金黄色，横断面外层黄色，胶质样，内层淡黄色或淡绿色，粉性，中间有空隙。气微，味甘、微苦
葶苈子	十字花科植物播娘蒿或独行菜的干燥成熟种子。前者习称"南葶苈子"，后者习称"北葶苈子"	南葶苈子　呈长圆形略扁，长约 0.8 ~ 1.2mm，宽约 0.5mm。表面棕色或红棕色，微有光泽，具纵沟 2 条，其中 1 条较明显。一端钝圆，另端微凹或较平截，种脐类白色，位于凹入端或平截处。气微，味微辛、苦，略带黏性 北葶苈子　呈扁卵形，长 1 ~ 1.5mm，宽 0.5 ~ 1mm。一端钝圆，另端尖而微凹，种脐位于凹入端。味微辛辣，黏性较强 炒葶苈子　形如葶苈子，微鼓起，表面棕褐色。有油香气，不带黏性
桃仁	蔷薇科植物桃或山桃的干燥成熟种子	桃仁　呈扁长卵形，长 1.2 ~ 1.8cm，宽 0.8 ~ 1.2cm，厚 0.2 ~ 0.4cm。表面黄棕色至红棕色，密布颗粒状突起。一端尖，中部膨大，另端钝圆稍偏斜，边缘较薄。尖端一侧有短线形种脐，圆端有颜色略深不甚明显的合点，自合点处散出多数纵向维管束。种皮薄，子叶 2，类白色，富油性。气微，味微苦 山桃仁　呈类卵圆形，较小而肥厚，长约 0.9cm，宽约 0.7cm，厚约 0.5cm 燀桃仁　呈扁长卵形，长 1.2 ~ 1.8cm，宽 0.8 ~ 1.2cm，厚 0.2 ~ 0.4cm。表面浅黄白色，一端尖，中部膨大，另端钝圆稍偏斜，边缘较薄。子叶 2，富油性。气微香，味微苦 燀山桃仁　呈类卵圆形，较小而肥厚，长约 1cm，宽约 0.7cm，厚约 0.5cm
芥子	十字花科植物白芥或芥的干燥成熟种子。前者习称"白芥子"，后者习称"黄芥子"	白芥子　呈球形，直径 1.5 ~ 2.5mm。表面灰白色至淡黄色，具细微的网纹，有明显的点状种脐。种皮薄而脆，破开后内有白色折叠的子叶，有油性。气微，味辛辣 黄芥子　较小，直径 1 ~ 2mm。表面黄色至棕黄色，少数呈暗红棕色。研碎后加水浸湿，则产生辛烈的特异臭气 炒芥子　形如芥子，表面淡黄色至深黄色（炒白芥子）或深黄色至棕褐色（炒黄芥子），偶有焦斑。有香辣气
韭菜子	百合科植物韭菜的干燥成熟种子	呈半圆形或半卵圆形，略扁，长 2 ~ 4mm，宽 1.5 ~ 3mm。表面黑色，一面突起，粗糙，有细密的网状皱纹，另一面微凹，皱纹不甚明显。顶端钝，基部稍尖，有点状突起的种脐。质硬。气特异，味微辛
淡豆豉	豆科植物大豆的成熟种子的发酵加工品	呈椭圆形，略扁，长 0.6 ~ 1cm，直径 0.5 ~ 0.7cm。表面黑色，皱缩不平。质柔软，断面棕黑色。气香，味微甘
莱菔子	十字花科植物萝卜的干燥成熟种子	呈类卵圆形或椭圆形，稍扁，长 2.5 ~ 4mm，宽 2 ~ 3mm。表面黄棕色、红棕色或灰棕色。一端有深棕色圆形种脐，一侧有数条纵沟。种皮薄而脆，子叶 2，黄白色，有油性。气微，味淡、微苦辛 炒莱菔子　形如莱菔子，表面微鼓起，色泽加深，质酥脆，气微香

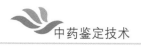

续表

品名	来源	性状特征
胡芦巴	豆科植物胡芦巴的干燥成熟种子	略呈斜方形或矩形，长 3～4mm，宽 2～3mm，厚约 2mm。表面黄绿色或黄棕色，平滑，两侧各具一深斜沟，相交处有点状种脐。质坚硬，不易破碎。种皮薄，胚乳呈半透明状，具黏性；子叶 2，淡黄色，胚根弯曲，肥大而长。气香，味微苦 盐胡芦巴 形如胡芦巴，表面黄棕色至棕色，偶见焦斑。略具香气，味微咸
草豆蔻	姜科植物草豆蔻的干燥近成熟种子	类球形的种子团，直径 1.5～2.7cm。表面灰褐色，中间有黄白色的隔膜，将种子团分成 3 瓣，每瓣有种子多数，粘连紧密，种子团略光滑。种子为卵圆状多面体，长 3～5mm，直径约 3mm，外被淡棕色膜质假种皮，种脊为一条纵沟，一端有种脐；质硬，将种子沿种脊纵剖两瓣，纵断面观呈斜心形，种皮沿种脊向内伸入部分约占整个表面积的 1/2；胚乳灰白色。气香，味辛、微苦

任务三　识别常用果实类中药

【实践目的】

1. 通过实践，掌握五味子、醋五味子、山茱萸、枸杞子、木瓜、山楂、炒山楂、焦山楂、瓜蒌、补骨脂、吴茱萸、小茴香、蛇床子、连翘、栀子、炒栀子、焦栀子、砂仁、豆蔻、草果、金樱子、枳壳、牛蒡子、炒牛蒡子、枳实、麸炒枳实、陈皮、青皮、化橘红、佛手、使君子、马兜铃、大腹皮、火麻仁、女贞子、酒女贞子、牛蒡子、紫苏子的性状鉴别特征、品质要求。

2. 了解药材质量的评价方法和依据。

3. 认识饮片。

【实践内容】

1. 鉴定药材样品及饮片样品：五味子、醋五味子、山茱萸、枸杞子、木瓜、山楂、炒山楂、焦山楂、瓜蒌、补骨脂、吴茱萸、小茴香、蛇床子、连翘、栀子、炒栀子、焦栀子、砂仁、豆蔻、草果、金樱子、枳壳、牛蒡子、炒牛蒡子、枳实、麸炒枳实、陈皮、青皮、化橘红、佛手、使君子、马兜铃、大腹皮、火麻仁、女贞子、酒女贞子、牛蒡子、紫苏子。

2. 对照各药材的品质规定，判定实践所用药材的优劣。

【实践操作】

1. 仔细观察药材样品和饮片样品：五味子、醋五味子、山茱萸、枸杞子、木瓜、山楂、炒山楂、焦山楂、瓜蒌、补骨脂、吴茱萸、小茴香、蛇床子、连翘、栀子、炒栀子、焦栀子、砂仁、豆蔻、草果、金樱子、枳壳、牛蒡子、炒牛蒡子、枳实、麸炒枳实、陈皮、青皮、化橘红、佛手、使君子、马兜铃、大腹皮、火麻仁、女贞子、酒女贞子、牛蒡子、紫苏子，记录其外观、质地、气味等鉴别要点。

2. 根据品质规定，评价当天实践用药材的质量情况。

【实践考核】

表 5－42　果实类中药识别考核表

品名	来源	鉴别要点	质量情况（优，合格，差）

任务四　识别常用种子类中药

【实践目的】

1. 通过实践，掌握菟丝子、牵牛子、沙苑子、郁李仁、槟榔、苦杏仁、酸枣仁、决明子、王不留行、肉豆蔻、柏子仁、胖大海、薏苡仁、青葙子、车前子的性状鉴别特征、品质要求。

2. 了解药材质量的评价方法和依据。

3. 认识饮片。

【实践内容】

1. 鉴定药材样品及饮片样品：菟丝子、牵牛子、沙苑子、郁李仁、槟榔、苦杏仁、酸枣仁、决明子、王不留行、肉豆蔻、柏子仁、胖大海、薏苡仁、青葙子、车前子。

2. 对照各药材的品质规定，判定实践所用药材的优劣。

【实践操作】

1. 仔细观察药材样品和饮片样品：菟丝子、牵牛子、沙苑子、郁李仁、槟榔、苦杏仁、酸枣仁、决明子、王不留行、肉豆蔻、柏子仁、胖大海、薏苡仁、青葙子、车前子，记录其外观、质地、气味等鉴别要点。

2. 根据品质规定，评价当天实践用药材的质量情况。

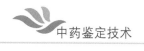

【实践考核】

表 5 – 43   种子类中药识别考核表

品名	来源	鉴别要点	质量情况（优，合格，差）

项 目 小 结

　　果实及种子类药材品种繁多，果实类药材其入药部位多种，果实的成熟程度对不同药材的质量起着决定作用。所以要准确鉴定果实种子类药材的真伪优劣，一定要准确把握其入药部位及果实不同成长时期的特征，对于部分气味浓烈的果实类药材，闻味道能判断药材的真假及品质优劣，在学习中结合案例分析，认真把握各药的典型特征。种子类药材大多含有较多油脂，在储存过程中，非常容易出现走油变质情况；种子类药材很多也含有较多淀粉和糊粉粒，非常容易引起生虫变质情况，在以后从事相关工作中要严格把握。

目 标 检 测

一、单项选择题

1. 连翘采收熟透的果实称为（   ）
   A. 青翘   B. 熟翘   C. 黄翘   D. 老翘

2. 横切呈半圆球形、翻口似盆状，外表棕褐色至褐色，密被凹点状油室，中央褐色，有中心柱及 7～15 瓣瓤囊，有此特征的果实种子类药材是（   ）
   A. 乌梅   B. 瓜蒌   C. 枳壳   D. 木瓜

3. 金樱子的来源是蔷薇科植物金樱子的（   ）

A. 干燥成熟的种子 　　　　　　　B. 干燥成熟的真果

C. 干燥成熟的假果 　　　　　　　D. 干燥成熟的宿萼

4. 茄科植物的果实类药材是（　　　）

A. 橘络　　　　　B. 栀子　　　　　C. 连翘　　　　　D. 枸杞子

5. 来源于鼠李科植物的种子药材是（　　　）

A. 枳壳　　　　　B. 酸枣仁　　　　C. 牛蒡子　　　　D. 鹤虱

6. 禾本科植物的种仁药材是（　　　）

A. 薏苡仁　　　　B. 酸枣仁　　　　C. 桃仁　　　　　D. 肉豆蔻

7. 断面呈棕白相间的大理石样花纹的药材是（　　　）

A. 砂仁　　　　　B. 槟榔　　　　　C. 牵牛子　　　　D. 豆蔻

8. 水浸后种皮呈龟裂状，有明显黏液，子叶皱缩折叠的药材是（　　　）

A. 五味子　　　　B. 补骨脂　　　　C. 菟丝子　　　　D. 牵牛子

9. 来源于伞形科植物的药材是（　　　）

A. 小茴香　　　　B. 连翘　　　　　C. 栀子　　　　　D. 牵牛子

10. 阳春砂主产于（　　　）

A. 广东　　　　　B. 云南　　　　　C. 海南　　　　　D. 东南亚各国

二、多项选择题

1. 山楂的植物来源是（　　　）

A. 山里红　　　　　　　B. 南山楂　　　　　　　C. 野山楂

D. 湖北山楂　　　　　　E. 山楂

2. 瓜蒌的性状特征是（　　　）

A. 呈类球形或长椭圆形

B. 表面橙红色或浅棕色，皱缩或较光滑

C. 基部有残存的果柄

D. 剖开后，内部无瓤

E. 具焦糖气，味微酸甜

3. 苦杏仁、桃仁等均含苦杏仁苷，经水解后产生（　　　）

A. 氢氰酸　　　　　　　B. 苯甲醛　　　　　　　C. 葡萄糖

D. 异硫氰酸　　　　　　E. 脂肪油

4. 下列药材入药部位是果实的有（　　　）

A. 五味子　　　　　　　B. 牛蒡子　　　　　　　C. 苦杏仁

D. 王不留行　　　　　　E. 女贞子

5. 以种子入药的药材有（　　　）

A. 小茴香　　　　　　　B. 马兜铃　　　　　　　C. 瓜蒌仁

D. 决明子　　　　　　　E. 栀子

6. 来源于蔷薇科的药材有（　　　）

A. 车前子　　　　　　　B. 八角茴香　　　　　　C. 山楂

D. 木瓜　　　　　　　　E. 苦杏仁

7. 乌梅的性状鉴别特征有 （　　　）

    A. 呈扁球形或不规则球形

    B. 表面棕黑色至乌黑色，皱缩不平

    C. 果肉柔软，果核坚硬

    D. 基部无果梗痕

    E. 果肉味极酸

8. 味酸的果实类药材有 （　　　）

    A. 山茱萸   B. 木瓜   C. 槟榔

    D. 牵牛子   E. 王不留行

9. 果实类药材有 （　　　）

    A. 菟丝子   B. 女贞子   C. 蛇床子

    D. 五味子   E. 紫苏子

10. 栀子的形状特征是 （　　　）

    A. 长卵形或椭圆形

    B. 表面深红色，有 3 条棱线

    C. 顶端有宿存萼片

    D. 内有多数红棕色种子、粘结成团

    E. 气微、味微酸而苦

（张小红　曹　莉）

项目六　全草类中药的鉴定

知识要求

1. **掌握**　重点品种的来源、性状及其典型的显微与理化鉴定技术。
2. **熟悉**　重点品种的产地、采收加工、主要饮片及炮制品种类的性状鉴别特征、功效及贮藏。
3. **了解**　全草类药材重点品种的化学成分、伪品或混淆品；一般品种的来源及性状鉴别要点。

本项目涉及中药29种，其中重点掌握品种19种，一般掌握品种10种。

重点品种：麻黄、金钱草、广藿香、荆芥、薄荷、益母草、香薷、车前草、穿心莲、青蒿、茵陈、佩兰、蒲公英、小蓟、石斛、紫花地丁、肉苁蓉、锁阳、瞿麦。

一般品种：伸筋草、木贼、垂盆草、紫苏梗、半枝莲、泽兰、淡竹叶、马齿苋、半边莲、豨莶草。

技能要求

能准确鉴定药材的品种、来源、品质。

任务一　学习全草类中药的鉴定

全草类药材是以植物的全株或地上部分为入药部位的一类中药。大多是草本植物的地上部分的茎和叶，如穿心莲、广藿香；一部分是带有花和果实的地上部分，如荆芥、益母草，有少数的是带根及根茎的全株，如车前草、紫花地丁；或是植物的肉质茎，如肉苁蓉、锁阳；或是小灌木的草质茎，如麻黄等。

1. 采收加工　全草类药材一般在植物生长充分，茎叶茂盛的开花前或初花时采收，此时地上部分中营养丰富，有效成分含量较高，如佩兰、荆芥、藿香、穿心莲、车前草；少数在春季采集幼苗，如绵茵陈；或是在秋季采收，如麻黄。

2. 性状　全草类中药的性状鉴定应先描述药材整体形态，然后根据其所包括的器官（根、根茎、茎、叶、花、果实、种子等）分别进行观察，注意形状、大小、颜色、表面、断面、气味等方面的特征情况。

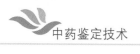

3. 鉴别　含有茎、叶的药材可作茎叶的横切面观察和表面观察，药材破碎的可制作成粉末标本片进行观察。毛茸特征、气孔及轴式、草酸钙晶体是本项目药材的显微观察重点，鉴别时应予注意。

4. 品质　一般应干燥，无泥沙、无杂质和非入药部位，无虫蛀和发霉者味合格。以色泽新鲜、气浓郁者为优。

5. 贮藏　一般应存放于阴凉干燥处，气香者应少通风，以防气味散失，影响质量，如薄荷、荆芥、广藿香。

麻　黄

【来源】为麻黄科植物草麻黄、中麻黄或木贼麻黄的干燥草质茎。

【产地】草麻黄主产河北、山西、内蒙古、新疆等地。中麻黄主产甘肃、青海、内蒙古、新疆等地。木贼麻黄主产河北、山西、甘肃、陕西、内蒙古、宁夏等地。草麻黄产量大，中麻黄次之，木贼麻黄产量小。

【采收加工】秋季采割绿色的草质茎，晒干。

【性状】草麻黄药材见图6-1，性状描述见表6-1。

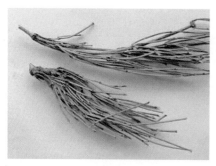
a. 草麻黄药材
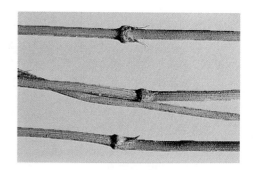
b. 草麻黄茎节

图6-1　草麻黄

表6-1　麻黄的性状描述

项目	性状描述		
	草麻黄	中麻黄	木贼麻黄
形状	细长圆柱形，少分枝	多分枝	较多分枝
表面	淡绿色至黄绿色，有细纵脊线，触之微有粗糙感。节明显，节间长2～6cm，节上有膜质鳞叶，长3～4mm，裂片2（少数3），锐三角形，先端灰白色，反曲，基部联合成筒状，红棕色	有粗糙感，节间2～6cm，膜质鳞叶长2～3mm，裂片3（少数2），先端锐尖	无粗糙感，节间1.5～3cm，膜质鳞叶长1～2mm，裂片2（少数3），上部短三角形，先端多不反曲。基部棕红色至棕黑色
质地	体轻，质脆，易折断		
断面	略呈纤维性，周边绿黄色，髓部红棕色，近圆形	髓部呈三角状圆形	髓部近圆形
气味	气微香，味涩、微苦		

【饮片】

生麻黄　圆柱形的段，表面淡黄绿色至黄绿色，有细纵脊线，切面中心红棕色。

蜜麻黄　形如麻黄段，表面深黄色，微有光泽，略具黏性，有蜜香气，味甜。（图6－2）

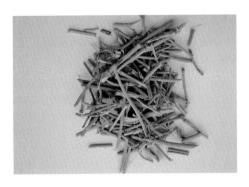

图6－2　草麻黄饮片

【鉴别】显微鉴别。粉末特征见图6－3，棕色或绿色。

（1）表皮组织碎片甚多，细胞呈长方形，有颗粒状细小晶体。

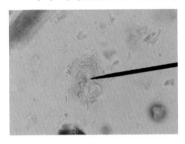 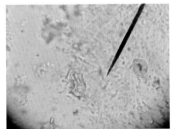 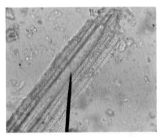

| a. 表皮细胞 | b. 气孔 | c. 嵌晶纤维 |

图6－3　麻黄粉末特征图

（2）气孔特异内陷，保卫细胞侧面观呈哑铃形或电话听筒形。

（3）纤维多而壁厚，木化或非木化，狭长，壁上附有众多细小的砂晶和方晶，形成嵌晶纤维。

（4）螺纹、具缘纹孔导管，直径10～15μm，导管分子端壁斜面相接，接触面有多数穿孔，形成麻黄式穿孔板。

（5）薄壁细胞中可见细小草酸钙晶体，还可见红棕色块状物。

【品质】均以干燥、茎粗、淡绿色、内心充实、味苦涩者为佳。

【功效】发汗散寒，宣肺平喘，利水消肿。

【贮藏】置通风干燥处，防潮。

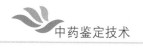
知识拓展

1. 化学成分 含多种生物碱，主要是麻黄碱，其次有伪麻黄碱、甲基麻黄碱等，还含儿茶酚、鞣质及少量挥发油。木贼麻黄生物碱含量最高，草麻黄次之，中麻黄最少。生物碱主要存在于麻黄草质茎节间的髓部，节部生物碱为节间的 1/2 ~ 1/3 左右。药典规定本品含盐酸麻黄碱和盐酸伪麻黄碱的总量不得少于 0.80%。

2. 易混品 我国麻黄属植物共有 13 种 4 变种，除《中国药典》收载的 3 种外，还有单子麻黄、西藏中麻黄、双穗麻黄、丽江麻黄等在不同的地区作麻黄使用，但膜果麻黄因麻黄碱含量很低，不宜药用。

3. 麻黄根 为草麻黄和中麻黄的根和根茎。呈圆柱形，略弯曲，表面红棕色或灰综色，有纵皱及支根痕，外皮粗糙，易成片状剥落。根茎有节。体轻，质硬脆，断面皮部黄白色，木部淡黄色或黄色，射线放射状，根茎中部有髓。功效与麻黄相反：止汗，降血压（麻黄升压）。

课堂互动

1. 草麻黄、中麻黄、木贼麻黄应怎样区别？
2. 在麻黄饮片中掺有部分麻黄根，是否会影响到麻黄的疗效，为什么？

金钱草

【别名】神仙对坐草、一串钱、过路黄

【来源】为报春花科植物过路黄的全草。

【产地】主产四川省，长江流域及陕西、山西、云南、浙江等省亦产。

【采收加工】夏、秋二季采收，除去杂质，晒干。

【性状】金钱草药材见图 6-4，性状描述见表 6-2。

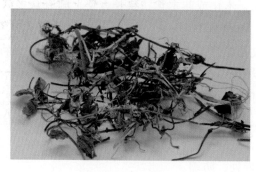

图 6-4 金钱草

表6-2 金钱草的性状描述

部位	项目	性状描述
茎	形态	扭曲，表面棕色或暗棕红色，有纵纹，下部茎节上有时具须根。断面实心
叶	形态	对生，多褶皱，展平后呈宽卵形或心形，基部微凹，全缘。叶柄长1~4cm
	表面	上表面灰绿色或棕褐色，下表面色较浅，主脉明显突起
	水试	水浸后，对光透视，可见黑色或褐色条纹
花	形色	单生叶腋，黄色，具长梗
果	形态	蒴果球形
	气味	气微，味淡

【饮片】

金钱草 呈不规则段，茎棕色或暗棕红色，有纵纹，实心。叶对生，叶上表面灰绿色或棕褐色，下表面色浅，主脉明显突起。水浸后，对光透视，可见黑色或褐色条纹。

【品质】以色绿，叶完整，气清香者为佳。

【功效】利湿退黄，利尿通淋，解毒消肿。

【贮藏】置干燥处。

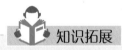 知识拓展

1. 化学成分 含黄酮、甾醇、氨基酸、鞣质、挥发油等成分。《中国药典》规定本品含槲皮素和山奈素的总量不得少于0.10%。

2. 广金钱草 在广东、广西、湖南、福建等省常作金钱草使用的是广金钱草。广金钱草为豆科植物广金钱草的干燥地上部分。茎圆柱形，密被黄色伸展的短柔毛，叶互生，小叶1或3，圆形或矩圆形。功效为利湿退黄，利尿通淋。（图6-5）

3. 易混品 各地称为"金钱草"供药用的植物还有如下几种。

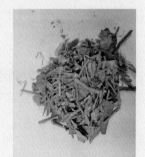
图6-5
广金钱草饮片

（1）连钱草 习称"江苏金钱草"，为唇形科活血丹的干燥地上部分。茎方柱形，表面黄绿色或紫红色，叶对生，肾形或近心形，轮伞花序腋生，搓之气芳香，味微苦。利湿通淋，清热解毒，散瘀消肿。

（2）江西金钱草 为伞形科植物白毛天胡荽的干燥全草。多缠结成团，根、茎均细小，黄棕色，叶卷缩成团，苍绿色或焦黄色，展开后，下面可见稀白毛。气微香，味淡微辛。清利湿热。

4. 伪品

（1）聚花过路黄 同属植物聚花过路黄的干燥全草。其特征为茎叶均被柔毛，叶卵形或长卵形，主侧脉均明显，花多朵集生于茎顶。

（2）点腺过路黄 同属植物点腺过路黄的全草。其特征为茎叶均被短毛，叶心形或宽卵形，两面具不明显的点状突起，花冠上部疏生点状腺点。

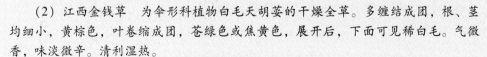

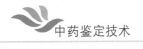

案例分析

案例一 小江有在夏天煲凉茶当茶饮的习惯。某天下班后，小江路过某药店，想起最近自己湿热较盛，小便不利，听说金钱草利湿利尿效果不错，决定去药店买点金钱草来试试。小江进去药店看见中药药斗上写着金钱草，药斗里的饮片的茎为圆柱形，被黄色短柔毛，圆形叶片，叶片下表面有灰白色柔毛。小江向店员确认确实是金钱草后，买了20g金钱草，还有一些车前草。回家后，小江让妈妈帮忙煎药，妈妈打开药袋后告诉小江："你买的是假的金钱草，不过也有清利湿热的效果。"

案例二 国庆假期，在药检所工作的王先生回了趟老家。在老家菜市场闲逛的时候，看到了一家草药铺，职业习惯使然，王先生进去药铺转了转，转到金钱草的位置时，王先生拿起一把金钱草仔细看了看，发现这把金钱草茎叶均有柔毛，主侧脉明显，叶片卵形，花顶生。王先生经过一番辨认，告诉店主这些金钱草是伪品。

讨论

（1）案例一中，为什么小江妈妈说小江买的是假的金钱草？

（2）案例二中，王先生判定草药铺的金钱草是伪品的依据是什么？

（3）如何通过简单的方法鉴别金钱草的正品与伪品？

广藿香

【别名】藿香

【来源】为唇形科植物广藿香的干燥地上部分。按产地不同分为石牌广藿香和海南广藿香。

【产地】主产广东，台湾、海南、广西、云南等省亦有栽培。原以广州市郊石牌、棠下等地产的广藿香为道地药材，现分布于花都、湛江、肇庆等地。

【采收加工】枝叶茂盛时采割，日晒夜闷，反复至干。

【性状】广藿香见图6-6，性状描述见表6-3。

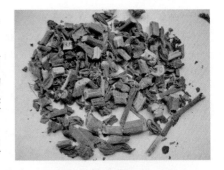

图6-6 广藿香饮片

表6-3 广藿香的性状描述

部位	项目	性状描述
茎	形状	嫩茎略呈方柱形，多分枝；老茎类圆柱形。枝条稍曲折
	表面	密被柔毛，老茎被灰褐色栓皮

续表

部位	项目	性状描述
	质地	脆，易折断
	断面	中部有髓
叶	形态	叶对生，皱缩成团，完整者展开后呈卵形或椭圆形，先端短尖或钝圆，基部楔形或钝圆，边缘具不整齐钝锯齿，两面均被灰白色柔毛。叶柄细，被柔毛
气味		气香特异，味微苦

【饮片】

广藿香　呈不规则的段。

【品质】以茎粗壮，叶厚柔软，香气浓者为佳，叶含量不得少于20%。

【功效】芳香化湿，和中止呕，发表解暑。

【贮藏】置阴凉干燥处，防潮。

 知识拓展

1. **化学成分**　含挥发油，油中主要成分为百秋李醇（广藿香醇）和广藿香酮。广藿香酮为抗真菌成分，石牌广藿香挥发油中主要成分为广藿香酮。海南广藿香挥发油含量高于石牌广藿香，而广藿香酮含量甚微。《中国药典》规定本品含百秋李醇不得少于0.10%。

2. **藿香**　为唇形科植物藿香的地上部分，又称"土藿香"。茎方柱形，多对生分枝，四角有棱脊。老茎坚硬、质脆，易折断，断面白色，髓部中空。叶对生，卵形或长卵形，边缘有钝齿，毛茸少。气香特异，味淡微凉。含挥发油，油中主要成分为甲基胡椒酚，不含百秋李醇和广藿香酮。

课堂互动

1. 讨论中成药藿香正气水中的成分是广藿香还是藿香？
2. 广藿香的性状鉴别特征有哪些？

荆　芥

【来源】为唇形科植物荆芥的干燥地上部分。穗状花序单独入药，称为"荆芥穗"。

【产地】全国大部分地区有产，主产江苏、江西、湖北、河北等地。

【采收加工】夏、秋二季花开到顶、穗绿时，割取地上部分，除去杂质，晒干。

【性状】荆芥见图6-7，性状描述见表6-4。

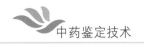
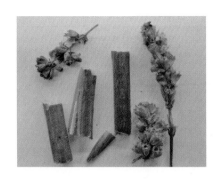

图6-7　荆芥饮片

表6-4　荆芥的性状描述

部位	项目	性状描述
茎	形态	茎方柱形，上部有分枝
	表面	淡紫红色或淡黄绿色，被短柔毛
	质地	体轻，质脆
	断面	类白色
叶	形态	对生，叶片3~5羽状分裂，裂片细长。多已脱落
花	形态	穗状轮伞花序顶生，花冠多脱落，宿萼钟状，顶端5齿裂
	表面	淡棕色或黄绿色，被短柔毛
	气味	气芳香，味微涩而辛凉

【饮片】

荆芥　为不规则的段，茎方柱形，表面淡黄绿色或淡紫红色。体轻。断面类白色。穗状轮伞花序。气芳香，味微涩而辛凉。

荆芥炭　全体黑褐色，体轻，质脆，断面焦褐色，略具焦香气，味苦而辛。（图6-8）

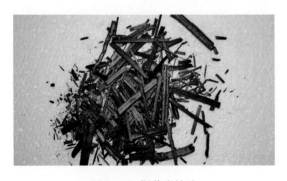

图6-8　荆芥炭饮片

荆芥穗：轮伞花序圆柱形，花冠多脱落，宿萼黄绿色，钟形，质脆易碎，内有棕黑色小坚果。

荆芥穗炭：表面黑褐色，花冠多脱落，宿萼钟形，黑褐色，具焦香气，味苦而辛。

【品质】以浅紫色，穗长而密，香气浓，味辛凉者为佳。一般认为江苏太仓及江西吉安所产品质为优。

【功效】解表散风，透疹，消疮。

【贮藏】置阴凉干燥处。

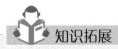 **知识拓展**

化学成分：全株含挥发油1.8%，穗含挥发油约4.11%，油中主成分为右旋薄荷酮消旋薄荷酮、左旋胡薄荷酮。《中国药典》规定本品含挥发油不得少于0.60%（ml/g）。

薄　荷

【来源】为唇形科植物薄荷的干燥地上部分。

【产地】主产于江苏、浙江、湖南等地。江苏太仓、南通等地所产者质量最好，称为"苏薄荷"。

【采收加工】夏、秋二季茎叶茂盛或花开至三轮时，选晴天分次采割，晒干或阴干。第一次采割称为头刀，分枝多，茎紫褐色，较长，品质优；第二次采割的称为二刀，分枝少，茎黄绿色，较短，质次。

【性状】薄荷药材见图6-9，性状描述见表6-5。

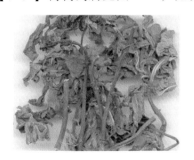

a. 薄荷药材

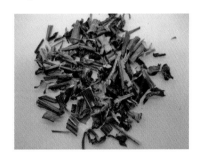

b. 薄荷饮片

图6-9　薄荷

表6-5　薄荷的性状描述

部位	项目	性状描述
茎	形状	方柱形
	表面	紫棕色或淡绿色，有节，棱角处有茸毛
	质地	脆
	断面	白色，髓部中空
叶	形状	叶对生，有短柄，叶片卷曲皱缩，完整者展平后呈宽披针形、长椭圆形或卵形
	表面	上表面深绿色，下表面灰绿色，稀被茸毛，有凹点腺鳞
花	形态	轮伞花序腋生，花萼钟状，先端5齿裂，花冠淡紫色
	气味	揉搓后有特异清凉香气，味辛凉

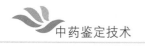
【鉴别】取本品叶的粉末少量，经微量升华得油状物，加硫酸 2 滴及香草醛结晶少量，初显黄色至橙黄色，再加水 1 滴，即变紫红色。

【品质】以叶多，色灰绿，气浓者为佳。《中国药典》规定叶不得少于 30%。

【功效】疏散风热，清利头目，利咽，透疹，疏肝行气。

【贮藏】置阴凉干燥处。

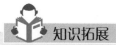 知识拓展

1. 茎和叶含薄荷油，油中主含 l-薄荷脑，高达 87%，其次为 l-薄荷酮，约 12%。另还含黄酮、多种氨基酸。《中国药典》规定本品含挥发油不得少于 0.80%（ml/g）。

2. 入煎剂应后下。

课堂互动

1. 薄荷与荆芥在性状上有什么不同？

2. 薄荷与荆芥在贮藏和应用上有何相同点？

益母草

【别名】坤草、茺蔚

【来源】为唇形科植物益母草的新鲜或干燥地上部分。

【产地】全国各地均有野生或栽培。

【采收加工】鲜品春季幼苗期至初夏花前期采割；干品夏季茎叶茂盛、花未开或初开时采割，晒干，或切段晒干。

【性状】益母草药材见图 6-10，性状描述见表 6-6。

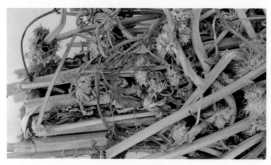
a. 益母草药材

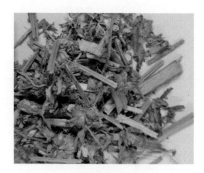
b. 益母草饮片

图 6-10　益母草

表6-6　益母草的性状描述

部位	项目	鲜益母草	干益母草
茎	形状	幼苗期无茎，叶基生，圆心形，5~9浅裂，每裂片有2~3锯齿。花前期茎方柱形，上部多分枝，四面凹下成纵沟	
	表面	青绿色	灰绿色或黄绿色
	质地	鲜嫩	体轻，质韧
	断面	中部有髓	中部有白色髓
叶	性状	交互对生，有柄，青绿色，质鲜嫩，揉之有汁。下部茎生叶掌状3裂，上部叶羽状深裂或浅裂成3片，裂片全缘或具少数锯齿	灰绿色，多皱缩、破碎，易脱落
花	性状	轮伞花序腋生，小花淡紫色	轮伞状腋生，多脱落，小花淡紫色，筒状花萼，花冠二唇形
	气味	气微，味微苦	

【品质】以质嫩、叶多、色灰绿者为佳。

【功效】活血调经，利尿消肿，清热解毒。

【贮藏】干益母草置干燥处，鲜益母草置阴凉潮湿处。贮存期不宜过长，否则容易变色。

 知识拓展

1. 化学成分　全草含益母草碱约0.05%（开花初期含量很少，开花期中逐渐增高），水苏碱，山柰酚等。《中国药典》规定本品药材按干燥品计含盐酸水苏碱不得少于0.50%，含盐酸益母草碱不得少于0.050%；本品饮片含盐酸水苏碱不得少于0.40%，含盐酸益母草碱不得少于0.040%。

2. 益母草的干燥成熟果实是中药茺蔚子。三棱形，表面灰棕色至灰褐色，有深色斑点，一端稍宽，平截状，另一端渐窄而钝尖。果皮薄，子叶类白色，富油性。气味，味苦。

案例分析

　　案例　梁女士趁着周末决定去乡下踏青。游玩过程中，发现路边有农家在卖一些草药，由于梁女士工作压力大，经常出现月经不调的现象，于是问卖药的人有没有益母草，卖家给她拿了一把干燥草药，草药的茎细柔，多枝，被倒生细毛，表面黄绿色，掌状叶片有3个全裂缝，轮伞花序，花冠钟状，类白色，包于萼内，闻之气微，无青草气味，口尝味淡。梁女士觉得和平时看到的益母草不太一样，遂没有购买。

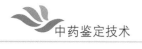

讨论
(1) 请问农家卖的益母草和药店的益母草有什么不一样？
(2) 艾叶与益母草在性状上有什么不同？
(3) 查阅相关典籍，益母草的种子药名是什么？有何特征？功效为何？

香　薷

【别名】香茹、香草

【来源】为唇形科植物石香薷或江香薷的干燥地上部分。前者习称"青香薷"，后者习称"江香薷"。

【产地】石香薷主产于福建、江西、湖南、湖北、广东、广西、贵州等地；江香薷主产于江西、河北、河南，以江西产量大，故名。

【采收加工】夏季茎叶茂盛、花盛时择晴天采割，除去杂质，阴干。

【性状】香薷见图6-11，性状描述见6-7。

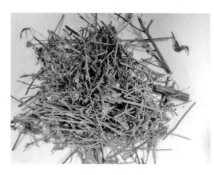

图6-11　香薷饮片

表6-7　香薷的性状描述

部位	项目	青香薷	江香薷
茎	形态	基部紫红色，上部黄绿色或淡黄色，全体密被白色茸毛	表面黄绿色，质较柔软
	形状	方柱型，基部类圆形，节明显	
	质地	脆，易折断	
叶	性状	对生，多皱缩或脱落，叶片展平后呈长卵形或披针形，暗绿色或黄绿色，边缘有3~5疏浅锯齿	边缘有5~9疏浅锯齿
花	性状	穗状花序顶生及腋生，苞片圆卵形或圆倒卵形，脱落或残存；花萼宿存，钟状，淡紫红色或灰绿色，先端5裂，密被茸毛	
果	性状	小坚果4，近圆球形，具网纹	表面具疏网纹
	气味	气清香而浓，味微辛而凉	

【品质】以质嫩、穗多、香气浓者为佳。

【功效】发汗解表，化湿和中。

【贮藏】置阴凉干燥处。

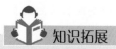知识拓展

　　1. 化学成分　《中国药典》规定本品含挥发油不得少于0.60%；按干燥品计算，所含麝香草酚和香荆芥酚的总量不得少于0.16%。

2. 民间所用的香薷尚有以下几种:

(1) 产于四川、陕西、山东等地同属植物香薷的干燥全草,性状相似,但完整叶片较大,呈卵状椭圆形或披针状椭圆形;穗状花序的花明显偏向一侧,称为"土香薷"。

(2) 产于云南、四川、贵州等地唇形科植物牛至的全草,亦称"土香薷"。

(3) 新疆地区使用的香薷为唇形科植物萼果香薷的全草。

(4) 西藏地区尚有以密花香薷及其变种的全草入药,为"密香薷"。

3. 香薷功效与麻黄相近,效力强,常于夏季用于发汗解表,故而又称为"夏月麻黄"。

课堂互动

1. 唇形科全草类药材在性状上有哪些共同特征?

2. 青香薷和江香薷在性状上有何不同?

车前草

【别名】车前、车轮菜

【来源】为车前科植物车前或平车前的干燥全草。

【产地】全国各地均有出产,以江西、安徽、江苏产量较多。

【采收加工】夏季采挖,除去泥沙,晒干。

【性状】车前草见图6-12,性状描述见表6-8。

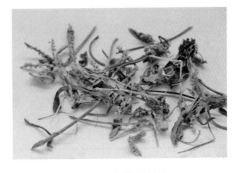

图6-12 车前草饮片

表6-8 车前草的性状描述

部位	项目	车前	平车前
根	形态	丛生,须状	主根直而长
叶	性状	基生,具长柄。叶片皱缩,展平后呈宽卵形或卵状椭圆形表面灰绿色或污绿色,具明显弧形脉5~7条;先端钝或短尖,基部宽楔形,全缘或有不规则波状浅齿	叶片较狭,长椭圆形或椭圆状披针形
花		穗状花序数条,花茎长	
果		蒴果盖裂,萼宿存	
	气味	气微香,味微苦	

【品质】以叶片完整,色灰绿者为佳。

【功效】清热利尿通淋,祛痰,凉血,解毒。

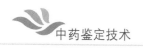

【贮藏】置通风干燥处。

穿心莲

【别名】一见喜、榄核莲、苦胆草

【来源】爵床科植物穿心莲的干燥地上部分。

【产地】主产广东、广西、福建等地。现江苏、四川、陕西等地亦有栽培。

【采收加工】秋初茎叶茂盛时采割，晒干。

【性状】穿心莲饮片见图6-13，性状描述见表6-9。

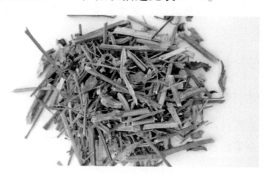

图6-13　穿心莲饮片

表6-9　穿心莲的性状描述

部位	项目	性状描述
茎	形状	方柱形，多分枝，节稍膨大
	质地	脆，易折断
叶	形状	单叶对生，叶柄短或近无柄，叶片皱缩、易碎，完整者展开后呈披针形或卵状披针形，先端渐尖，基部楔形下延，全缘或波状
	表面	上表面绿色，下表面灰绿色，两面光滑
	气味	气微，味极苦

【品质】以色绿、叶多者为佳。《中国药典》规定叶含量不得少于30%。

【功效】清热解毒，凉血，消肿。

【贮藏】置干燥处。

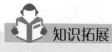知识拓展

　　化学成分：主含二萜内酯类化合物，主要有穿心莲内酯，含量在1.5%以上，还有新穿心莲内酯、去氧穿心莲内酯、脱水穿心莲内酯等，为穿心莲的苦味成分，也是穿心莲抗菌和抗钩端螺旋体的有效成分。《中国药典》规定本品含穿心莲内酯和脱水穿心莲内酯的总量不得少于0.80%。

青　蒿

【来源】为菊科植物黄花蒿的干燥地上部分。

【产地】全国各地均产。

【采收加工】秋季花盛开时采割，除去老茎，阴干。

【性状】青蒿药材见图6-14，性状描述见表6-10。

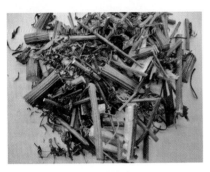

a. 青蒿饮片

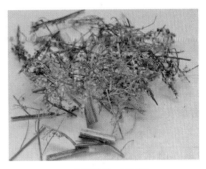

b. 青蒿饮片（带花）

图6-14　青蒿

表6-10　青蒿的性状描述

部位	项目	性状描述
茎	形状	圆柱形，上部多分枝
	表面	黄绿色或棕黄色，具纵棱线
	质地	略硬，易折断
	断面	中部有髓
叶	形色	互生，暗绿色或棕绿色，皱缩易碎，完整者展平后为三回羽状深裂，裂片及小裂片矩圆形或长椭圆形，两面被短毛
	气味	气香特异，味微苦

【品质】以色绿，叶多，香气浓者为佳。

【功效】清虚热，除骨蒸，解暑热，截疟，退黄。

【贮藏】置阴凉干燥处。

 知识拓展

1. 化学成分　青蒿素及青蒿甲素、乙素、丙素、丁素、戊素、青蒿内酯、青蒿酸、青蒿醇等。挥发油中主为茨烯、β-蒎烯、异蒿酮、左旋樟脑等。另还含黄酮类、香豆素。

2. 功效　青蒿素治疗恶性疟和间日疟有较好疗效。

3. 混用品　同属植物青蒿的干燥地上部分，在江苏、江西、河北等地也作青蒿使用。叶二回羽状深裂，两面无毛。本品不含青蒿素，无抗疟作用。

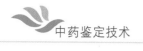

茵　陈

【别名】绒蒿

【来源】菊科植物滨蒿或茵陈蒿的干燥地上部分。

【产地】滨蒿主产东北地区及河北、山东等省，茵陈蒿主产于陕西、山西、安徽等省。以陕西所产质量最佳，习称"西茵陈"。

【采收加工】春季幼苗高6~10cm时采收或秋季花蕾长成至花初开时采割。除去杂质及老茎，晒干。春季采收的称"绵茵陈"；秋季采割的称"花茵陈"。现市场上流通的以"绵茵陈"为主。

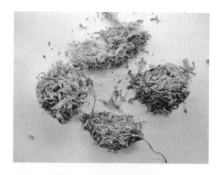

图6-15　绵茵陈

【性状】绵茵陈药材见图6-15，性状描述见表6-11。

表6-11　茵陈的性状描述

部位	项目	绵茵陈	花茵陈
全体	形状	多卷曲成团状，灰白色或灰绿色，密被白色茸毛，绵软如绒	
茎	性状	茎细小，除去表面白色茸毛后可见明显纵纹；质脆，易折断	茎呈圆柱形，多分枝，表面淡紫色或紫色，有纵条纹，被短柔毛；体轻，质脆，断面类白色
叶	形态	叶具柄，展平后叶片呈一至三回羽状分裂，小裂片卵形或稍呈倒披针形、条形，先端锐尖	叶密集，或多脱落；下部叶二至三回羽状深裂，裂片条形或细条形，两面密被白色柔毛；茎生叶一至二回羽状全裂，基部抱茎，裂片细丝状
花	形态		头状花序卵形，多数头状花序集成圆锥状
果	形色		瘦果长圆形，黄棕色
	气味	气清香，味微苦	气芳香，味微苦

【饮片】

绵茵陈　多卷曲成团状，灰白色或灰绿色，全株密被灰白色茸毛，细软如绒。

花茵陈　茎呈不规则圆柱形段，表面淡紫色或紫色，有纵条纹，体轻，质脆，切面类白色，头状花序卵形，气芳香，味微苦。

【品质】以质嫩，绵软、色灰白，香气浓者为佳。

【功效】清利湿热，利胆退黄。

【贮藏】置阴凉干燥处，防潮。

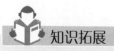 知识拓展

化学成分：含6，7-二甲氧基香豆素（幼苗中不含，以开花期含量高）、茵陈黄酮、茵陈色原酮、绿原酸、滨蒿内酯、咖啡酸和挥发油等；幼苗中还含对羟基苯乙酮。蒿属香豆素、绿原酸、对羟基苯乙酮以及茵陈色原酮等均为利胆有效成分。《中国药典》规定绵茵陈含绿原酸不得少于0.50%；花茵陈含滨蒿内酯不得少于0.20%。

课堂互动

1. 绵茵陈与艾叶在性状上什么不同？
2. 绵茵陈与花茵陈性状上有何不同？

佩　兰

【来源】菊科植物佩兰的干燥地上部分。

【产地】主产于江苏、河北、山东等地。

【采收加工】于每年 7、9 月各收割地上部分 1 次，应选晴天中午收割，此时植株内含挥发油量最高，收回后立即摊晒至半干，扎成束，放回潮，再晒至全干。亦可晒 12 小时后，切成 10cm 长小段，晒至全干。

【性状】佩兰药材见图 6 - 16，性状描述见表 6 - 12。

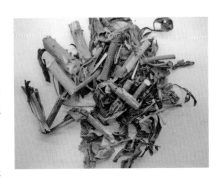

图 6 - 16　佩兰

表 6 - 12　佩兰的性状描述

部位	项目	性状描述
茎	形态	圆柱形
	表面	表面黄棕色或黄绿色，有的带紫色，有明显的节和纵棱线
	质地	质脆
	断面	髓部白色或中空
叶	形态	叶对生，有柄，叶片多皱缩、破碎，绿褐色，完整叶片 3 裂或不分裂，分裂者中间裂片较大，展平后呈披针形或长圆状披针形，基部狭窄，边缘有锯齿；不分裂者展平后呈卵圆形、卵状披针形或椭圆形
	气味	气芳香，味微苦

【品质】以叶多，色绿，茎少，未开花，香气浓者为佳。

【功效】芳香化湿，醒脾开胃，发表解暑。

【贮藏】置阴凉干燥处。

课堂互动

1. 佩兰与泽兰在性状上有何不同？
2. 佩兰的采收加工有何特别之处？

蒲公英

【别名】黄花地丁、婆婆丁、黄花草

【来源】菊科植物蒲公英、碱地蒲公英或同属数种植物的干燥全草。

【产地】主产山西、河北、山东及东北各地。全国大部分地区均产。

【采收加工】春至秋季花初开时采挖。除去杂质，洗净，晒干。

【性状】蒲公英药材见图6-17，性状描述见表6-13。

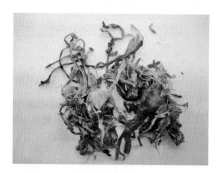

图6-17　蒲公英

表6-13　蒲公英的性状描述

项目	性状描述
全体	呈皱缩卷曲的团块
根	呈圆锥状，多弯曲，表面棕褐色，抽皱；根头部有棕褐色或黄白色的茸毛
叶	基生，多皱缩破碎，完整叶片呈倒披针形，绿褐色或暗灰绿色，边缘浅裂或羽状分裂，基部渐狭，下延呈柄状，下表面主脉明显
花	花茎1至数条，每条顶生头状花序，总苞片多层，花冠黄褐色或淡黄白色；有的可见多数具白色冠毛的长椭圆形瘦果
气味	气微，味微苦

【品质】以叶多，色绿，根长者为佳。

【功效】清热解毒，消肿散结，利尿通淋。

【贮藏】置通风干燥处，防潮，防蛀。

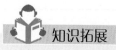知识拓展

　　化学成分：含蒲公英甾醇、蒲公英苦素、香叶木素、咖啡酸、菊糖、果胶及胆碱等。《中国药典》规定本品含咖啡酸不得少于0.020%。

小　蓟

【别名】刺儿菜

【来源】菊科植物刺儿菜的干燥地上部分。

【产地】全国各地均产。

【采收加工】夏、秋二季花开时采割，除去杂质，晒干。

【性状】小蓟饮片见图6-18，性状描述见表6-14。

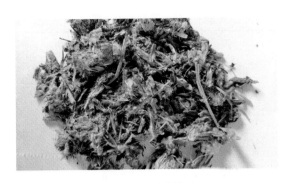

图 6 - 18　小蓟饮片

表 6 - 14　小蓟的性状描述

项目	性状描述
茎	圆柱形，有的上部分枝；表面灰绿色或带紫色，具纵棱及白色柔毛。质脆，易折断，断面中空
叶	互生，无柄或有短柄；叶片皱缩或破碎，完整叶片呈长椭圆形或长圆状披针形，全缘或微齿裂至羽状深裂，齿尖具针刺；上表面绿褐色，下表面灰绿色，两面均被有白色柔毛
花	头状花序单个或数个顶生，总苞钟状，苞片 5～8 层，黄绿色；花紫红色
气味	气微，味微苦

【品质】以色绿，叶多者为佳。

【功效】凉血止血，散瘀解毒消痈。

【贮藏】置通风干燥处。

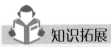　知识拓展

　　化学成分：含芸香苷，原儿茶酸，绿原酸，蒙花苷，甾醇等。《中国药典》规定本品按干燥品计算，含蒙花苷不得少于 0.70%。

石　斛

【别名】黄草、金石斛

【来源】为兰科植物金钗石斛、鼓槌石斛或流苏石斛的栽培品及其同属植物近似种的新鲜或干燥茎。

【产地】主产广东、广西、贵州、云南、四川等地。历来以安徽霍山所产最为有名。

【采收加工】全年均可采收，以春末夏初和秋季采集者为优。鲜用者除去根和泥沙；干用者采收后，除去根和叶，用开水略烫或烘软，再边搓边烘晒，至叶鞘搓净，干燥。

【性状】石斛药材见图 6 - 19，性状描述见表 6 - 15。

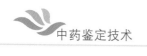

表 6 – 15　石斛的性状描述

项目	鲜石斛	金钗石斛	鼓槌石斛	流苏石斛
形状	圆柱形或扁圆柱形	扁圆柱形	粗纺锤形	长圆柱形，节明显
表面	黄绿色，光滑或有纵纹，节明显，色较深，节上有膜质叶鞘	金黄色或黄中带绿色，有深纵沟	光滑，金黄色，有明显凸起的棱	黄色至暗黄色，有深纵槽
质地	肉质多汁，易折断	硬而脆	轻而松脆	疏松
断面		较平坦而疏松	海绵状	平坦或呈纤维性
气味	气微，味微苦而回甜，嚼之有黏性	气微，味苦	气微，味淡，嚼之有黏性	味淡或微苦，嚼之有黏性

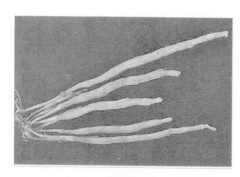

a. 鲜金钗石斛

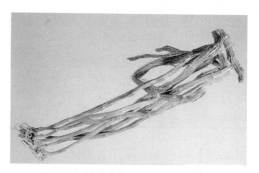

b. 金钗石斛药材

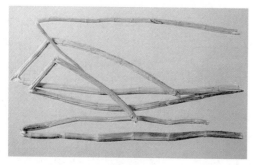

c. 流苏石斛药材

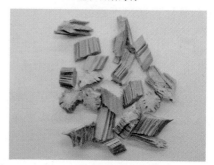

d. 流苏石斛饮片

图 6 – 19　石斛

【饮片】

石斛　呈圆柱形或扁圆柱形的段。余见表 6 – 15。

鲜石斛　呈圆柱形或扁圆柱形的段。余见表 6 – 15。

【品质】干石斛均以色金黄、有光泽、质柔韧者为佳。鲜石斛以色黄绿、肥满多汁、嚼之发黏者为佳。

【功效】益胃生津，滋阴清热。

【贮藏】干品置通风干燥处，防潮；鲜品置阴凉潮湿处，防冻。

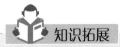

知识拓展

1. 化学成分　主含生物碱：石斛碱、石斛次碱、6-羟基石槲、石斛醚碱等。鼓槌石斛中尚含有抗癌作用的毛兰素。《中国药典》规定金钗石斛中含石斛碱不得少于0.40%；鼓槌石斛含毛兰素不得少于0.030%。

2. 野生石斛　是国家二级保护的珍稀濒危植物，禁止采集和销售。

3. 铁皮石斛　主产于安徽、浙江、云南等地，功效与石斛一致。铁皮石斛又称耳环石斛，是名贵中药材，虽据报道已人工种植成功，价格仍然昂贵。铁皮石斛饮片为螺旋形或弹簧状，常为2~6个旋纹。表面黄绿色或略带金黄色，有细纵皱纹。质坚实，易折断。断面平坦，灰白色至灰绿色，略角质状。气微，味淡，嚼之有黏性。（图6-20）

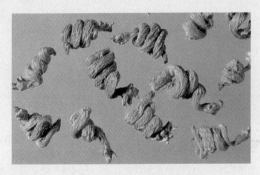

图6-20　铁皮石斛

4. 伪品　（1）有瓜石斛　为同科植物流苏金石斛的干燥全草。产于广东、广西、云南、贵州等地。茎呈圆柱形，表面金黄色，多分枝，每一分枝顶端具膨大成扁纺锤形的假鳞茎，有深纵纹。

（2）石仙桃　为同科植物石仙桃属多种植物的干燥全草。产于广东、广西、浙江、江西、福建等地。根茎粗壮，被鳞叶，节上生假鳞茎，纺锤形，表面黄绿色或金黄色，具纵横纹，有多数类圆形凹点和呈马蹄形的分界线。气微，味淡微涩。

案例分析

案例　徐某去安徽旅游，回程时在特产店买了一些石斛，据店员介绍，这是安徽霍山所产的石斛，是道地药材。回到广州后，徐某去药店时发现自己在安徽所买的石斛与药店卖的石斛不太一样，在安徽买的石斛是纺锤形的，中间粗，两端细，表面金黄色，但是表面有不规则纵皱沟，还有多数类圆形凹点和马蹄形的分界线。于是拿去药检所检验，检验员很遗憾的告诉徐某，他在安徽买的石斛是假石斛。

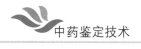

讨论

（1）案例分析中的假石斛是哪一种石斛伪品？

（2）正品石斛与该假石斛有什么不同？

紫花地丁

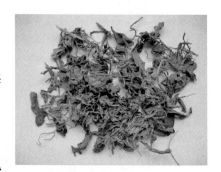

图6-21　紫花地丁

【来源】为堇菜科植物紫花地丁的干燥全草。

【产地】主产江苏、安徽、浙江、陕西、上海等地。

【采收加工】春、秋二季采收，除去杂质，晒干。

【性状】紫花地丁药材见图6-21，性状描述见表6-16。

表6-16　紫花地丁的性状描述

项目	性状描述
形态	多皱缩成团
根	主根长圆锥形，淡黄棕色，有细纵皱纹
叶	基生，灰绿色，展平后叶片呈披针形或卵状披针形，先端钝，基部截形或稍心形，边缘具钝锯齿，两面有毛。叶柄细长，上部具明显狭翅
花	花茎纤细，花瓣5，紫堇色或淡棕色，花距细管状
果实	蒴果椭圆形或三裂。种子多数，淡棕色
气味	气微，味微苦而有稍黏

【品质】以根、茎、叶、花完整，色绿，根黄，味微苦者为佳。

【功效】清热解毒，凉血消肿。

【贮藏】置干燥处。

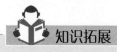知识拓展

　　易混品：有"地丁"之名的中药还有以下几种，应注意与紫花地丁的区分。

　　（1）甜地丁　为豆科植物米口袋的带根全草。主根呈纺锤形、长锥形，表面红棕色至土黄色，粗糙，有纵皱纹，稍扭曲，羽状复叶基生，荚果圆筒形，气微，味淡而稍甜。

　　（2）苦地丁　为罂粟科植物紫堇的全草。茎细，灰绿色或黄绿色，具5纵棱，质软，断面中空。叶多皱缩破碎，暗绿色或灰绿色，完整叶片二至三回羽状全裂。味苦。

　　（3）龙胆地丁　为龙胆科植物华南龙胆的全草。茎丛生，紫红色，枝端有淡紫色或淡土黄绿色的钟状花。叶对生，完整者长圆形或长椭圆形，叶柄短或无，味微苦。

肉苁蓉

【别名】大芸

【来源】为列当科植物肉苁蓉或管花肉花苁蓉的干燥带鳞叶的肉质茎。

【产地】主产于内蒙古、新疆、青海、甘肃等地。以内蒙古产量大、质量优。

【采收加工】多于春季幼苗刚出土时采挖，除去茎尖，切段，晒干。通常将鲜品置沙中半埋半露，干后即为甜大芸，质量好。秋季采收者因水分大，不易干燥，故把肥大者投入盐湖中，腌1～3年，用时洗去盐分，即盐大芸，质量差。

【性状】肉苁蓉药材见图6－22a，性状描述见表6－17。

表6－17　肉苁蓉的性状描述

项目	肉苁蓉	管花肉苁蓉
形状	扁圆柱形，稍弯曲	类纺锤形、扁纺锤形或扁柱形，稍弯曲
表面	灰棕色或棕褐色，密被肥厚的肉质鳞叶，呈覆瓦状排列，通常鳞叶先端已断	棕褐色至黑褐色
质地	体重，质硬，微有柔性，不易折断	
断面	棕褐色，淡棕色点状维管束排列成波状环纹	颗粒状，灰棕色至灰褐色，散生点状维管束
气味	气微，味甜微苦	

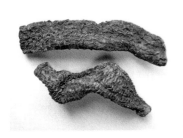
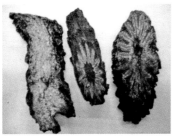
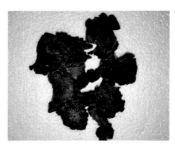

a. 肉苁蓉药材　　　　　b. 肉苁蓉饮片　　　　　c. 酒苁蓉饮片

图6－22　肉苁蓉

【饮片】肉苁蓉药材饮片见图6－22。

肉苁蓉片　不规则形的厚片，外皮灰褐色或灰棕色，有鳞片，切面有棕黄色或淡棕色点状维管束排列成波状环纹，气微，味甜，微苦。

管花肉苁蓉片　切面散生点状维管束。

酒苁蓉　表面黑棕色，质柔软，微有酒气，味微甜。

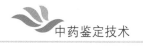
【品质】以肉质茎粗壮肥大，密被鳞叶，表面棕色，断面棕黑色显油润者为佳。

【功效】补肾阳，益精血，润肠通便。

【贮藏】置通风干燥处，防蛀。

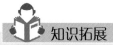 知识拓展

1. 化学成分 肉苁蓉苷 A、B、C、H，松果菊苷，毛蕊花糖苷，甜菜碱，β - 谷甾醇，甘露醇，十七烷，十九烷，二十烷，廿一烷等。《中国药典》规定肉苁蓉含松果菊苷和毛蕊花糖苷的总量不得少于 0.30%；管花肉苁蓉含松果菊苷和毛蕊花糖苷的总量不得少于 1.5%。

2. 混用品 除《中国药典》收载的两种肉苁蓉外，尚有下列同科植物带鳞叶的肉质茎作药用。

（1）盐生肉苁蓉 茎细小圆柱形，鳞叶卵圆至矩圆状披针形。断面中柱维管束排列成深波状。在内蒙古、甘肃、青海等地使用。

（2）沙苁蓉 鳞叶狭窄，中柱维管束排列成浅波状。在内蒙古作肉苁蓉用。

锁 阳

【来源】为锁阳科植物锁阳的干燥肉质茎。

【产地】主产于内蒙古、新疆、甘肃等地。此外，宁夏、青海等地亦产。

【采收加工】春季采挖，除去花序，切段，晒干。

【性状】锁阳药材见图 6 - 23，性状描述见表 6 - 18。

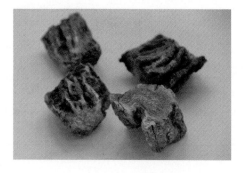

图 6 - 23 锁阳

表 6 - 18 锁阳的性状描述

项目	性状描述
形状	扁圆柱形，稍弯曲
表面	棕色或棕褐色，粗糙，具明显纵沟和不规则凹陷，有的残存三角状黑色鳞片
质地	体重，质硬，难折断
断面	浅棕色或棕褐色，有黄色三角状维管束
气味	气微，味甘而涩

【饮片】

锁阳 不规则或类圆形的片。

【品质】以肉质茎粗壮肥大，坚实，色红，断面粉性不显筋脉者为佳。

【功效】补肾阳，益精血，润肠通便。

【贮藏】置通风干燥处。

瞿　麦

【别名】石竹子花、竹节草

【来源】石竹科植物瞿麦或石竹的干燥地上部分。

【产地】主产于河南、辽宁、江苏、河北、湖北等地。

【采收加工】夏、秋二季花果期采割，除去杂质，干燥。

【性状】瞿麦药材见图6-24，性状描述见表6-19。

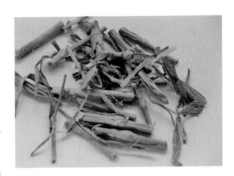

图6-24　瞿麦饮片

表6-19　瞿麦的性状描述

部位	项目	瞿麦	石竹
茎	形状	圆柱型，上部有分枝，表面淡绿色或黄绿色，光滑无毛，节明显，略膨大	
	质地	脆，易折断	
	断面	中空	
叶	性状	对生，多皱缩，叶片展平后呈条形至条状披针形	
花	性状	顶生，花萼筒状，苞片宽卵形，长约为萼筒的1/4；花瓣棕紫色或棕黄色，卷曲，先端深裂呈丝状	苞片长约为萼筒的1/2；花瓣先端浅齿裂
果	性状	蒴果长筒形，与宿萼等长。种子细小，多数	
	气味	气微，味淡	

【品质】以色绿，干燥，未开花，无杂草及根为佳。

【功效】利尿通淋，活血通经。

【贮藏】置通风干燥处。

 知识拓展

1. **化学成分**　主含黄酮类化合物。石竹花含有丁香油酚、苯甲酸苄酯、水杨酸甲酯等。

2. **混用品**　东北地区尚有以其他石竹科植物如东北石竹、丝叶石竹、兴安石竹等的全草做瞿麦用；宁夏地区尚有以东方石竹做瞿麦用。

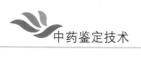
其他全草类药材见表6-20。

表6-20 其他全草类药材

品名	来源	性状特征
伸筋草	石松科石松的干燥全草	匍匐茎呈细圆柱形,略弯曲,其下有黄白色细根;直立茎作二叉状分枝。叶密生茎上,螺旋状排列,皱缩弯曲,线形或针形,黄绿色至淡黄棕色,无毛,全缘,易碎断。质柔软,断面皮部浅黄色,木部类白色。气微,味淡
木贼	木贼科木贼的干燥地上部分	长管状,不分枝。表面灰绿色或黄绿色,有18~30条纵棱,棱上有多数细小光亮的疣状突起,节明显。节上着生筒状鳞叶,叶鞘基部和鞘齿黑棕色,中部淡棕黄色。体轻,质脆,易折断,断面中空,周边有多数圆形的小空腔。气微,味甘淡、微涩,嚼之有沙粒感
垂盆草	景天科垂盆草的干燥全草	茎纤细,部分节上可见纤细的不定根。3叶轮生,叶片倒披针形至矩圆形,绿色,肉质,先端近急尖,基部急狭,有距。气微,味微苦
紫苏梗	唇形科紫苏的干燥茎	方柱形,四棱钝圆,长短不一。表面紫棕色或暗紫色,四面有纵沟和细纵纹,节部稍膨大,有对生的枝痕和叶痕。体轻,质硬,断面裂片状。切片厚,长呈斜长方形,木部黄白色,射线细密,髓部白色,疏松或脱落。气微香,味淡
半枝莲	唇形科植物半枝莲的干燥全草	长15~35cm,无毛或花轴上疏被毛。根纤细。茎较细,丛生,方柱型,表面暗紫色或棕绿色。叶对生,有短柄,上表面暗绿色,下表面灰绿色;叶片多皱缩,展平后呈披针形或三角状卵形,先端钝,基部宽楔形,全缘或有少数不明显钝锯齿。花单生于茎枝上部叶腋,花萼裂片钝或较圆;花冠二唇形,棕黄色或浅蓝紫色,被毛。果实扁球形,浅棕色。气微,味微苦
泽兰	唇形科植物毛叶地瓜儿苗的干燥地上部分	茎方柱形,少分枝,四面有浅纵沟。表面黄绿色或带紫色,节处紫色明显,有白色茸毛。质脆,断面黄白色,髓部中空。叶对生,有短柄或近无柄;叶片多皱缩、破碎,上表面黑绿色或暗绿色,下表面灰绿色,密具腺点,两面均有短毛;先端尖,基部渐狭,边缘有锯齿。轮伞花序腋生,花冠多脱落,包片和花萼宿存,小包片披针形,有缘毛,花萼钟形,5齿。气微,味淡
淡竹叶	禾本科植物淡竹叶的干燥茎叶	茎圆柱形,有节。表面淡黄绿色,断面中空。叶鞘开裂。叶片披针形,有的皱缩卷曲;表面浅绿色或黄绿色。叶脉平行,具横行小脉,形成长方形的网格状,下表面尤为明显。体轻,质柔韧。气微,味淡
马齿苋	马齿苋科植物马齿苋的干燥地上部分	多皱缩卷曲,常结成团。茎圆柱形,表面黄褐色,有明显纵沟纹。叶对生或互生,多破碎,完整叶片呈倒卵形,绿褐色,全缘。小花3~5朵顶生,花瓣5,黄色。蒴果圆锥形,内含多数细小种子。气微,味微酸
半边莲	桔梗科植物半边莲的干燥全草	常缠结成团。根茎极短,表面淡棕黄色,平滑或有细纵纹。根细小,黄色,侧生纤细须根。茎细小,有分枝,灰绿色,节明显。叶互生,无柄,叶片多皱缩,绿褐色,展平后呈狭披针形,边缘具疏面浅的齿或全缘。花梗细长,花小,单生于叶腋,花冠基部筒状,上部5裂,偏向一边,浅紫红色,花冠筒内有白色茸毛。气微特异,味微甘而辛
豨莶草	菊科豨莶、腺梗豨莶或毛梗豨莶的干燥地上部分	茎略呈方柱形,多分枝,表面灰绿色、黄棕色或紫棕色,有纵沟和细纵纹被灰色柔毛;节明显,略膨大;质脆,易折断,断面黄白色或带绿色,髓部宽广,类白色,中空。叶对生,叶多皱缩卷曲,展平后呈卵圆形,灰绿色。花单生枝顶叶腋,边缘有钝锯齿,两面均具白色柔毛,主脉3出。有的可见黄色头状花序,总苞片匙形。气微,味微苦

任务二　识别常用全草类中药（1）

【实践目的】

1. 通过实践，掌握麻黄、伸筋草、广藿香、荆芥、薄荷、半边莲、半枝莲、益母草、木贼、香薷的性状鉴别特征、品质要求。

2. 了解药材质量的评价方法和依据。

3. 正确认识饮片。

【实践内容】

1. 鉴定药材样品及饮片样品：麻黄、伸筋草、广藿香、荆芥、薄荷、半边莲、半枝莲、益母草、木贼、香薷。

2. 对照各药材的品质规定，判定实践所用药材的优劣。

【实践操作】

1. 仔细观察药材样品和饮片样品：麻黄、伸筋草、广藿香、荆芥、薄荷、半边莲、半枝莲、益母草、木贼、香薷，记录其外观、质地、气味等鉴别要点。

2. 根据品质规定，评价当天实践用药材的质量情况。

【实践考核】

表 6-21　识别常用全草类中药实践项目考核表

品名	来源	鉴别要点	质量情况（优，合格，差）

任务三　识别常用全草类中药（2）

【实践目的】

1. 通过实践，掌握金钱草、豨莶草、车前草、青蒿、紫花地丁、蒲公英、垂盆草、肉苁蓉、锁阳、佩兰、泽兰、紫苏梗、茵陈、小蓟、马齿苋、石斛、瞿麦、淡竹叶的性状鉴别特征品质要求。

2. 了解药材质量的评价方法和依据。

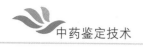

3. 正确认识饮片。

【实践内容】

1. 鉴定药材样品及饮片样品：金钱草、豨莶草、车前草、青蒿、紫花地丁、蒲公英、垂盆草、肉苁蓉、锁阳、佩兰、泽兰、紫苏梗、茵陈、小蓟、马齿苋、石斛、瞿麦、淡竹叶。

2. 对照各药材的品质规定，判定实践所用药材的优劣。

【实践操作】

1. 仔细观察药材样品和饮片样品金钱草、豨莶草、车前草、青蒿、紫花地丁、蒲公英、垂盆草、肉苁蓉、锁阳、佩兰、泽兰、紫苏梗、茵陈、小蓟、马齿苋、石斛、瞿麦、淡竹叶，记录其外观、质地、气味等鉴别要点。

2. 根据品质规定，评价当天实践用药材的质量情况。

【实践考核】

表 6-22　识别常用全草类中药实践项目考核表

品名	来源	鉴别要点	质量情况（优，合格，差）

项目小结

全草类药材的性状鉴别主要从形状、大小、颜色、表面、断面、气味等方面来进行，善于对同科属药材的共同特征进行总结，如唇形科药材和菊科药材。唇形科药材的共同特征有"茎方柱型，叶对生，花冠二唇形，花萼钟状，多数轮伞花序腋生"；菊科药材的共同特征有"叶片呈羽状分裂，头状花序，味微苦，多数茎呈圆柱形"。

全草类药材一般以无杂质、干燥、色泽新鲜、气味香浓者为佳；通常储存于通风、干燥、阴凉的地方，气香浓者少通风，以免气味散失。

>> 目 标 检 测 <<

一、单项选择题

1. 关于麻黄，描述不正确的是（　　）

　　A. 气孔特异，内陷，保卫细胞侧面呈哑铃形

　　B. 有嵌晶纤维

　　C. 夏季采割绿色的草质茎

　　D. 圆柱形的段，表面淡黄绿色至黄绿色

2. 麻黄中生物碱的含量以盐酸麻黄碱和盐酸伪麻黄碱来计算不得少于（　　）

　　A. 0.4%　　　　　　B. 0.6%　　　　　　C. 0.8%　　　　　　D. 1.2%

3. 麻黄碱主要存在的部位是（　　）

　　A. 表皮　　　　　　B. 节　　　　　　C. 节间髓部　　　　　　D. 皮层

4. 蒲公英的别名是（　　）

　　A. 茺蔚　　　　　　B. 紫花地丁　　　　　　C. 香草　　　　　　D. 黄花地丁

5. 金钱草的来源是（　　）

　　A. 报春花科聚花过路黄的全草　　　　　　B. 唇形科活血丹的全草

　　C. 报春花科过路黄的全草　　　　　　D. 伞形科破铜钱的全草

6. 含有青蒿素的植物是（　　）

　　A. 青蒿　　　　　　B. 黄花蒿　　　　　　C. 茵陈蒿　　　　　　D. 艾蒿

7. 茎圆柱形，表面黄绿色，节明显，切面髓部白色或中空，气芳香，味微苦的药材是（　　）

　　A. 泽兰　　　　　　B. 瞿麦　　　　　　C. 佩兰　　　　　　D. 小蓟

8. 除哪项外均为绵茵陈的性状特征（　　）

　　A. 茎方形　　　　　　B. 气清香，味微苦

　　C. 可见"T"字形非腺毛　　　　　　D. 密被白色茸毛

9. 呈螺旋形或弹簧状，常为 2～6 个旋纹，表面黄绿色或略带金黄色的药材是（　　）

　　A. 铁皮石斛　　　　　　B. 金钗石斛　　　　　　C. 流苏石斛　　　　　　D. 鼓槌石斛

10. 茎方柱形，上部有分枝，表面被短柔毛，轮伞花序顶生的药材是（　　）

　　A. 香薷　　　　　　B. 荆芥　　　　　　C. 穿心莲　　　　　　D. 益母草

11. 关于药材石斛描述错误的是（　　）

　　A. 安徽霍山所产质量最好

　　B. 来源包括有瓜石斛

　　C. 鼓槌石斛粗纺锤形，断面海绵状

　　D. 流苏石斛长圆柱形，质疏松

12. 不具有腺鳞的药材为（　　）

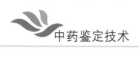

A. 荆芥　　　　B. 金钱草　　　C. 广藿香　　　D. 薄荷

13. 《中国药典》规定广藿香叶含量不得少（　　　）

A. 10%　　　　B. 15%　　　　C. 20%　　　　D. 30%

14. 以根、茎、叶、花完整，色绿，根黄，味微苦者为佳的药材是（　　　）

A. 紫花地丁　　B. 穿心莲　　　C. 薄荷　　　　D. 荆芥

15. 呈棕色或棕褐色，具明显纵沟及不规则凹陷。体重质硬，难折断。断面浅棕色或棕褐色，有黄色三角状维管束的药材是（　　　）

A. 锁阳　　　　B. 肉苁蓉　　　C. 石斛　　　　D. 泽兰

16. 《中国药典》规定穿心莲叶含量不得少于（　　　）

A. 10%　　　　B. 15%　　　　C. 20%　　　　D. 30%

17. 根丛生，须状。叶基生，展平后呈卵状椭圆形或宽卵形，穗状花序数条，花茎长的药材是（　　　）

A. 车前草　　　B. 蒲公英　　　C. 香薷　　　　D. 茵陈

18. 显微鉴别里可见草酸钙簇晶众多，草酸钙方晶可堆砌成簇晶状的药材是（　　　）

A. 麻黄　　　　B. 马齿苋　　　C. 瞿麦　　　　D. 茵陈

19. 所产薄荷质量最好的产地是（　　　）

A. 广东　　　　B. 湖南　　　　C. 江苏　　　　D. 河南

20. 对药材穿心莲描述不正确的是（　　　）

A 气微，味极苦

B. 茎方柱形，多分枝，节稍膨大

C. 叶上表面绿色，下表面灰绿色

D. 完整叶片呈披针形，边缘有锯齿

二、配伍选择题

（1~5）

A. 叶水浸后透光可见黑色或棕色条纹

B. 断面棕褐色，有淡棕色点状维管束排列成波状环纹

C. 断面浅棕色，散在黄色三角状维管束

D. 茎较细，丛生；叶对生，有短柄，花冠唇形，浅蓝紫色

E. 茎细小，有分枝；叶互生，无柄，花冠筒状，浅紫红色

1. 肉苁蓉的性状特征为（　　　）

2. 锁阳的性状特征为（　　　）

3. 金钱草的性状特征为（　　　）

4. 半枝莲的性状特征为（　　　）

5. 半边莲的性状特征为（　　　）

（6~10）

A. 气芳香，味微涩而辛凉

B. 气香特异，味微苦

C. 气微，味微苦

D. 气微香，味淡

E. 揉搓后有特殊的清凉香气，味辛、凉

6. 广藿香的气味是（　　　）

7. 荆芥的气味是（　　　）

8. 青蒿的气味是（　　　）

9. 薄荷的气味是（　　　）

10. 紫苏梗的气味是（　　　）

（11～15）

A. 石竹科　　　　B. 禾本科　　　　C. 唇形科

D. 堇菜科　　　　E. 爵床科

11. 淡竹叶的植物科名是（　　　）

12. 紫花地丁的植物科名是（　　　）

13. 穿心莲的植物科名是（　　　）

14. 泽兰的植物科名是（　　　）

15. 瞿麦的植物科名是（　　　）

三、多项选择题

1. 麻黄的来源为（　　　）。

A. 草麻黄　　　　B. 中麻黄　　　　C. 丽江麻黄

D. 木贼麻黄　　　E. 西藏中麻黄

2. 马齿苋的性状鉴别特征是（　　　）

A. 茎圆柱形，表面有明显纵沟纹

B. 完整叶倒卵形，绿褐色，全缘

C. 蒴果圆锥形，内含多数细小种子

D. 花小，3～5朵生于枝端

E. 气微，味淡

3. 来源于菊科植物的全草类药材是（　　　）

A. 豨莶草　　　　B. 茵陈　　　　C. 小蓟

D. 蒲公英　　　　E. 佩兰

4. 下列对中药香薷描述正确的是（　　　）

A. 用药部位为干燥地上部分　　　B. 夏季择晴天采收

C. 植物的来源是香薷　　　　　　D. 气清香而浓，味微辛而凉

E. 茎方柱型，基部类圆形

5. 益母草的性状特征为（　　　）

A. 气微，味微苦　　　　　　　　B. 轮伞花序腋生

C. 小花淡紫色，花萼筒状　　　　D. 茎方形，四面凹下呈纵沟

E. 幼苗期无茎，基生叶圆心形

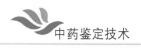

四、简答题

1. 唇形科全草类中药的性状有什么共同特征？

2. 草麻黄、中麻黄、木贼麻黄在性状特征上有什么不同？

3. 石斛的植物来源有哪些？在性状上有哪些区别？

4. 比较广藿香与藿香的性状特征。

（赖寒花）

项目七　茎木类中药的鉴定

任务一　学习茎木类中药的鉴定

　　茎木类中药是茎类中药和木类中药的总称。

　　茎类中药主要指木本植物的茎，以及少数草本植物的茎，药用部位包括：①木质藤本植物的藤茎，如大血藤、海风藤、鸡血藤等；②木本植物的茎枝，如桂枝、桑枝、桑寄生等；③木本植物的茎刺，如皂角刺等；④茎的翅状附属物，如鬼箭羽等；⑤草本植物的藤茎，如首乌藤、天仙藤等；⑥茎髓，如通草、小通草、灯心草等。

　　木类中药主要指木本植物茎形成层以内的部分，通称木材。木材又分心材和边材。边材（亦称为液材）形成较晚，含水分较多，颜色稍浅；心材形成较早，位于木质部内方，蓄积了较多的物质，如树脂、树胶、鞣质、挥发油等，颜色较深，质地较致密。木类中药多采用心材部分入药，如降香、苏木等，木材常因形成的季节不同而出现年轮。

　　1. 采收加工　茎木类药材一般在秋、冬两季采收，如大血藤、首乌藤、忍冬藤等。若带叶使用，则在生长最旺盛时采收。有些木类药材，可全年采收，如沉香、苏木、降香等。

2. 性状 一般应注意观察其形状、大小、粗细、颜色、表面特征、质地、折断面、气、味等。其中表面纹理、颜色、气味，以及必要的水试或火试等特征较为重要。若是带叶的茎枝，其叶则按鉴定叶类中药的要求进行观察。

木质藤本和茎枝多呈圆柱形或扁柱形，有的扭曲不直，粗细大小不一。表面多呈黄棕色，少数具特殊颜色，如大血藤呈红紫色。表面粗糙，可见深浅不一的裂纹及皮孔，节膨大，具叶痕及枝痕。质地坚实。断面纤维性或裂片状，平整的横切面木质部占大部分，放射状的射线与木质部相间排列，习称"车轮纹""菊花心"等，有的导管小孔明显可见，如木通、青风藤；有的可见特殊的环纹，如鸡血藤。气味常可帮助鉴别，如海风藤味苦，有辛辣感，青风藤味苦而无辛辣感。

草质藤茎较细长，多为圆柱形，有的可见数条纵向的隆起棱线，也有呈类方柱形。表面多呈浅黄绿色，也有呈紫红褐色，如首乌藤；节和节间、枝痕、叶痕较明显。质脆，易折断，断面可见明显的髓部，类白色，有的呈空洞状。有些草本植物的带茎全草如石斛则列入全草类中药。

木类中药多呈不规则的块状、厚片状或长条状。表面颜色不一，有的呈黄白色如沉香，有的呈紫红色如降香，有的呈棕红色如苏木，许多木类中药表面具有棕褐色树脂状条纹或斑块。此外，质地和气味常可帮助鉴别，如沉香质重，具香气；白木香质轻，香气较淡。

3. 鉴别

（1）显微鉴别 应注意观察纤维、石细胞等的形态、分泌组织类型及细胞内含物如各类结晶体、淀粉粒等的特点。有的植物木质茎藤有异常构造，如海风藤；有的具内生韧皮部，如络石藤，应予以注意。

（2）理化鉴别 理化鉴别在茎木类药材的鉴定方面应用广泛。

4. 品质 不同的茎木类药材，其品质要求各不相同。

5. 贮藏 茎木类药材一般都属于木质茎，只有少数为草质茎，除个别品种易生虫外，大部分都不易生虫，易霉的约占1/4，这类药材一般贮放于干燥处或通风处即可，但沉香等则需密封后，放置阴凉处保管，以保持油润和避免香气走失，降低药效；鸡血藤含有黏性胶质，亦宜放阴凉处，勿使受热。

苏　木

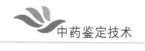

【来源】豆科植物苏木的干燥心材。

【产地】台湾、广西、广东、贵州等地。

【采收加工】秋季采伐，除去粗皮及白色边材，取其黄红色或红棕色的心材，晒干。用时刨成薄片或劈成小块片。

【性状】苏木药材见图7-1，性状描述见表7-1。

图7-1　苏木

表 7 - 1 苏木的性状描述

项目	性状描述
形状	本品呈长圆柱形或对剖半圆柱形，长 10 ~ 100cm，直径 3 ~ 12cm
表面	表面黄红色至棕红色，具刀削痕，常见纵向裂缝
质地	质坚硬
断面	断面略具光泽，年轮明显，有的可见暗棕色、质松、带亮星的髓部
气味	气微，味微涩

【鉴别】取本品少许，置热水中，水被染成桃红色，加酸变为黄色，再加碱又变为深红色。

【品质】以粗大、质坚、色黄红、无白边者为佳；其上部细枝心材色淡，质次。

【功效】活血祛瘀，消肿止痛。

【贮藏】置干燥处。

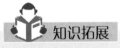 知识拓展

1. 化学成分 含酚性成分、三萜化合物、挥发油及鞣质等。酚性成分中主要为巴西苏木素、苏木查尔酮等；三萜化合物主要为 β - 爱留米脂醇；挥发油主要为水芹烯及罗勒烯；此外还含 D - 葡萄糖、乳糖等多种糖类化合物。

2. 伪品 市场上发现用木材染色伪制苏木，该品浸热水中，水显浅黄色，黄色，橙黄色等。应注意鉴别。

课堂互动

请同学们说一说：降香与苏木的区别是什么？

钩 藤

【来源】茜草科植物钩藤、大叶钩藤、毛钩藤、华钩藤、无柄果钩藤的干燥带钩茎枝。

【产地】钩藤分布于广西、广东、云南、福建、湖南、江西、浙江、贵州、四川、湖北、安徽、陕西。大叶钩藤分布于广西、广东、云南、海南。毛钩藤分布于广东、广西、福建及台湾。华钩藤分布于广西、湖南、广东、贵州、四川、湖北及甘肃。无柄果钩藤分布于广东、广西及云南。

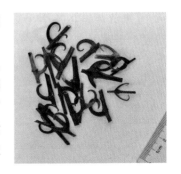

图 7 - 2 钩藤

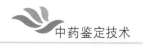
【采收加工】秋、冬两季采收有钩的嫩枝，去叶，切段，晒干或蒸后晒干。

【性状】钩藤药材见图7-2，性状描述见表7-2。

表7-2　钩藤的性状描述

项目	性状描述
形状	茎枝呈类方柱形或圆柱形，长2～3cm，直径0.2～0.5cm
表面	表面红棕色至紫红色者具细纵纹，光滑无毛；黄绿色至灰褐色者有的可见白色点状皮孔，被黄褐色柔毛。多数枝节上对生两个向下弯曲的钩（不育花序梗），或仅一侧有钩，另一侧为突起的疤痕；钩略扁或稍圆，先端细尖，基部较阔；钩基部的支上可见叶柄脱落后的窝点状痕迹和环状的托叶痕
质地	质坚韧
断面	断面黄棕色，皮部纤维性，髓部黄白色或中空
气味	气微，味淡

【品质】一般以双钩、茎细、钩结实、光滑、色紫红者为佳。

【功效】息风定惊，清热平肝。

【贮藏】置干燥处。

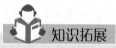知识拓展

1. 化学成分　含多种吲哚衍生物类生物碱，如钩藤碱、异钩藤碱、柯诺辛因碱等。

2. 鉴别　取本品横切面置紫外光灯下观察，外皮呈浓紫褐色，切面呈蓝色。

槲寄生

【别名】寄生子、台湾槲寄生、北寄生

【来源】桑寄生科植物槲寄生的干燥带叶茎枝。

【产地】主产于东北、华北各地。

【采收加工】冬季至第二年春季采收，除去粗茎，切段，干燥，或蒸后干燥。

【性状】槲寄生药材见图7-3，性状描述见表7-3。

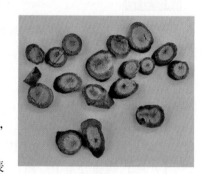

图7-3　槲寄生

表7-3　槲寄生的性状描述

项目	性状描述
形状	本品茎枝呈圆柱形，2～5叉状分枝，长约30cm，直径0.3～1cm
表面	黄绿色、金黄色或黄棕色，有纵皱纹；节膨大，节上有分枝或枝痕

续表

项目	性状描述
质地	体轻，质脆，易折断
断面	不平坦，皮部黄色，木部色较浅，射线放射状，髓部常偏向一侧
叶片	对生于枝梢，易脱落，无柄，呈长椭圆状披针形，长2～7cm，宽0.5～1.5cm；先端钝圆，基部楔形全缘
表面	黄绿色，有细皱纹，主脉5出，中间3条明显
质地	革质
气味	气微，味微苦，嚼之有黏性

【品质】一般以枝细、色黄绿、嚼之发黏者为佳。

【功效】祛风湿，补肝肾，强筋骨，安胎元。

【贮藏】置干燥处，防蛀。

 知识拓展

　　化学成分：主含黄酮类化合物、三萜类化合物以及其他苷类，此外还含内消旋肌醇、棕榈酸、琥珀酸、阿魏酸、咖啡酸、原儿茶酸等有机酸。

课堂互动

　　请同学们比较：桑寄生与槲寄生有什么不同？桑寄生药材见图7-4。

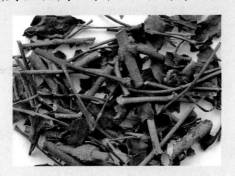

图7-4　桑寄生

表7-4　桑寄生性状描述

项目	性状描述
形状	呈圆柱形，长3～4cm，直径0.2～1cm

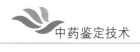

续表

项目	性状描述
表面	红褐色或灰褐色，具细纵纹，有多数细小突起的棕色皮孔，嫩枝有的可见棕褐色茸毛
质地	质坚硬
断面	断面不整齐，皮部红棕色，木部色较浅
	叶性状描述
形状	多卷曲，具短柄；叶片展平后呈卵形或椭圆形，长3～8cm，宽2～5cm，全缘
表面	黄褐色，幼叶被细茸毛，先端钝，基部圆形或宽楔形
质地	革质
气味	气微，味涩

川木通

【来源】 毛茛科植物小木通或绣球藤的干燥藤茎。

【产地】 小木通主产四川、湖南。陕西、贵州、湖北等省亦产。绣球藤主产于四川。陕西、湖北、甘肃、安徽、广西、云南、贵州等省区亦产。

【采收加工】 春秋二季均可采收。除去粗皮晒干，或趁新鲜切片，晒干。

【性状】 川木通药材见图7-5，性状描述见表7-5。

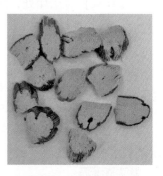

图7-5 川木通

表7-5 川木通的性状描述

项目	性状描述
形状	本品呈长圆柱形，略扭曲，长为50～100cm，直径2～3.5cm
表面	棕黄色或黄褐色，有纵向凹沟及棱线，节处多膨大，有叶痕及侧枝痕。残存皮部易撕裂
质地	质硬，不易折断
断面	切片厚2～4mm，边缘不整齐，残存皮部黄棕色，木部浅黄棕色或浅黄色，有黄白色放射状纹理及裂隙，其间布满导管孔，髓部较小，类白色或黄棕色，偶有空腔
气味	气微，味淡

【品质】 以切面黄白、无黑心者为佳。

【功效】 利尿通淋，清心除烦，通经下乳。

【贮藏】 置通风干燥处，防潮。

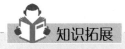 **知识拓展**

1. 化学成分　绣球藤叶含以齐墩果酸为苷元的绣球藤皂苷 A、B 等。

2. 关木通　我国历代本草所记载使用的木通为木通科木通，而非关木通。关木通为我国东北地区习惯用药，有100多年的历史，首载于《中国药典》（1963年版）一部。为马兜铃科植物东北马兜铃的干燥藤茎。主产吉林、辽宁、黑龙江。陕西、甘肃、山西亦产少量。呈长圆柱形，稍扭曲。表面灰黄色或棕黄色，有浅纵沟及棕褐色残余粗皮的斑点。节部稍膨大。体轻，质硬，不易折断。断面皮部黄白色而松软，木部黄色，满布细小孔洞，与黄色线条相间如车轮状。摩擦残余粗皮，有樟脑样臭。气微，味苦。关木通药材见图7-6。近年来国内外有大量的有关关木通因为含有马兜铃酸，关木通会导致严重的肾毒性的报道，原国家药品监督管理局已经于2002年4月1日向全国发出通知，取消关木通药用标准，含"关木通"的药物被禁止生产，用木通或川木通代替关木通，以确保用药安全。

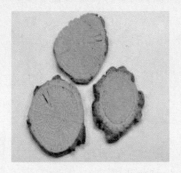

图7-6　关木通

3. 其他相关品种　木通科植物木通、三叶木通或白木通的干燥藤茎。主产于江苏、浙江、江西、四川、湖北、湖南、广西等地。呈圆柱形，常稍扭曲，长30~70cm，直径0.5~2cm。表面灰棕色至灰褐色，外皮粗糙而有许多不规则的裂纹或纵沟纹，具突起的皮孔。节部膨大或不明显，具侧枝断痕。质坚实，不易折断。断面不整齐，皮部较厚，黄棕色，可见淡黄色颗粒状小点，木部黄白色，射线呈放射状排列，髓小或有时中空，黄白色或黄棕色。气微，味微苦而涩。木通药材见图7-7。

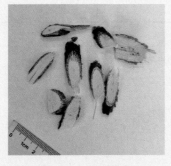

图7-7　木通药材

木通含化学成分为白桦脂醇、齐墩果酸、常春藤皂苷元、木通皂苷等。

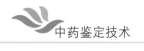
案例分析 ✏️

案例 李某因口舌生疮、上火，医生给她开了两盒龙胆泻肝丸。断断续续吃了四五盒后，李某突然感到食欲不振、恶心…。

张某由于焦急上火，经常吃具有"清火"功效的龙胆泻肝丸。几个月后，张某突然感觉浑身浮肿、乏力，经过医生诊断，结果发现他患有尿毒症，而且已经到了必须接受透析治疗才能挽留生命的程度。

这就是震惊全国的龙胆泻肝丸事件，其起因是某厂家用"关木通"代替"木通"引起的。

讨论 木通的真伪鉴别对龙胆泻肝丸的重要性。我们该如何避免此类事件的发生？

通 草

【别名】大通草、通花根、白通草、方通、通脱木。

【来源】五加科植物通脱木干燥茎髓。

【产地】主产于贵州、云南、四川、湖北、湖南、广西、台湾等省区。

【采收加工】通常于秋季割取 2~3 年生植物的茎干，截段，趁鲜用细木棍顶出茎髓，理直后晒干，或纵向旋刨成厚约 0.5mm 的薄片，也有切成丝状，称通丝。

【性状】通草药材见图 7-8，性状描述见表 7-6。

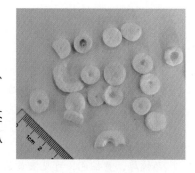

图 7-8 通草药材

表 7-6 通草的性状描述

项目	性状描述
形状	本品呈圆柱形，长 20~40cm，直径 1~2.5cm
表面	白色或淡黄色，有浅纵沟纹
质地	体轻，质松软，稍有弹性，易折断
断面	平坦，具银白色光泽，中部有直径 0.3~1.5cm 的空心或半透明的薄膜，纵剖面呈梯状排列，实心者少见
气味	气微，味淡

【品质】一般以条粗、色洁白、有弹性、空心者为佳。

【功效】清热利尿，通气下乳。

【贮藏】置干燥处。

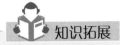知识拓展

1. 化学成分　含肌醇、多聚戊糖、多聚甲基戊糖、阿拉伯糖、乳糖、半乳糖醛酸等

2. 用法　用于湿热内蕴，小便短赤或淋沥涩痛之症，但气味俱薄，作用缓弱，可配木通、滑石等同用；用治湿温病症，可配薏苡仁、蔻仁；竹叶等同用。用于乳汁稀少，可与猪蹄、穿山甲、川芎、甘草等煎汤服。

3. 其他相关品种　小通草为旌节花科植物喜马山旌节花、中国旌节花或山茱萸科植物青荚叶的干燥茎髓。秋季割取茎，截成段，趁鲜取出髓部，理直，晒干。见图7-9。

旌节花呈圆柱形，长30～50cm，直径0.5～1cm。表面白色或淡黄色，无纹理。体轻，质松软，捏之能变形，有弹性，易折断，断面平坦，无空心，显银白色光泽。水浸后有黏滑感。气微，味淡。

青荚叶表面有浅纵条纹。质较硬，捏之不易变形。水浸后无黏滑感。

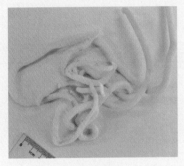

a. 小通草个子

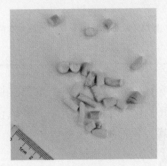

b. 小通草饮片

图7-9　小通草

课堂互动

请同学们比较：通草和小通草的区别是什么？

大血藤

【来源】为木通科植物大血藤的干燥藤茎。习称"红藤"。

【产地】主产江西、湖北、河南、江苏等省。安徽、浙江、福建等省亦产。

【采收加工】秋、冬两季采其藤茎，除去侧枝，截段，干燥。

【性状】大血藤药材见图7-10，性状描述见表7-7。

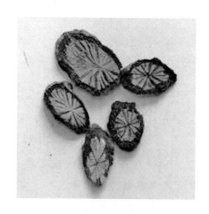

图 7-10　大血藤

表 7-7　大血藤的性状描述

项目	性状描述
形状	本品呈圆柱形，略弯曲，长 30～60cm，直径 1～3cm
表面	灰棕色，粗糙，栓皮常呈鳞片状剥落，剥落处显暗红棕色，有的可见膨大的节及略凹陷的枝痕或叶痕
质地	质硬
断面	皮部呈红棕色，有数处向内嵌入木部，木部黄白色，有多数细小导管孔，射线呈放射状排列
气味	气微，味微涩

【品质】以条匀、茎粗、皮部红棕色者为佳。

【功效】清热解毒，活血，祛风止痛。

【贮藏】置通风干燥处。

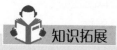知识拓展

　　大血藤一般作为中药使用，但近来通过实验发现，大血藤当作植物染料对棉、毛的染色效果很好，相比接近的鸡血藤而言，大血藤染色的牢度更好。这也为开发天然植物染色提供了新的染料品种。

鸡血藤

【来源】为豆科植物密花豆的干燥藤茎。

【产地】主产广东、广西、云南等省区。

【采收加工】秋、冬两季采收，除去枝叶、切片，晒干。

【性状】鸡血藤药材见图 7-11，性状描述见表 7-8。

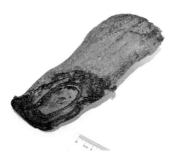

a. 鸡血藤个子

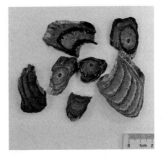

b. 鸡血藤饮片

图7-11　鸡血藤

表7-8　鸡血藤的性状描述

项目	性状描述
形状	本品为椭圆形、长矩圆形或不规则的斜切片，厚0.3~1cm
表面	栓皮灰棕色，有的可见灰白色斑，栓皮脱落处显红棕色
质地	质坚硬
切面	木部红棕色或棕色，导管孔多数，韧皮部有树脂状分泌物呈红棕色至黑棕色，与木部相间排列呈数个同心性椭圆形环或偏心性半圆形环；髓部偏向一侧
气味	气微，味涩

【品质】以树脂状分泌物多者为佳。

【功效】活血补血，调经止痛，舒筋活络。

【贮藏】置通风干燥处，防霉，防蛀。

 知识拓展

　　常见易混品：商品鸡血藤的来源比较复杂，各地区习惯使用亦有所不同，主要有：山鸡血藤（香花崖豆藤）的茎藤；常绿油麻藤（牛马藤）的茎藤，福建有作鸡血藤用；木通科植物大血藤的藤茎，在东北、西北、中南各省也混作鸡血藤使用；木兰科植物异型南五味子及中间五味子的藤茎，为云南制鸡血藤膏的主要原料之一，商品常称"凤庆鸡血藤膏"。

课堂互动

　　请同学们比较：大血藤与鸡血藤有什么不同？

桂　枝

【来源】樟科植物肉桂的干燥嫩枝。

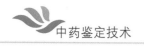

【产地】产于广西、广东及云南等地。

【采收加工】春、夏季剪下嫩枝，晒干或阴干，切成薄片或小段用。

【性状】桂枝药材见图7-12，性状描述见表7-9。

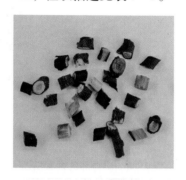

图7-12　桂枝饮片

表7-9　桂枝的性状描述

项目	性状描述
形状	本品呈长圆柱形，多分枝，长30~75cm，粗端直径0.3~1cm
表面	红棕色至棕色，有纵棱线、细皱纹及小疙瘩状的叶痕、枝痕、芽痕，皮孔点状
质地	质硬而脆，易折断
断面	切片厚2~4mm，断面皮部红棕色，木部黄白色至浅黄棕色，髓部略呈方形
气味	有特异香气，味甜、微辛，皮部味较浓

【品质】以枝嫩、色红棕、香气浓者为佳。

【功效】发汗解肌，温通经脉，助阳化气，平冲降气。

【贮藏】置阴凉干燥处。

知识拓展

化学成分：含挥发油，油中主要成分为桂皮醛，还有苯甲醛、乙酸肉桂酯等。

桑　枝

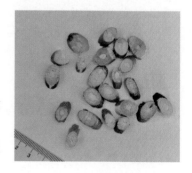

【来源】桑科植物桑的干燥嫩枝。

【产地】全国大部分地区均产。

【采收加工】春末夏初采收，去叶，晒干，或趁新鲜时切片，晒干。

【性状】桑枝药材见图7-13，性状描述见表7-10。

图7-13　桑枝饮片

表 7 - 10   桑枝的性状描述

项目	性状描述
形状	本品呈呈长圆柱形,少有分枝,长短不一,直径 0.5~1.5cm
表面	灰黄色或黄褐色,有多数黄褐色点状皮孔及细纵纹,并有灰白色略呈半圆柱形的叶痕和黄棕色的腋芽
质地	质坚韧,不易折断,断面纤维性
断面	切面厚 0.2~0.5cm,皮部较薄,木部黄白色,射线放射状,髓部白色或黄白色
气味	气微,味淡

【饮片】

炒桑枝   本品形如桑枝片,切面深黄色,微有香气。

【品质】以枝细质嫩、断面色黄白者为佳。

【功效】祛风湿,利关节。

【贮藏】置干燥处。

首乌藤

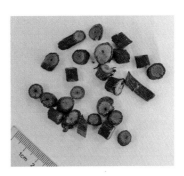

图 7 - 14   首乌藤饮片

【别名】夜交藤

【来源】蓼科植物何首乌的干燥藤茎。

【产地】主产于河南、湖北、广西等省。

【采收加工】秋、冬两季采割,除去残叶,捆成把或趁鲜切段,干燥。

【性状】首乌藤药材见图 7 - 14,性状描述见表 7 - 11。

表 7 - 11   首乌藤的性状描述

项目	性状描述
形状	本品呈长圆柱形,稍扭曲,具分枝,长短不一,直径 4~7mm
表面	紫红色或紫褐色,粗糙,具扭曲的纵皱纹,节部稍膨大,有侧枝痕,外皮甚薄,可剥离
质地	质脆,易折断
断面	皮部紫红色,木部黄白色或淡棕色,具明显导管孔,髓部疏松,类白色
气味	气微,味微苦涩

【品质】以身干粗壮、条匀、外皮紫红色者为佳。

【功效】养血安神,祛风通络。

【贮藏】置干燥处。

皂角刺

【来源】豆科植物皂荚的干燥棘刺。

【产地】全国大部分地区均产。

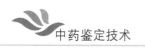

【采收加工】全年均可采收，干燥，或趁鲜切片，干燥。

【性状】皂角刺药材见图7-15，性状描述见表7-12。

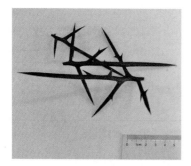

a. 皂角刺个子

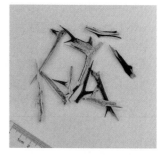

b. 皂角刺饮片

图7-15 皂角刺

表7-12 皂角刺的性状描述

项目	性状描述
形状	本品为主刺和1~2次分枝的棘刺。主刺长圆锥形，长3~15cm或更长，直径0.3~1cm；分枝刺长1~6cm，刺端锐尖
表面	紫棕色或棕褐色
质地	体轻，质坚硬，不易折断
断面	切面厚0.1~0.3cm，常带有尖细的刺端；木部黄白色，髓部疏松，淡红棕色
气味	气微，味淡

【品质】以刺粗壮、外皮色红棕、中心沙粉状者为佳。

【功效】消肿托毒，排脓，杀虫。

【贮藏】置干燥处。

其他茎木类药材见表7-13。

表7-13 其他茎木类药材

品名	来源	性状特征
降香	豆科植物降香檀树干和根的干燥心材	类圆形或不规则块状。表面紫红色或红褐色，切面有致密的纹理。质硬，有油性。气微香，味微苦
忍冬藤	忍冬科植物忍冬的干燥茎枝	长圆柱形，多分枝，常缠绕成束，直径1.5~6mm。表面棕红色至暗棕色，有的灰绿色，光滑或被茸毛；外皮易剥落。枝上多节，节间长6~9cm，有残叶及叶痕。质脆，易折断，断面黄白色，中空。气微，老枝味微苦，嫩枝味淡
海风藤	胡椒科植物风藤的干燥藤茎	扁圆柱形，微弯曲，长15~60cm，直径0.3~2cm。表面灰褐色或褐色，粗糙，有纵向棱状纹理及明显的节，节间长3~12cm，节部膨大，上生不定根。体轻，质脆，易折断，断面不整齐，皮部窄，木部宽广，灰黄色，具多数导管孔，射线灰白色，呈放射状排列，皮部与木部交界处常有裂隙，中心有灰褐色髓。气香，味微苦、辛
青风藤	防己科植物青藤和毛青藤的干燥藤茎	长圆柱形，常微弯曲，长20~70cm或更长，直径0.5~2cm。表面绿褐色至棕褐色，有的灰褐色，有细纵纹和皮孔。节部稍膨大，有分枝。体轻，质硬而脆，易折断，断面不平坦，灰黄色或淡灰棕色，皮部窄，木部射线呈放射状排列，髓部淡黄白色或黄棕色。气微，味苦

任务二 识别常用茎木类中药 (1)

【实践目的】

1. 通过实践，掌握苏木、钩藤、槲寄生、桑寄生、川木通、通草、大血藤、鸡血藤的性状鉴别特征、品质要求。

2. 了解药材质量的评价方法和依据。

3. 正确认识饮片。

【实践内容】

1. 鉴定药材样品及饮片样品：苏木、钩藤、槲寄生、桑寄生、川木通、通草、大血藤、鸡血藤。

2. 对照各药材的品质规定，判定实践所用药材的优劣。

【实践操作】

1. 仔细观察药材样品和饮片样品：苏木、钩藤、槲寄生、桑寄生、川木通、通草、大血藤、鸡血藤，记录其外观、质地、气味等鉴别要点。

2. 根据品质规定，评价当天实践用药材的质量情况。

【实践考核】

表 7－14 茎木类中药识别实践项目考核表

品名	来源	鉴别要点	质量情况（优，合格，差）

任务三 识别常用茎木类药材 (2)

【实践目的】

1. 通过实践，掌握桂枝、桑枝、首乌藤、皂角刺、降香、忍冬藤、海风藤、青风藤的性状鉴别特征、品质要求。

2. 了解药材质量的评价方法和依据。

3. 正确认识饮片。

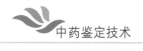
【实践内容】

1. 鉴定药材样品及饮片样品：桂枝、桑枝、首乌藤、皂角刺、降香、忍冬藤、海风藤、青风藤。

2. 对照各药材的品质规定，判定实践所用药材的优劣。

【实践操作】

1. 仔细观察药材样品和饮片样品：桂枝、桑枝、首乌藤、皂角刺、降香、忍冬藤、海风藤、青风藤，记录其外观、质地、气味等鉴别要点。

2. 根据品质规定，评价当天实践用药材的质量情况。

【实践考核】

表7-15　茎木类中药识别实践项目考核表

品名	来源	鉴别要点	质量情况（优，合格，差）

项目小结

茎木类中药是茎类中药和木类中药的总称。

茎类中药主要指木本植物的茎，以及少数草本植物的茎，木类中药主要指木本植物茎形成层以内的部分，通称木材。茎木类药材一般在秋、冬两季采收，有些木类药材，可全年采收。一般应注意观察其形状、大小、粗细、颜色、表面特征、质地、折断面、气、味等。其中表面纹理、颜色、气味，以及必要的水试或火试等特征较为重要。若是带叶的茎枝，其叶则按叶鉴定叶类中药的要求进行观察。

苏木：呈长圆柱形或对剖半圆柱形，表面黄红色至棕红色，具刀削痕，常见纵向裂缝。质坚硬。断面略具光泽，年轮明显，有的可见暗棕色、质松、带亮星的髓部。气微，味微涩。取本品少许，置热水中，水被染成桃红色，加酸变为黄色，再加碱又变为深红色。

钩藤：茎枝呈类方柱形或圆柱形，表面红棕色至紫红色或黄绿色至灰褐色，光滑无毛或被黄褐色柔毛。多数枝节上对生两个向下弯曲的钩。质坚韧。断面黄棕色，皮部纤维性，髓部黄白色或中空。气微，味淡。

槲寄生：茎枝呈圆柱形，黄绿色、金黄色或黄棕色，体轻，质脆，易折断。不平坦，皮部黄色，木部色较浅，射线放射状，髓部常偏向一侧。叶片对生于枝梢，呈长椭圆状披针形，黄绿色，革质，气微，味微苦，嚼之有黏性。

川木通：长圆柱形，棕黄色或黄褐色，质硬，不易折断。切片边缘不整齐，残存皮部黄棕色，木部浅黄棕色或浅黄色，有黄白色放射状纹理及裂隙，其间布满导管孔，髓部较小，类白色或黄棕色，偶有空腔。

通草：圆柱形，白色或淡黄色，体轻，质松软，稍有弹性，易折断。断面平坦，具银白色光泽，中部有空心或半透明的薄膜，纵剖面呈梯状排列，实心者少见。

大血藤：呈圆柱形，灰棕色，栓皮常呈鳞片状剥落，剥落处显暗红棕色，质硬。皮部呈红棕色，有数处向内嵌入木部，木部黄白色，有多数细小导管孔，射线呈放射状排列。气微，味微涩。

鸡血藤：椭圆形或不规则的斜切片，栓皮灰棕色，栓皮脱落处显红棕色，质坚硬。木部红棕色或棕色，导管孔多数，韧皮部有树脂状分泌物呈红棕色至黑棕色，与木部相间排列呈数个同心性椭圆形环或偏心性半圆形环；髓部偏向一侧。气微，味涩。

桂枝：呈长圆柱形，红棕色至棕色，质硬而脆，易折断。断面皮部红棕色，木部黄白色至浅黄棕色，髓部略呈方形。有特异香气，味甜、微辛，皮部味较浓。

桑枝：呈长圆柱形，灰黄色或黄褐色，有多数黄褐色点状皮孔，质坚韧，不易折断，断面纤维性。切面皮部较薄，木部黄白色，射线放射状，髓部白色或黄白色。气微，味淡。

首乌藤：呈长圆柱形，紫红色或紫褐色，外皮甚薄，可剥离。质脆，易折断。皮部紫红色，木部黄白色或淡棕色，具明显导管孔，髓部疏松，类白色。气微，味微苦涩。

皂角刺：为主刺和1~2次分枝的棘刺。主刺长圆锥形，分枝刺端锐尖。紫棕色或棕褐色。体轻，质坚硬，不易折断。切面常带有尖细的刺端；木部黄白色，髓部疏松，淡红棕色。气微，味淡。

目标检测

单项选择题

1. 钩藤来源于哪科植物（　　）

　　A. 唇形科　　　　　B. 茜草科　　　　C. 桔梗科　　　　D. 菊科

2. 来源于胡椒科的药材是（　　）

　　A. 络石藤　　　　　B. 沉香　　　　　C. 钩藤　　　　　D. 海风藤

3. 大血藤的断面特征为（　　）

　　A. 髓部偏向一侧

　　B. 皮部厚，有棕色油点

　　C. 红棕色皮部与黄白色木部交互排列成3~8轮半圆形环

　　D. 皮部红棕色，有数处向内嵌入木部

4. 鸡血藤区别于大血藤的主要性状特征是（　　）

A. 有髓

B. 皮部呈红棕色，有数处向内嵌入木质部

C. 木质部与韧皮部相间排列 3~8 层，呈偏心性半圆环状

D. 具多层同心性环纹

5. 茎类药材中有异常构造的药材是（　　）

A. 鸡血藤　　　B. 大血藤　　　C. 苏木　　　D. 川木通

6. 取某药材碎片投于热水，水被染成红色；加酸变成黄色，再加碱液，仍变成红色（　　）

A. 降香　　　B. 苏木　　　C. 大血藤　　　D. 鸡血藤

7. 通草的来源是（　　）

A. 五加科植物通脱木的地上全草

B. 山茱萸科植物青荚叶的茎髓

C. 五加科植物通脱木的茎髓

D. 五加科植物通脱木的带根全草

8. 通草的断面特征是（　　）

A. 银白色光泽，中部有空心或半透明薄膜

B. 黄白色，中心木质部有放射状纹理

C. 白色，中部无空心或半透明薄膜

D. 黄白色，中心有木心

9. 川木通来源于哪一科植物（　　）

A. 木通科　　　B. 马兜铃科　　　C. 毛茛科　　　D. 防己科

10. 习称"红藤"的药材是（　　）

A. 鸡血藤　　　B. 钩藤　　　C. 大血藤　　　D. 苏木

（李红芳）

项目八 皮类中药的鉴定

学习目标

知识要求

1. **掌握** 重点品种的来源、性状及其典型的显微与理化鉴定技术。
2. **熟悉** 重点品种的主要饮片及炮制品种类的性状鉴别特征；重点品种的产地、采收加工、功效及贮藏。
3. **了解** 皮类药材的化学成分、伪品或代用品。

   本项目涉及重点掌握品种 11 种。

   包括：厚朴、肉桂、杜仲、黄柏、合欢皮、秦皮、白鲜皮、牡丹皮、香加皮、地骨皮、桑白皮。

技能要求

能准确鉴定药材的品种和质量。

任务一 学习皮类中药的鉴定

皮类中药是指来源于裸子植物或被子植物（其中主要是双子叶植物）的茎干、枝或根的形成层以外部分的药材。其中大多为木本植物茎干的皮，少数为根皮或枝皮。它由外向内包括周皮、皮层和初生和次生韧皮部等部分。

1. 采收加工 皮类药材通常在春末夏初采收，此时树皮养分及液汁较多，形成层细胞分裂较快，皮部和木部容易剥离，且植株伤口较易愈合，有利于药材的再生长，如厚朴、黄柏等。少数皮类药材在秋冬两季采收，此时有效成分含量较高，如肉桂等。根皮则以秋末冬初采收为宜，并趁鲜抽去木心，如牡丹皮等。

皮类药材一般可用环法、半环法、条状剥取或砍树剥皮等方法采收。

2. 性状 皮类中药性状鉴别主要应注意观察其形状、内表面、外表面、质地、断面、气味等；其中表面和断面特征、气味等对于鉴别药材较为重要。

（1）形状 干皮多为粗大老树上剥的皮，粗大而厚，常呈板片状或长条状；枝皮多呈细条状或卷筒状；根皮呈短片状或短筒状。常见的描述术语有：平坦状，如黄柏、

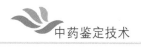

杜仲等，较平整；弯曲状，多向内弯曲，由于弯曲程度不同，又分反曲状、槽状或半管状、管状或筒状、单卷筒状、双卷筒状和复卷筒状。

（2）外表面　多为灰褐色、灰黑色等，有的树干皮外表面常附生有斑片状的地衣、苔藓等物。多有裂纹及各种形状的突起物，还可见到皮孔，皮孔的形状、颜色、分布的密度，常可用来鉴别皮类药材的特征。

（3）内表面　颜色差别较大，有些含挥发油的药材，指甲划之显油痕，结合气味可判断该药材的质量。

（4）折断面　是鉴别皮类药材的重要特征。主要有：

平坦状　组织中富有薄壁细胞，无石细胞群或纤维素的皮，较平坦，如牡丹皮。

颗粒状　组织中富有石细胞群的皮，常呈颗粒状突起，如肉桂。

纤维状　组织中富有纤维素的皮，多呈细纤维状物或刺状物突出，如合欢皮。

层状　组织中纤维束和薄壁细胞成环状间隔排列，折断时可见明显的分层，如黄柏。

（5）气味　有的皮类药材外形相似，但是气味却有很大差别。如香加皮和地骨皮，香加皮有特殊香气，味苦而有刺激感，而地骨皮则气微，味微甘而后苦。

3. 鉴别

（1）显微鉴别　皮类药材构造一般可按周皮、皮层、韧皮部进行观察。观察横切面各部分组织的界限和宽厚度，再进行各部分组织的详细观察和描述。应注意观察纤维、石细胞和各种分泌组织，如油细胞、乳管、黏液细胞等，常见的细胞内含物，如淀粉粒和草酸钙结晶。粉末观察应主要注意木栓细胞、筛管（或筛胞）、韧皮纤维（常形成晶纤维和嵌晶纤维）、石细胞、分泌组织、草酸钙晶体、淀粉粒等特征。其中筛管（或筛胞）是皮类中药粉末鉴别的主要标志之一。

（2）理化鉴别　理化鉴别在皮类药材的鉴定方面应用广泛。多采用颜色反应进行鉴别。

4. 品质　不同的皮类药材，其品质要求各不相同。

5. 贮藏　皮类药材要选择阴凉、避风避光处存放，包装以防潮不通风透气为宜。堆放时离开走道或窗口等易受风吹的地方，周围加盖防潮苦布或塑料罩，减少外界自然因素的影响。

厚　朴

【别名】川朴、紫油朴、赤朴、烈朴

【来源】为木兰科植物厚朴或凹叶厚朴的干燥干皮、根皮及枝皮。

【产地】主产四川、湖北、浙江、江西等省。安徽、福建、陕西、甘肃、贵州、云南等省亦产，多为栽培。

【采收加工】4～6月剥取生长15～20年的树干皮，置沸水中微煮后，堆置土坑里"发汗"，待水分自内部渗出，内表面变紫褐色或棕褐色时，蒸软，

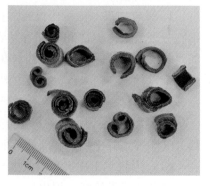

图8-1　厚朴饮片

取出，卷成筒状，干燥。根皮和枝皮剥下后可直接阴干。

【性状】厚朴药材见图8-1，性状描述见表8-1。

表8-1　厚朴的性状描述

项目	性状描述
形状	干皮：呈卷筒状或双卷筒状，长30～35cm，厚0.2～0.7cm，习称"筒朴"；近根部的干皮一端展开如喇叭口，长13～25cm，厚0.3～0.8cm，习称"靴筒朴" 根皮（根朴）：呈单筒状或不规则块片；有的弯曲似鸡肠，习称"鸡肠朴" 枝皮（枝朴）：呈单筒状，长10～20cm，厚0.1～0.2cm
表面	外表面灰棕色或灰褐色，粗糙，有时呈鳞片状，较易剥落，有明显椭圆形皮孔和纵皱纹，刮去粗皮者显黄棕色。内表面紫棕色或深紫褐色，较平滑，具细密纵纹，划之显油痕
质地	干皮质坚硬，不易折断。根皮质硬，较易折断，断面纤维性。枝皮质脆，易折断，断面纤维性
断面	断面颗粒性，外层灰棕色，内层紫褐色或棕色，有油性，有的可见多数小亮星
气味	气香，味辛辣、微苦

【饮片】

厚朴　本品呈弯曲的丝条状、或单双卷筒状，其余同药材。

姜厚朴　本品为形如厚朴丝，表面灰褐色，偶见焦斑。略具姜的辛辣气味。

【鉴别】

（1）粉末棕色。纤维甚多，直径15～32μm，壁甚厚，有的呈波浪形或一边呈锯齿状，木化，孔沟不明显。石细胞类方形、椭圆形、卵圆形或不规则分枝状，直径11～65μm，有时可见层纹。油细胞椭圆形或类圆形，直径50～85μm，含黄棕色油状物。

（2）取本品粗粉3g，加三氯甲烷30ml，回流半小时，滤过，滤液供作以下试验：取三氯甲烷液5ml置试管中，在荧光灯下顶面观现紫色，侧面观上面黄绿色，下面棕色。

【品质】以皮厚、肉细、油性足、内表面紫棕而有发亮结晶物、香气浓者为佳。

【功效】燥湿消痰，下气除满。

【贮藏】置通风干燥处。

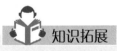
知识拓展

1. **化学成分**　含挥发油约0.3%。油中主要含α，β-桉油醇，占挥发油94%～98%，有镇静作用。另含厚朴酚（抗菌作用）、异厚朴酚、和厚朴酚、四氢厚朴酚。尚有厚朴醛B、C、D、E，厚朴木脂素A、B、C、D、E、F、G、H、I，丁香脂素等。《中国药典》规定：厚朴药材含厚朴酚与和厚朴酚总量不得少于2.0%。

2. **厚朴花**　厚朴和凹叶厚朴的干燥花蕾。药材呈长圆锥形，长4～7cm，基部直径1.5～2.5cm。外表面红棕色至棕褐色，顶端尖或钝圆，基部有花梗，花梗具棕色短细茸毛；花瓣未开者层层覆盖；已开者，花瓣多为12片，肉质肥厚，呈匙形；花蕊外露，棕黄色；花药条形；心皮多数，分离，螺旋状排列于圆锥形的花托上。质脆，易碎。气香，味淡。

肉 桂

【别名】 玉桂、牡桂、菌桂、筒桂、大桂、辣桂

【来源】 为樟科植物肉桂的干燥树皮。

【产地】 主产于广东、广西，云南、福建等省亦产。多为栽培。

【采收加工】 每年分两期采收，第一期于 4~5 月间，第二期 9~10 月间，以第二期产量大，香气浓，质量佳。采收时选取适龄肉桂树，按一定的长度、阔度剥下树皮，放于阴凉处，按各种规模修整，或置于木质的"桂夹"内压制成形，阴干或先放置凉处 2~3 天后，于弱光下晒干。根据采收加工方法不同，有如下加工品。

（1）官桂（桂通） 剥取栽培 5~6 年的幼树干皮和粗枝皮，晒 1~2 天后，卷成圆筒状，阴干。

（2）企边桂 剥取十余年生的干皮，两端削齐，夹在木制的凸凹板内，压成两侧内卷的浅槽状。

（3）板桂 剥取老年桂树的干皮，在离地 30cm 处作环状割口，将皮剥离，夹在桂夹内晒至九成干时取出，纵横堆叠，加压，约 1 个月后即完全干燥，变成扁平板状。

（4）碎桂 在桂皮加工过程中的碎块，多供香料用。

至于"桂心"，即肉桂加工过程中检下的边条，除去栓皮者。

【性状】 肉桂药材见图 8-2，性状描述见表 8-2。

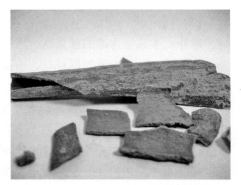

图 8-2 肉桂饮片

表 8-2 肉桂的性状描述

项目	性状描述
性状	呈槽状或卷筒状，长 30~40cm，宽或直径 3~10cm，厚 0.2~0.8cm
表面	外表面灰棕色，稍粗糙，有不规则的细皱纹及横向突起的皮孔，有的可见灰白色的斑纹；内表面红棕色，略平坦，有细纵纹，划之显油痕
质地	质硬而脆，易折断
断面	断面不平坦，外层棕色而较粗糙，内层红棕色而油润，两层间有 1 条黄棕色的线纹（石细胞环带）
气味	气香浓烈，味甜、辣

【鉴别】

（1）粉末红棕色。纤维大多单个散在，长梭形，长 195~920μm，直径约至 50μm，壁厚，木化，纹孔不明显。石细胞类方形或类圆形，直径 32~88μm，壁厚，有的一面菲薄。油细胞类圆形或长圆形，直径 45~108μm。草酸钙针晶细小，散在于射线细胞中。木栓细胞多角形，含红棕色物。

（2）取本品粉末 0.1g，加三氯甲烷 1ml 浸渍，吸取三氯甲烷液 2 滴于载玻片上，待

挥干，滴加10%盐酸苯肼试液1滴，加盖玻片，镜下可见桂皮醛苯腙杆状结晶。（检查桂皮醛）

（3）取本品挥发油少许，滴加异羟肟酸铁试剂，显橙色。（检查内酯类）

【品质】以不破碎、体重、外皮细致、肉厚、断面色紫、油性大、香气浓厚、味甜辣、嚼之渣少者为佳。

【功效】补火助阳，引火归元，散寒止痛，温通经脉。

【贮藏】置阴凉干燥处。

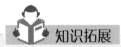

知识拓展

1. **化学成分**　含挥发油1%～2%，其主要成分为桂皮醛，占85%，还有乙酸桂皮酯、桂皮酸乙酯等。并含有鞣质、黏液、碳水化合物。

《中国药典》规定：含桂皮醛不得少于1.5%。

2. **功效**　肉桂的精油：减肥瘦身、清除疣类皮肤问题、缓解感冒及全身肌肉酸痛、缓解月经疼痛及缓解消化不良和肠胃涨气等。

咖啡加肉桂粉，一是使其更加香甜醇厚，另一是装饰作用，一般适用于卡布基诺。

3. **注意**　有出血倾向者及孕妇慎用；不宜与赤石脂同用。

案例分析

案例　市场上有将调味用的桂皮作肉桂使用。桂皮为同属植物天竺桂、阴香、细叶香桂等数种樟属植物的树皮。皮薄，质硬，干燥不油润，折断面淡棕色，石细胞环带不明显，香气淡，味微甜、辛、涩，一般作香料或调味品用，不供药用。

讨论　肉桂与桂皮有何不同？

杜　仲

【来源】为杜仲科植物杜仲的干燥树皮。

【产地】主产于湖北、四川、贵州、云南、陕西等省。多为栽培。

【采收加工】春夏两季剥取栽植近10年的树皮，趁鲜刮去粗皮，晒干。或将剥下树皮内表面相对层层叠放，严密埋藏于稻草内，使之"发汗"至内皮呈紫褐色时，取出晒干。

【性状】杜仲药材见图8-3，性状描述见表8-3。

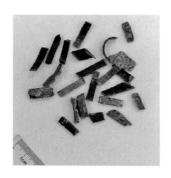

图 8-3 杜仲饮片

表 8-3 杜仲的性状描述

项目	性状描述
形状	呈板片状或两边稍向内卷，大小不一，厚 3~7mm
表面	外表面淡棕色或灰褐色，有明显的皱纹或纵裂槽纹；有的树皮较薄，未去粗皮，可见明显的皮孔；内表面暗紫色，光滑
质地	质脆，易折断
断面	断面有细密、银白色、富弹性的橡胶丝相连
气味	气微，味稍苦

【饮片】

杜仲　本品呈小方块或丝状。其余同药材。

盐杜仲　本品形如杜仲块或丝。表面呈焦黑色，内表面褐色，折断时橡胶丝弹性较差。味微咸。

【品质】以皮厚、块大、去净粗皮、断面丝多、内表面暗紫色者为佳。

【功效】补肝肾，强筋骨，安胎。

【贮藏】置通风干燥处。

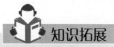 知识拓展

1. 化学成分　含杜仲胶、杜仲苷、黄酮类、鞣质、木脂素及其苷类物质。《中国药典》规定：含松脂醇二葡萄糖苷不得少于 0.10%。

2. 杜仲叶　为杜仲科植物杜仲的干燥叶。夏秋两季枝叶茂盛时采收，晒干或低温烘干。多已破碎，上表面呈橘黄绿色至深黄褐色，微有光泽，下表面黄褐色。完整叶片展平后呈椭圆形或卵形，长 7~15cm，宽 3.5~7cm，基部广卵形，边缘有锯齿，具短叶柄。质薄，搓之易碎，折断面有少量银白色橡胶丝。气微，味微苦。

3. 杜仲伪品　主要涉及 5 科 30 种，其中以卫矛科最多，为 23 种。夹竹桃科 6 种。杜仲伪品中，夹竹桃、卫矛科植物皮断面有橡胶丝，但正品与伪品的最大区别：两个科显微鉴别都有草酸钙结晶，橡胶丝少，而杜仲无草酸钙结晶，石细胞成群，橡胶丝多且成系或扭曲成团。

课堂互动

请同学们说一说：杜仲的主要性状特征是什么？

黄 柏

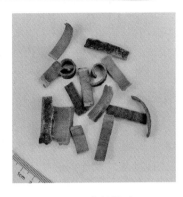

图8-4　黄柏饮片

【别名】黄檗、元柏、檗木

【来源】为芸香科植物黄皮树的干燥树皮。习称川黄柏。

【产地】黄皮树主产于四川、贵州等省，陕西、湖北、云南、湖南、甘肃、广西等省区亦产。

【采收加工】立夏至夏至间剥取生长10年以上的树皮，趁鲜刮去粗皮，晒干。

【性状】黄柏药材见图8-4，性状描述见表8-4。

表8-4　黄柏的性状描述

项目	性状描述
形状	呈板片状或浅槽状，长宽不一，厚1~6mm
表面	外表面黄褐色或黄棕色，平坦或具纵沟纹，有的可见皮孔痕及残存的灰褐色粗皮。内表面暗黄色或淡棕色，具细密的纵棱纹
质地	体轻，质硬
断面	断面纤维性，呈裂片状分层，深黄色
气味	气微，味极苦，嚼之有黏性

【饮片】

黄柏　本品呈丝条状。外表面黄褐色或黄棕色。内表面暗黄色或淡棕色，具纵棱纹。切面纤维性，呈裂片状分层，深黄色。味极苦。

盐黄柏　本品形如黄柏丝，表面深黄色，偶有焦斑。味极苦，微咸。

黄柏炭　本品形如黄柏丝，表面焦黑色，内部深褐色或棕黑色。体轻，质脆，易折断。味苦涩。

【鉴别】

（1）本品粉末鲜黄色。纤维鲜黄色，直径16~38μm，常成束，周围细胞含草酸钙方晶，形成晶纤维；含晶细胞壁木化增厚。石细胞鲜黄色，类圆形或纺锤形，直径35~128μm，有的呈分枝状，枝端锐尖，壁厚，层纹明显；有的可见大型纤维状的石细胞，长可达900μm。草酸钙方晶众多。

（2）取本品粉末1g，加乙醚10ml，振摇后，滤过，滤液挥干，残渣加冰醋酸1ml使溶解，再加硫酸1滴，放置，溶液显紫棕色。（检查黄柏酮）

（3）取本品粉末0.5g，加甲醇10ml，水浴温热数分钟，放冷，滤过，取滤液1ml，加稀盐酸1ml与漂白粉少量，显樱红色。（检查小檗碱）

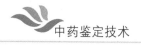
（4）取本品粉末少量，置载玻片上，加乙醇2～3滴，加稀盐酸或30%硝酸1～2滴，加盖玻片，片刻后镜检，见黄色针晶簇。（检查小檗碱）

【品质】以皮厚、色黄、无栓皮者为佳。

【功效】清热燥湿，泻火除蒸，解毒疗疮。

【贮藏】置通风干燥处，防潮。

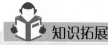 知识拓展

1. 化学成分 ①川黄柏：含小檗碱、药根碱、木兰花碱、黄柏碱等生物碱。《中国药典》规定：含小檗碱不得少于3.0%；含黄柏碱不得少于0.34%。

2. 关黄柏 为芸香科植物黄檗的干燥树皮。其性状呈板片状或浅槽状，长宽不一，厚2～4mm。外表面黄绿色或淡棕黄色，较平坦，有不规则的纵裂纹，皮孔痕小而少见，偶有灰白色的粗皮残留；内表面黄色或黄棕色。体轻，质较硬，断面纤维性，有的呈裂片状分层，鲜黄色或黄绿色，气微，味极苦，嚼之有黏性。功效与黄柏相同，自《中国药典》（2015年版）将其与黄柏分列为两个药。关黄柏药材见图8－5。

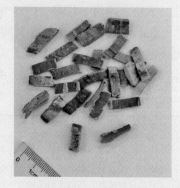

图8－5 关黄柏饮片

《中国药典》规定：关黄柏含小檗碱不得少于0.60%；含盐酸巴马汀不得少于0.30%。

课堂互动

请同学们讨论：黄柏和关黄柏的区别特征是什么？

合欢皮

【来源】豆科植物合欢的干燥树皮。

【产地】主产湖北、江苏、安徽、浙江等省。

【采收加工】夏秋两季剥取，晒干。

【性状】合欢药材见图8－6，性状描述见表8－5。

【品质】以皮细嫩、皮孔明显者为佳。

【功效】解郁安神，活血消肿。

【贮藏】置通风干燥处。

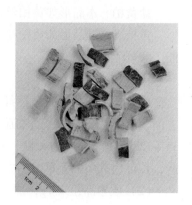

图8－6 合欢皮饮片

表8-5　合欢皮的性状描述

项目	性状描述
形状	本品呈卷曲筒状或半筒状，长40~80cm，厚0.1~0.3cm
表面	外表面灰棕色至灰褐色，稍有纵皱纹，有的成浅裂纹，密生明显的椭圆形横向皮孔，棕色或棕红色，偶有突起的横棱或较大的圆形枝痕，常附有地衣斑；内表面淡黄棕色或黄白色，平滑，有细密纵纹
质地	质硬而脆，易折断
断面	呈纤维性片状，淡黄棕色或黄白色
气味	气微香，味淡、微涩、稍刺舌，而后喉头有不适感

知识拓展

化学成分：主含皂苷，如金合欢皂苷元B、美基豆酸内酯、美基豆酸等及鞣质。

秦　皮

【别名】梣皮

【来源】为木犀科植物苦枥白蜡树、白蜡树、尖叶白蜡树或宿柱白蜡树的干燥干皮和枝皮。

【产地】苦枥白蜡树主产东北三省。白蜡树主产四川。尖叶白蜡树和宿柱白蜡树主产陕西。

【采收加工】春季或秋季整枝时，剥下干皮或枝皮，晒干。

【性状】秦皮药材见图8-7，性状描述见表8-6。

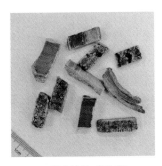

a. 秦皮饮片（干皮）

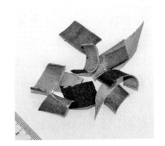

b. 秦皮饮片（枝皮）

图8-7　秦皮

表8-6　秦皮的性状描述

项目	性状描述	
	枝皮	干皮
形状	呈卷筒状或槽状，长10~60cm，厚1.5~3mm	为长条状块片，厚3~6mm
表面	外表面灰白色、灰棕色至黑棕色或相间呈斑状，平坦或稍粗糙，并有灰白色圆点状皮孔及细斜皱纹，有的具分枝痕。内表面黄白色或棕色，平滑	外表面灰棕色，具龟裂状沟纹及红棕色圆形或横长的皮孔

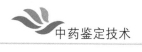

续表

项目	性状描述	
	枝皮	干皮
质地	质硬而脆	质坚硬
断面	断面纤维性，黄白色	断面纤维性较强
气味	气微，味苦	

【鉴别】

（1）取本品，加热水浸泡，浸出液在日光下可见碧蓝色荧光。（检查马栗树皮苷和马栗树皮素）

（2）本品横切面：木栓层为5～10余列细胞。栓内层为数列多角形厚角细胞。皮层较宽，纤维及石细胞单个散在或成群。中柱鞘部位有石细胞及纤维束组成的环带，偶有间断。韧皮部射线宽1～3列细胞；纤维束及少数石细胞成层状排列，中间贯穿射线，形成"井"字形，薄壁细胞含草酸钙砂晶。

（3）取粉末1g，加95%乙醇10ml，回流10分钟，滤过，取醇溶液2滴入试管中，加水10ml稀释，在反射光下显天蓝色荧光（检查马栗树皮苷）。另取醇溶液1ml，加1%三氯化铁试液2～3滴，呈暗绿色，再加氨试液3滴，以5倍水稀释，对光观察显深红色。（检查马栗树皮素）

【品质】以整齐、长条呈筒状、外皮光滑者为佳。枝皮优于干皮。

【功效】清热燥湿，收涩止痢，止带，明目。

【贮藏】置通风干燥处。

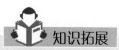 知识拓展

1. 化学成分 含七叶树苷（七叶苷、马栗树皮苷、秦皮甲素）及七叶树内酯（马栗树皮素、七叶树素、秦皮乙素）等。

《中国药典》规定，含秦皮甲素和秦皮乙素总量不得少于1.0%。

2. 常见易混品 我国部分地区用胡桃科植物核桃楸的枝皮作秦皮使用。该品厚1～2mm，卷筒状或扭曲呈绳状。外表面平滑，灰棕色，皮孔少，有猴面叶痕。内表面暗棕色。质韧，难折断，不易横断，易纵裂，不易呈层状剥离。气微，味微苦涩。镜检，薄壁细胞含草酸钙簇晶。水浸液浅黄棕色，无荧光。本品不应作秦皮用。

课堂互动

想一想：正品秦皮与伪品有何区别？

白鲜皮

【来源】为芸香科植物白鲜的干燥根皮。

【产地】主产于辽宁、河北、山东等省。

【采收加工】春、秋二季采挖根部，除去泥沙和粗皮，剥取根皮，干燥。

【性状】白鲜皮药材见图8-8，性状描述见表8-7。

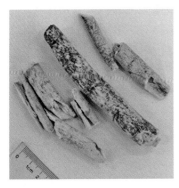 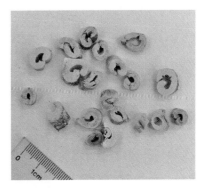

a. 白鲜皮药材　　　　　　　　　　　　　　b. 白鲜皮饮片

图8-8　白鲜皮

表8-7　白鲜皮的性状描述

项目	性状描述
形状	本品呈卷筒状，长5~15cm，直径1~2cm，厚0.2~0.5cm
表面	外表面灰白色或淡灰黄色，具细纵皱纹及细根痕，常有突起的颗粒状小点；内表面类白色，有细纵纹
质地	质脆，折断时有粉尘飞扬
断面	不平坦，略呈层片状，剥去外层，迎光可见闪烁的小亮点
气味	断面有羊膻气，味微苦

【品质】以条大、皮厚、色灰白、断面分层、羊膻气浓、无木心者为佳。

【功效】清热燥湿，祛风解毒。

【贮藏】置通风干燥处。

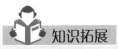 知识拓展

　　化学成分：主含白鲜碱、茵芋碱、崖椒碱等生物碱，以及黄柏酮、梣酮、谷甾酮、酸性物质和皂苷等。

牡丹皮

【别名】丹皮、粉丹皮、原丹皮

【来源】为毛茛科植物牡丹的干燥根皮。

【产地】主产安徽、四川、甘肃、陕西、湖北、湖南、山东、贵州等地。安徽铜陵凤凰山所产的质量最佳，称为"凤丹皮"，为道地药材。此外，云南、浙江亦产。以四

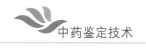

川、安徽产量最大。

【采收加工】在 10 ~ 11 月挖取栽培 3 ~ 5 年的根部，除去细根及泥沙，剥取根皮，晒干或刮去粗皮，除去木心，晒干。前者习称连丹皮，后者习称为刮丹皮或粉丹皮。

【性状】牡丹皮药材见图 8 – 9，性状描述见表 8 – 8。

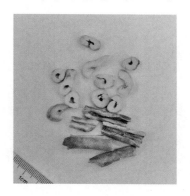

图 8 – 9 牡丹皮饮片

表 8 – 8 牡丹皮的性状描述

项目	性状描述
形状	连丹皮：呈筒状或半筒状，有纵剖开的裂缝，略向内卷曲或张开，长 5 ~ 20cm，直径 0.5 ~ 1.2cm，厚 0.1 ~ 0.4cm
表面	连丹皮：外表面灰褐色或黄褐色，有多数横长皮孔突起及细根痕，栓皮脱落处粉红色。内表面淡灰黄色或浅棕色，有明显的细纵纹，常见发亮的结晶（系针柱状牡丹酚结晶），俗称"亮银星" 刮丹皮：外表面有刮刀削痕，红棕色或淡灰黄色，有时可见灰褐色斑点状残存外皮
质地	质硬而脆，易折断
断面	断面较平坦，淡粉红色，粉性
气味	气芳香，味微苦而涩

【饮片】

牡丹皮 圆形或卷曲形薄片，其余同药材。

【鉴别】

（1）本品粉末淡红棕色。淀粉粒甚多，单粒类圆形或多角形，直径 3 ~ 16μm，脐点点状、裂缝状或飞鸟状；复粒由 2 ~ 6 分粒组成。草酸钙簇晶直径 9 ~ 45μm，有时含晶细胞连接，簇晶排列成行，或一个细胞含数个簇晶。连丹皮可见木栓细胞长方形，壁稍厚，浅红色。

（2）取粉末微量升华，显微镜下可见长柱形、针状、羽状结晶，在结晶上滴加三氯化铁醇溶液，则结晶溶解而显紫红色。（检查丹皮酚）

【品质】以条粗长、皮厚、无木心、断面白色，粉性足，结晶多、香气浓者为佳。

【功效】清热凉血，活血化瘀。

【贮藏】置阴凉干燥处。

知识拓展

1. 化学成分　鲜皮含牡丹酚原苷约 5% ~ 6%，但在干燥及贮藏过程中易酶解成牡丹酚苷和一分子 L - 阿拉伯糖；根皮还含牡丹酚、芍药苷羟基芍药苷、苯甲酰芍药苷及苯甲酰羟基芍药苷、挥发油，以及苯甲酸、植物甾醇、蔗糖、葡萄糖、阿拉伯糖等。

《中国药典》规定，含丹皮酚不得少于 1.2%。

2. 牡丹皮其他产地　安徽南陵所产称瑶丹皮；四川垫江、灌县所产称川丹皮；甘肃、陕西及四川康定、泸定所产称西丹皮；四川西昌所产的称西昌丹皮，质量较次。西丹皮除上述正品丹皮外，在陕西尚用矮牡丹、紫斑牡丹的根皮。西昌丹皮品种复杂，除正品丹皮外，尚用黄牡丹、野牡丹、保氏牡丹、四川牡丹的根皮。

此外，四川尚产一种茂丹皮，为茂纹牡丹。云南所产的云南丹皮，则为黄牡丹和云南牡丹的根皮。

课堂互动

请同学们说一说：牡丹皮的主要性状特征是什么？

香加皮

【别名】北五加皮、杠柳皮

【来源】为萝摩科植物杠柳的干燥根皮。

【产地】主产于山西、河南、河北、山东等省。辽宁、吉林、内蒙古等省区亦产。此外，在江苏、四川等地有栽培。

【采收加工】春、秋二季采挖，剥取根皮，阴干或晒干。

【性状】香加皮药材见图 8 - 10，性状描述见表 8 - 9。

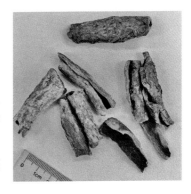

图 8 - 10　香加皮饮片

表 8 - 9　香加皮的性状描述

项目	性状描述
形状	呈卷筒状或槽状，少数呈不规则的块片状，长 3 ~ 10cm，直径 1 ~ 2cm，厚 0.2 ~ 0.4cm
表面	外表面灰棕色或黄棕色，栓皮松软常呈鳞片状，易剥落。内表面淡黄色或淡黄棕色，较平滑，有细纵纹
质地	体轻，质脆，易折断
断面	断面不整齐，黄白色
气味	有特异香气，味苦

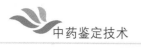
【鉴别】本品的水或乙醇浸出液在紫外光灯下显紫色荧光，加稀盐酸荧光不变，加氢氧化钠试液产生黄绿色荧光（4-甲氧基水杨醛的反应）。而五加皮无此反应。

【品质】以块大、皮厚、香气浓、无木心者为佳。

【功效】利水消肿，祛风湿，强筋骨。

【贮藏】置阴凉干燥处。

> ### 知识拓展
>
> **1. 化学成分** 含北五加苷A、B、C、D、E、F、G、H、I、J、K。其中苷G为杠柳毒苷，属强心苷类。而杠柳皂苷K、H_1、E为C_{21}甾苷类，是孕甾烯醇酮的还原衍生物。香气成分为4-甲氧基水杨醛。
>
> **2. 真伪鉴别** 五加皮又称南五加皮，为五加科植物细柱五加的干燥根皮。主产于湖北、河南、四川、湖南、安徽等省。夏、秋两季挖根，趁鲜用刀剥离或将根打裂剥皮，洗净晒干。本品呈不规则卷筒状，长5~15cm，直径0.4~1.4cm，厚约0.2cm。外表面灰褐色，有稍扭曲的纵皱纹及横长皮孔样斑痕；内表面淡黄色或灰黄色，有细纵纹。体轻，质脆，易折断。断面不整齐，灰白色。气微香，味微辣而苦。

课堂互动

找一找五加皮与香加皮的区别。

地骨皮

【来源】为茄科植物枸杞或宁夏枸杞的干燥根皮。

【产地】枸杞主产于河北、河南、山西、陕西、四川、江苏、浙江等省，以河南、山西产量较大，江苏、浙江产品质量较好，商品称南地骨皮。

【采收加工】全年可采挖，剥下根皮，晒干。清明节前采的质量较好，皮厚且易剥取。

【性状】地骨皮药材见图8-11，性状描述见表8-10。

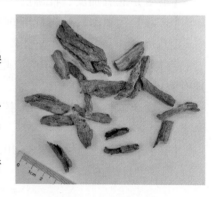

图8-11 地骨皮饮片

表8-10 地骨皮的性状描述

项目	性状描述
形状	呈筒状或槽状，长3~10cm，宽0.5~1.5cm，厚0.1~0.3cm
表面	外表面灰黄色至棕黄色，粗糙，有不规则纵裂纹，易成鳞片状剥落。内表面黄白色至灰黄色，较平坦，有细纵纹

续表

项目	性状描述
质地	体轻，质脆，易折断
断面	断面不平坦，外层黄棕色，内层灰白色
气味	气微，味微甘而后苦

【品质】以块大、肉厚、无木心者为佳。

【功效】凉血除蒸，清肺降火。

【贮藏】置干燥处。

**知识拓展**

化学成分：根皮含桂皮酸和多量酚性物质、甜菜碱。尚分离得柯碱 A（地骨皮甲素）、枸杞素 A、枸杞素 B、β - 谷甾醇、亚油酸、亚麻酸、卅一酸等。

桑白皮

【来源】为桑科植物桑的干燥根皮。

【产地】主产于河南、安徽、浙江、江苏、湖南、四川等地。

【采收加工】秋末叶落时至次春发芽前采挖根部，除去泥土及须根，刮去黄棕色粗皮，纵向剖开，剥取根皮，晒干。

【性状】桑白皮药材见图 8 - 12，性状描述见表 8 - 11。

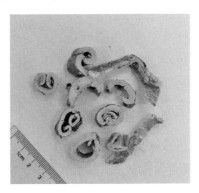

图 8 - 12　桑白皮饮片

表 8 - 11　桑白皮的性状描述

项目	性状描述
形状	呈扭曲的卷筒状、槽状或板片状，长短宽窄不一，厚 1～4mm
表面	外表面白色或淡黄白色，较平坦，有的残留橙黄色或棕黄色鳞片状粗皮；内表面黄白色或灰黄色，有细纵纹
质地	体轻，质韧，纤维性强，难折断，易纵向撕裂，撕裂时有粉尘飞扬
气味	气微，味微甘

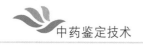
【饮片】

桑白皮　不规则丝条状，其余同药材。

蜜桑白皮　同桑白皮丝，表面深黄色或棕黄色，略具光泽，滋润，纤维性强，易纵向撕裂。气微，味甜。

【品质】以色白、皮厚、质柔韧、无粗皮、嚼之有黏性、成丝团者为佳。

【功效】泻肺平喘，利水消肿。

【贮藏】置通风干燥处，防潮，防蛀。

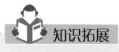

知识拓展

化学成分：含4种黄酮类衍生物及桦皮酸。尚含 α - 及 β - 香树精、挥发油、谷甾醇及桑黄酮 A ~ Z 和桑根酮 A ~ D。另含香豆素类化合物东莨菪素及伞形花内酯等。

任务二　识别常用皮类中药

【实践目的】

1. 通过实践，掌握厚朴、肉桂、杜仲、黄柏、合欢皮、秦皮、白鲜皮、牡丹皮、香加皮、地骨皮、桑白皮的性状鉴别特征、品质要求。

2. 了解药材质量的评价方法和依据。

3. 正确认识饮片。

【实践内容】

1. 鉴定药材样品及饮片样品：厚朴、肉桂、杜仲、黄柏、合欢皮、秦皮、白鲜皮、牡丹皮、香加皮、地骨皮、桑白皮。

2. 对照各药材的品质规定，判定实践所用药材的优劣。

【实践操作】

1. 仔细观察药材样品和饮片样品：厚朴、肉桂、杜仲、黄柏、合欢皮、秦皮、白鲜皮、牡丹皮、香加皮、地骨皮、桑白皮，记录其外观、质地、气味等鉴别要点。

2. 根据品质规定，评价当天实践用药材的质量情况。

【实践考核】

表 8 - 13　皮类中药识别实践项目考核表

品名	来源	鉴别要点	质量情况（优，合格，差）

实验　黄柏、厚朴的显微鉴别

【实验目的】

1. 熟练掌握粉末标本片的制片方法。

2. 学会黄柏、厚朴的显微鉴别方法，并能绘出黄柏、厚朴的粉末特征图。

3. 学会黄柏简便的理化鉴别方法（显微化学定性），并能记录实验现象。

【实验器材】

1. 仪器及试剂　显微镜，临时制片用具（酒精灯、载玻片、盖玻片、镊子、解剖针、擦镜纸、吸水纸等），紫外光灯，水合氯醛试液，稀甘油，乙醇，稀盐酸或30%硝酸溶液。

2. 材料　黄柏粉末、厚朴粉末。

【显微鉴定】

1. 黄柏粉末鉴别特征　观察黄柏粉末，并要特别注意：

（1）黄柏晶鞘纤维特点；

（2）石细胞的特点。

2. 厚朴粉末鉴别特征　观察厚朴粉末，并要特别注意：

（1）厚朴纤维特点；

（2）石细胞的特点；

（3）油细胞的特点

【理化鉴定】

取本品粉末少量，置载玻片上，加乙醇2~3滴，加稀盐酸或30%硝酸1~2滴，加盖玻片，片刻后镜检，见黄色针晶簇。（检查小檗碱）

【作业】

1. 绘出黄柏粉末的显微特征图。

2. 绘出厚朴粉末的显微特征图。

3. 写出黄柏的理化鉴别现象。

项目小结

　　皮类中药是指来源于裸子植物或被子植物（其中主要是双子叶植物）的茎干、枝或根的形成层以外部分的药材。大多为木本植物茎干的皮，少数为根皮或枝皮。它由外向内包括周皮、皮层和初生和次生韧皮部等部分。通常在春末夏初采收，少数在秋冬两季采收，根皮则以秋末冬初采收为宜，并趁鲜抽去木心。一般可用环法、半环法、条状剥取或砍树剥皮等方法采收。

　　性状鉴别主要应注意观察其形状、内表面、外表面、质地、断面、气味等；其中表面和断面特征、气味等，对于鉴别药材较为重要。皮类药材构造一般可按周皮、皮层、韧皮部进行观察。理化鉴别多采用颜色反应进行鉴别。

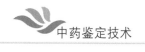

厚朴：干皮呈卷筒状或双卷筒状，习称"筒朴"；近根部的干皮一端展开如喇叭口，习称"靴筒朴"。根皮（根朴）：呈单筒状或不规则块片；有的弯曲似鸡肠，习称"鸡肠朴"。枝皮（枝朴）：呈单筒状。外表面灰棕色或灰褐色，有明显椭圆形皮孔，内表面紫棕色或深紫褐色，较平滑，具细密纵纹，划之显油痕。断面颗粒性，外层灰棕色，内层紫褐色或棕色，有油性，有的可见多数小亮星。气香，味辛辣、微苦。

肉桂：呈槽状或卷筒状，外表面灰棕色，稍粗糙，有不规则的细皱纹及横向突起的皮孔，有的可见灰白色的斑纹；内表面红棕色，略平坦，有细纵纹，划之显油痕。质硬而脆，易折断。断面不平坦，外层棕色而较粗糙，内层红棕色而油润，两层间有1条黄棕色的线纹（石细胞环带）。气香浓烈，味甜、辣。

杜仲：呈板片状，外表面淡棕色或灰褐色，内表面暗紫色，光滑。质脆，易折断。断面有细密、银白色、富弹性的橡胶丝相连。气微，味稍苦。

黄柏：呈板片状或浅槽状，外表面黄褐色或黄棕色，内表面暗黄色或淡棕色，具细密的纵棱纹。体轻，质硬，断面纤维性，呈裂片状分层，深黄色。气微，味极苦，嚼之有黏性。

合欢皮：呈卷曲筒状或半筒状，外表面灰棕色至灰褐色，密生明显的椭圆形横向皮孔，棕色或棕红色，内表面淡黄棕色或黄白色，平滑，有细密纵纹。质硬而脆，易折断。呈纤维性片状，淡黄棕色或黄白色。气微香，味淡、微涩、稍刺舌，而后喉头有不适感。

秦皮：枝皮呈卷筒状或槽状，外表面灰白色、灰棕色至黑棕色或相间呈斑状，内表面黄白色或棕色，平滑。质硬而脆。断面纤维性，黄白色。气微，味苦。干皮为长条状块片，外表面灰棕色，具龟裂状沟纹及红棕色圆形或横长的皮孔。质坚硬，断面纤维性较强。取本品，加热水浸泡，浸出液在日光下可见碧蓝色荧光。（检查马栗树皮苷和马栗树皮素）

白鲜皮：呈卷筒状，外表面灰白色或淡灰黄色，常有突起的颗粒状小点；内表面类白色，有细纵纹。质脆，折断时有粉尘飞扬。不平坦，略呈层片状，剥去外层，迎光可见闪烁的小亮点。断面有羊膻气，味微苦。

牡丹皮：呈筒状或半筒状，连丹皮外表面灰褐色或黄褐色，栓皮脱落处粉红色；刮丹皮外表面有刮刀削痕，红棕色或淡灰黄色，内表面淡灰黄色或浅棕色，有明显的细纵纹，常见发亮的结晶（系针柱状牡丹酚结晶），俗称"亮银星"。质硬而脆，易折断。断面较平坦，淡粉红色，粉性。气芳香，味微苦而涩。

香加皮：呈卷筒状或槽状，外表面灰棕色或黄棕色，栓皮松软常呈鳞片状，易剥落。内表面淡黄色或淡黄棕色，体轻，质脆，易折断。断面不整齐，黄白色。有特异香气，味苦。

地骨皮：呈筒状或槽状，外表面灰黄色至棕黄色，粗糙，有不规则纵裂纹，易成鳞片状剥落。内表面黄白色至灰黄色，较平坦，有细纵纹。体轻，质脆，易折断。断面不平坦，外层黄棕色，内层灰白色，气微，味微甘而后苦。

桑白皮：呈扭曲的卷筒状、槽状或板片状，外表面白色或淡黄白色，较平坦，有的残留橙黄色或棕黄色鳞片状粗皮；内表面黄白色或灰黄色，有细纵纹。体轻，质韧，纤维性强，难折断，易纵向撕裂，撕裂时有粉尘飞扬。气微，味微甘。

目标检测

单项选择题

1. 厚朴来源于（　　）
   A. 芸香科　　　　　B. 樟科　　　　　C. 木犀科　　　　　D. 木兰科

2. 纤维性强，难折断，纤维层易成片地纵向撕裂，撕裂时有白色粉尘飞扬，该药材为（　　）
   A. 秦皮　　　　　B. 桑白皮　　　　　C. 牡丹皮　　　　　D. 合欢皮

3. 可进行微量升华的皮类药材是（　　）
   A. 牡丹皮　　　　　B. 厚朴　　　　　C. 肉桂　　　　　D. 桑白皮

4. 水浸液在日光下可见碧蓝色荧光的药材是（　　）
   A. 秦皮　　　　　B. 合欢皮　　　　　C. 桑白皮　　　　　D. 厚朴

5. 折断时有细密银白色富弹性的胶丝的药材是（　　）
   A. 肉桂　　　　　B. 杜仲　　　　　C. 厚朴　　　　　D. 桑白皮

6. 秦皮来源于（　　）
   A. 木犀科　　　　　B. 芸香科　　　　　C. 茄科　　　　　D. 五加科

7. 外表面灰褐色，内表面淡灰黄色或浅棕色，有明显的细纵纹理，常见发亮的结晶，质硬脆，折断面较平坦，粉性，灰白色至粉红色。有特殊香气，味微苦而涩。该药材为（　　）
   A. 杜仲　　　　　B. 黄柏　　　　　C. 关黄柏　　　　　D. 牡丹皮

8. 外表面灰棕色，内表面红棕色，较平滑，用指甲刻划可见油痕。质硬而脆，断面不平坦，外侧呈棕色而较粗糙，内侧红棕色而油润，中间有一条黄棕色的线纹。有浓烈的香气，味甜、辣。该药材为（　　）
   A. 牡丹皮　　　　　B. 杜仲　　　　　C. 五加皮　　　　　D. 肉桂

9. 断面不平坦，外层黄棕色，内层灰白色，该皮类药材是（　　）
   A. 五加皮　　　　　B. 地骨皮　　　　　C. 香加皮　　　　　D. 桑白皮

10. 皮类药材的入药部位是指（　　）
    A. 周皮　　　　　　　　　　B. 木栓形成层以外的部分
    C. 形成层以外的部分　　　　D. 落皮层

11. 以皮厚、肉细、油性足、内表面紫棕色具有发亮结晶物、香气浓者为佳的中药材是（　　）
    A. 牡丹皮　　　　　B. 香加皮　　　　　C. 厚朴　　　　　D. 黄柏

12. 香加皮来源于（　　）

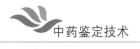

A. 桑科桑的根皮

B. 五加科细柱五加的根皮

C. 萝摩科杠柳的根皮

D. 茄科枸杞的根皮

13. 地骨皮来源于（　　　）

A. 桑科桑的根皮
B. 五加科细柱五加的根皮

C. 萝摩科杠柳的根皮
D. 茄科枸杞的根皮

（李红芳）

项目九 动物类中药的鉴定

　　动物类药材是指用动物的整体或动物体的某一部分、动物体的生理或病理产物、动物体的加工品等供药用的一类中药。动物药所含化学成分常与人体中的某些物质成分相似，因而可用于改善和调节人体生理功能，具有显著生物活性，用于防病治病，被中医称为"血肉有情之品"。常用中药如牛黄、鹿茸、蟾酥等均具独特疗效。由于需求增长，资源短缺，自 21 世纪后，我国动物类药材的产量逐年下降，产不足需，一些濒危品种的产量已趋枯竭。以"物以稀为贵"来形容动物类药材最恰当不过。

　　1. 药用部位　常用动物类中药的药用部位有以下六种。

　　（1）动物的干燥整体　如水蛭、全蝎、蜈蚣、斑蝥、土鳖虫、九香虫等。

　　（2）除去内脏的动物体　如地龙、蛤蚧、乌梢蛇、蕲蛇、金钱白花蛇等。

　　（3）动物体的一部分　①角类：如鹿茸、羚羊角、水牛角等。②鳞、甲类：如穿山甲、龟甲、鳖甲等。③骨类：如豹骨等。④贝壳类：如石决明、牡蛎、海螵蛸、瓦楞子等。

　　（4）动物的生理产物　①分泌物：如麝香、蟾酥、蜂蜡等。②排泄物：如五灵脂、蚕砂等。③其他生理产物：如蝉蜕、蛇蜕、蜂蜜等。

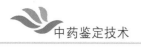

（5）动物的病理产物　如珍珠、僵蚕、牛黄、马宝等。

（6）动物体某一部分的加工品　如阿胶、血余炭、鹿角胶等。

2. 采收加工　动物类药材，一般在动物生长和活动季节适时采收，以求药材品质好，同时也易于捕捉。捕捉后，要及时除去非药用部分，按品质要求，采取适宜方法加工干燥、分类和整形。动物药、豹骨、羚羊角和鹿茸（梅花鹿）属于国家一级野生药材保护品种，禁止捕猎野生个体，应发展养殖或者研究利用代用品。

3. 鉴别

（1）性状鉴别　动物类药材性状差别较大，各有其独特性。鉴别时需具有动物学的分类和解剖学的基础知识，其方法与植物药一样，对于完整的动物体，可根据其形态特征进行动物分类学鉴定，确定其品种；对于动物体的某一部分，鉴定时要结合解剖学的有关知识，观察各部分的特征、颜色、质地、嗅气尝味，同标准品进行对照，必要时要同鲜品对照，辨别真伪优劣，确保中药质量。

（2）显微、理化鉴别　动物药价格较高，常出现掺假作假现象，某些伪制品与正品非常相似，因此鉴别动物类药特别是贵重品如牛黄、麝香等必须进行显微、理化鉴别，才能得出准确的结论。

4. 品质　一般以身干、无虫蛀、无霉变、无腐败、无杂质为合格。以个大、完整、有特异的色、香、味者为佳。

5. 贮藏　动物类药材应选用适当的材料包装。带有皮肉者，易生虫、易腐烂，应置阴凉通风处妥善保管，并保持干燥，注意防蝇、防鼠。经验认为此类与大蒜、花椒、吴茱萸共存，可防虫蛀。动物类药材中不少是贵重药材，如麝香、牛黄等，也有一部分是剧毒药，如蟾蜍、斑蝥，应特殊保管。

任务一　学习动物全体类中药的鉴定

全　蝎

【别名】全虫

【来源】为钳蝎科动物东亚钳蝎的干燥体。

【产地】野生或饲养。主产于河南、山东；河北、辽宁、安徽、湖北等地亦产。以河南产者质量好，称"南全蝎"，山东产者次之，称"东全蝎"。销全国各地。

【采收加工】春末至秋初捕捉。春季捕捉的称"春蝎"，质量较好，夏季产量较大，称为"伏蝎"，品质较次。捕得后，除去泥沙，置沸水或沸盐水中，煮至全身僵硬，捞出，置通风处，阴干。清水中煮的称"清水蝎"或"淡水蝎"；若放到盐水中煮沸，每500g蝎子用食盐60～90g或100～150g，称"盐水蝎"。

【性状】全蝎药材见图9-1，性状描述见表9-1。

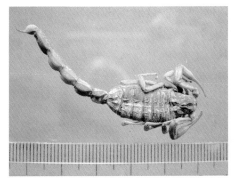
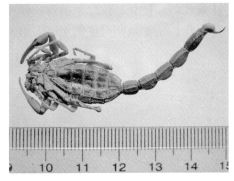

a. 背部   b. 腹部

图9-1 全蝎

表9-1 全蝎的性状描述

项目	性状描述
形状	头胸部与前腹部呈扁平长椭圆形，后腹部呈尾状，皱缩弯曲
大小	完整者体长约6cm
表面	头胸部呈绿褐色。前面有1对短小的螯肢及1对较长大的钳状脚须，形似蟹螯；背面覆有梯形背甲，腹面有足4对，均为7节，末端各具2爪钩；前腹部由7节组成，第七节色深，背甲上有5条隆脊线。背面绿褐色，后腹部棕黄色，6节，节上均有纵沟，末节有锐钩状毒刺
气味	气微腥，味咸

【品质】以完整，身干，体长，色黄褐，淡水蝎瘪肚，腹中无泥土和杂物者为佳，盐水蝎以盐霜少者为佳。

【功效】息风镇痉，通络止痛，攻毒散结。

【贮藏】置干燥处，防蛀。

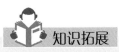知识拓展

　　蝎子作为一种美食是近些年的事情。常见的食用方法是油炸和泡酒。它含有蝎毒抗癌多肽及17种氨基酸，能增强机体免疫力。炸好的蝎子，又香又脆，唇齿留香。不过，一次食三两个足矣。其清血解毒，具有去除痤疮、暗疮、粉刺、青春痘等美容功效。

土鳖虫

【别名】地鳖虫、土元、䗪虫
【来源】为鳖蠊科昆虫地鳖或冀地鳖的雌虫干燥体。
【产地】多养殖。地鳖主产于江苏、浙江、安徽、湖北、湖南等地，商品称"苏土虫"，主销华北、东北；冀地鳖主产于山东、河北、河南、陕西等地，商品称"汉土虫"，销全国各地。

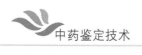
【采收加工】夏、秋二季捕捉，置沸水中烫死，晒干或烘干。

【性状】土鳖虫药材见图9-2，性状描述见表9-2。

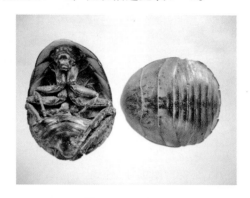

图9-2 土鳖虫

表9-2 土鳖虫的性状描述

项目	性状描述
地鳖	
形状	扁平卵形，前端较窄，后端较宽
表面	头部较小，有丝状触角1对，常脱落；胸部有足3对，具细毛和刺；背部紫褐色，具光泽，无翅。前胸背板较发达，盖住头部；腹背板9节，呈覆瓦状排列；腹面红棕色，腹部有横环节
质地	质松脆，易碎
气味	气腥臭，味微咸
冀地鳖	
特点	较长大，背部黑棕色，通常在边缘带有淡黄褐色斑块及黑色小点

【品质】以完整、体肥、紫褐色、体内无泥土者为佳。习惯认为苏土虫优于汉土虫。

【功效】破血逐瘀，续筋接骨。

【贮藏】置通风干燥处，防蛀。

 知识拓展

  土鳖虫只能以地鳖或冀地鳖的雌虫作为药用，市场上常把雄虫也混入其中，需要仔细鉴别。两者的主要区别是雄虫，体形稍小，身材修长，有翅膀。土鳖虫雄虫见图9-3。

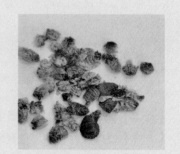

图9-3 土鳖虫雄虫

水　蛭

【别名】蚂蟥

【来源】为水蛭科动物蚂蟥、水蛭或柳叶蚂蟥的干燥体。

【产地】野生或养殖。全国大部分地区的湖泊、池塘中有分布，主产于山东、江苏、浙江等省。多自产自销。

【采收加工】夏秋二季捕捉，用沸水烫死，晒干，或低温干燥。水蛭通常用线穿于体的中段，挂起晒干，柳叶水蛭除用线穿起外，并将体的一端拉长，成狭窄的条状。

由于加工后外形不同，商品中以水蛭的干燥品称"水蛭"，以蚂蟥的干燥品称"宽水蛭"，以柳叶蚂蟥的干燥品称"长条水蛭"。

【性状】水蛭药材见图9-4，性状描述见表9-3。

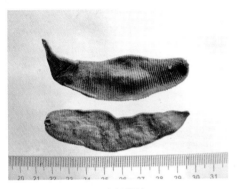
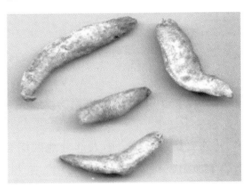

a. 水蛭药材　　　　　　　　　　　b. 烫水蛭

图9-4　水蛭

表9-3　水蛭的性状描述

项目	性状描述
	蚂蟥（宽水蛭）
形状	呈扁平纺锤形，有多数环节；长4~10cm，宽0.5~2cm
表面	黑褐色或黑棕色，稍隆起，用水浸后，可见黑色斑点排成5条纵纹，腹面平坦，棕黄色。两侧棕黄色，前端略尖，后端钝圆，两端各具1吸盘，前吸盘不显著，后吸盘较大
质地	质脆，易折断
断面	胶质状
气味	气微腥
	水蛭
特点	扁长圆柱形，体多弯曲扭转，长2~5cm，宽0.2~0.3cm
	柳叶蚂蟥（长条水蛭）
特点	狭长而扁，长5~12cm，宽0.1~0.5cm

【饮片】

烫水蛭　不规则扁块状，略鼓起，表面棕黄色至黑褐色，附有少量白色滑石粉。

断面松泡，灰白色至焦黄色。气微腥。

【品质】以体小、条整齐、黑褐色、断面有光泽，无杂质者为佳。

【功效】破血通经，逐瘀消癥。

【贮藏】置干燥处，防蛀。

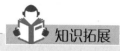 **知识拓展**

活水蛭唾液腺中含有水蛭素（干燥药材水蛭素已经被破坏），这种天然水蛭素是迄今为止世界上最强的凝血酶特效抑制剂，对人类心脑血管疾病尤其是脑血栓等血栓性疾病有特效，其防治效果是任何物质所不能比拟的。能改善血液循环、加快血流速度、促进新陈代谢、降低血液黏度、保持血管弹性、使血流通畅。其药理作用肯定，且无明显毒副作用，在治疗多种因瘀血所致的疾病中疗效确切。

斑 蝥

【来源】为芫青科昆虫南方大斑蝥或黄黑小斑蝥的干燥体。

【产地】野生。全国大部分地区均有生产。主产于河南、安徽、江苏；湖南、贵州、广西等省区亦产。销全国各地。

【采收加工】每年7~9月，清晨露水未干，斑蝥翅膀湿润不能起飞时，戴口罩和手套捕捉，避免刺激皮肤而起水泡。或用蝇拍打落，用竹筷夹入容器中，放入沸水中烫死或闷死，取出晒干。

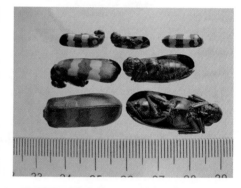

图9-5 斑蝥

【性状】斑蝥药材见图9-5，性状描述见表9-4。

表9-4 斑蝥的性状描述

项目	性状描述
	南方大斑蝥
形状	长圆形，长1.5~2.5cm，宽0.5~1cm
表面	头及口器向下垂，有较大的复眼及触角各一对，触角多已脱落；背部具革质鞘翅1对，黑色，有3条黄色或棕黄色的横纹；鞘翅下面有棕褐色薄膜状透明的内翅2片；胸部有足3对；胸腹部乌黑色
气味	有特殊的臭气，刺激性强，不宜口尝
	黄黑小斑蝥
特点	体型较小，长1~1.5cm

【品质】以个大、完整、颜色鲜明，无败油气味者为佳。

【功效】破血逐瘀，散结消癥，攻毒蚀疮。

【贮藏】置通风干燥处、防蛀。

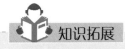

知识拓展

1. 斑蝥有大毒，内服宜慎，应严格掌握剂量，体弱及孕妇忌服。外用可刺激皮肤发红发泡，甚至腐烂，不宜大面积使用。内服过量可引起恶心、呕吐、腹泻、尿血及肾功能损害。

2. 斑蝥的毒性成分主为斑蝥素，主要分布在生殖腺、血液和内脏中，以胸、腹部含量最高，而头、翅、足含量较低。斑蝥素治疗原发性肝癌、病毒性肝炎、鼻炎等均有显著效果。

蜈　蚣

【别名】百足虫

【来源】为蜈蚣科动物少棘巨蜈蚣的干燥体。

【产地】野生。主产江苏、浙江、安徽、湖北、湖南等地。销全国各地。

【采收加工】春、夏二季捕捉，用竹片插入头尾，绷直，干燥。

【性状】蜈蚣药材见图9-6，性状描述见表9-5。

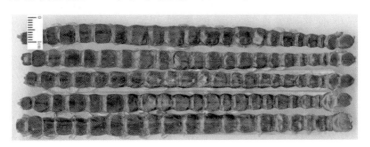

图9-6　蜈蚣

表9-5　蜈蚣的性状描述

项目	性状描述
形状	呈扁平长条形，长9～15cm，宽0.5～1cm
表面	由头部和躯干部组成，全体共22个环节。头部暗红色或红褐色，略有光泽，前端两侧有触角一对。躯干部第一背板与头板同色，其余20个背板为棕绿色或墨绿色，具光泽，自第四背板至第二十背板上常有两条纵沟线；腹部淡黄色或棕黄色，皱缩；自第二节起，每节两侧有步足一对；步足黄色或红褐色，呈弯钩形，最末一对步足尾状，故又称尾足，易脱落
质地	质脆，易断
断面	有裂隙
气味	气微腥，有特殊刺鼻的臭气，味辛、微咸

【品质】以条长、头红、身黑绿色、头足全者为佳。按体长不同分为二等。一等（大条）为长10～16cm者，二等（小条）为长10cm以下者。

【功效】息风镇痉，通络止痛，攻毒散结。

【贮藏】置干燥处，防霉，防蛀。

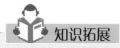

知识拓展

　　市场上常用多棘蜈蚣来混充蜈蚣，要注意鉴别。多棘蜈蚣为蜈蚣科动物多棘蜈蚣的干燥体。与正品少棘蜈蚣的主要区别是：体型较大，长16cm左右，宽约1cm。头部红褐色，背部黑棕色，腹部黄棕色。每节有一对黄褐色的步足。

任务二　学习皮、肉、脏器类中药的鉴定

地　龙

　　【别名】蚯蚓

　　【来源】为钜蚓科动物参环毛蚓、通俗环毛蚓、威廉环毛蚓或栉盲环毛蚓的干燥体。前一种习称"广地龙"，后三种习称"沪地龙"。

　　【产地】野生或养殖。广地龙主产广东、广西、福建。沪地龙主产上海、江苏、浙江。销全国并有出口。

　　【采收加工】广地龙春季至秋季捕捉，沪地龙夏季捕捉，及时剖开腹部，除去内脏和泥沙，洗净，晒干或低温干燥。

　　【性状】地龙药材见图9-7，性状描述见表9-6。

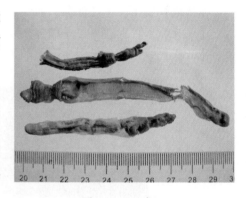

图9-7　地龙

表9-6　地龙的性状描述

项目	性状描述
	广地龙
形状	呈长条状薄片，弯曲，边缘略卷，体前端稍尖，尾端钝圆
表面	全体具环节
色泽	背部棕褐色至紫灰色，腹部浅黄棕色，第14~16环节为生殖带，习称"白颈"，较光亮
质地	体轻，略呈革质，不易折断
气味	气腥，味微咸
	沪地龙
特点	较细短，背部棕褐色至黄褐色

　　【品质】以条大、肉厚、洁净者为佳。习惯以广地龙为佳。

　　【功效】清热定惊，通络，平喘，利尿。

　　【贮藏】置通风干燥处，防霉，防蛀。

知识拓展

近年来，对地龙的研究和应用已越来越广泛和深入。地龙具镇定和抗惊厥作用，有降血压作用，有明显的舒张支气管作用。特别是地龙有抗凝、溶解血栓功能。心脏血管病变的原因是人体血液黏稠度增加，血液活动减慢，血管内有微血栓形成，梗阻心脑血管。地龙在血栓病治疗处方中占很大比例。1983年国际血栓学会上，日本美恒首先报道从蚯蚓中提取一种可溶解血栓物质——蚓激酶，有降低血纤维蛋白原，降低血液黏稠度，溶解血栓的作用。我国研制的蚓激酶制剂，用于治疗脑血栓、脑梗死，总有效率为93.73%，显效率73.6%。

蛤 蚧

【别 名】对蛤蚧

【来 源】壁虎科动物蛤蚧的干燥体。

【产 地】野生或人工饲养。主产于广西、广东、云南。泰国、马来西亚等国亦产。

【采收加工】全年均可捕捉，除去内脏，拭净，用竹片撑开，使全体扁平顺直，低温干燥。

【性 状】蛤蚧药材见图9-8，性状描述见表9-7。

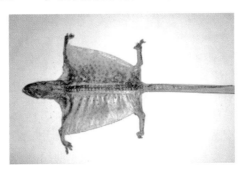
a. 背部

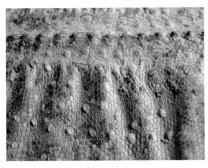
b. 背部（局部）

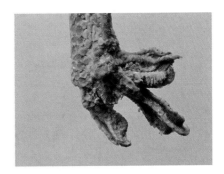
c. 趾爪

图9-8 蛤蚧

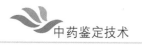

表9-7 蛤蚧的性状描述

项目	性状描述
形状	扁片状。头颈部及躯干部长9～18cm，头颈部约占1/3，腹背部宽6～11cm，尾长6～12cm
表面	头部略呈扁三角状，两眼多凹陷成窟窿，口内有细齿，生于颚的边缘，无异型大齿。吻部半圆形，吻鳞不切鼻孔，与鼻鳞相连。上鼻鳞左右各1片，上唇鳞12～14对，下唇鳞（包括颏鳞）21片。腹背部呈椭圆形，腹薄。背部呈灰黑色或银灰色，有黄白色、灰绿色或橙红色斑点，散在或密集成不显著的斑纹，脊椎骨和两侧肋骨突起。四足均具5趾，足趾底有吸盘。5趾中有4趾具爪。尾部细而坚实，微见骨节，与背部颜色相同，有6～7个明显的银灰色环带，有的再生尾较原生尾短，且银灰色环带不明显。全体密被圆形或多角形微有光泽的细鳞
气味	气腥，味微咸

【品质】以体大，尾全，再生尾不低于6cm，不破碎者为佳。

商品按体长和尾是否完整分为五等。断尾蛤蚧、再生尾不足6cm均作为下一等级处理。

一等：横腰执中横量8.6cm以上。

二等：横腰执中横量7.7～8.5cm。

三等：横腰执中横量7.2～7.6cm。

四等：横腰执中横量6.8～7.1cm。

五等：横腰执中横量6～6.7cm。

【功效】补肺益肾，纳气定喘，助阳益精。

【贮藏】用木箱严密封装，常用花椒拌存，置阴凉干燥处，防蛀。

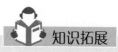

知识拓展

目前市场上出现了一种"移花接木"地将其他动物的尾部粘于蛤蚧"再生尾"断裂处的掺伪方法。在临床应用中，自古重视其尾部，以尾粗而长者为佳。现代研究亦表明其尾部锌的含量明显高于体部。该动物生活中尾易断，有再生能力，但再生尾部无灰白色环带，功效略逊于原生尾。目前所出的伪品系以蝾螈科动物红瘰疣螈、壁虎科动物壁虎等动物的尾粘于再生断痕处。伪品尾部或肥厚无骨，或干缩细短，常有弯曲，再生处有结节状痕，密被细鳞，环带或有或无，沸水泡之，自结节处松动，可将尾部抽出。

案例分析

老人到越南为亲人买蛤蚧补身 构成犯罪获缓刑

案例 2012年5月初，陈某的儿子大病初愈，身体虚弱，为了让儿子早日康复。陈某于5月9日早上到越南买了11只活的蛤蚧，在当天下午1时左右携带这些蛤蚧回国，在经过边防检查站时，当场被查获。

　　分析　经鉴定，这11只爬行类动物确认为国家二级重点保护野生动物的蛤蚧。法院认为，蛤蚧是我国二级重点保护野生动物，未经国家严格程序批准，不得进口，陈某违反国家法律规定，从境外非法携带蛤蚧进入我国境内，数量达11只，其行为已构成走私珍贵动物罪。根据《最高人民法院关于审理走私刑事案件具体应用法律若干问题的解释》的规定，陈某走私的蛤蚧达11只，依法应判处5年以上有期徒刑，并处罚金。因陈某犯罪时已年满75周岁，依法可以从轻或者减轻处罚。法院判处其有期徒刑2年，缓刑2年，并处罚金。

金钱白花蛇

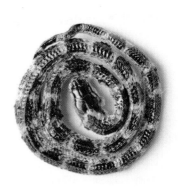

【别名】小白花蛇、金钱蛇。

【来源】眼镜蛇科动物银环蛇的幼蛇干燥体。

【产地】野生或饲养。主产于广东、广西，福建、浙江、江西等地亦产。销全国各地。

【采收加工】夏、秋二季捕捉，剖开腹部，除去内脏，擦净血迹，用乙醇浸泡处理后，以头为中心盘成圆形，用竹签固定，干燥。

【性状】金钱白花蛇药材见图9-9，性状描述见表9-8。

图9-9　金钱白花蛇

表9-8　金钱白花蛇的性状描述

项目	性状描述
形状	呈圆盘状，盘径3~6cm，蛇体直径0.2~0.4cm
表面	头盘在中间，尾细，常纳口内，口腔内上颌骨前端有毒沟牙1对，鼻间鳞2片，无颊鳞，上下唇鳞通常各为7片。背部黑色或灰黑色，有白色环纹45~58个，黑白相间，白环纹在背部宽1~2行鳞片，向腹面渐增宽，黑环纹宽3~5行鳞片，背正中明显突起一条脊棱，脊鳞扩大呈六角形，背鳞细密，通身15行，尾下鳞单行
气味	气微腥，味微咸

【显微鉴别】背鳞外表面：取背鳞1片，用水装片，观察外表面。鳞片无色或呈黄白色，具众多细密纵直条纹，间距1.1~1.7μm，沿鳞片基部至先端方向径向排列。此为本品粉末鉴定的重要依据。

【品质】以头尾齐全、内色黄白、盘径小者为佳。商品根据盘径大小分为大条、中条、小条和特大条四个等级。以小条者价格最高，特大条以千克计价。

　　小条：头尾齐全，无烂身，圆盘直径不超过4cm。

　　中条：圆盘直径不超过5cm，余同小条。

　　大条：圆盘直径不超过13cm，余同小条。

　　特大条：圆盘直径在13cm以上，余同小条。

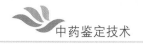

【功效】祛风，通络，止痉。

【贮藏】置干燥处，防霉，防蛀。

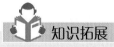知识拓展

  在广东、广西以白花锦蛇作金钱白花蛇用。白花锦蛇为游蛇科动物白花锦蛇除去内脏的干燥体。与正品的主要鉴别特征是：头部近似鸭梨状，呈赭红色，体背为灰绿色，背中央有 30~32 块大的近乎六角形的红褐色斑纹，斑纹边缘为黑色，在斑纹之间及体侧有一系列比较小的具有同样颜色的斑点。尾部呈淡红色，有 11~13 块黑斑纹，腹面白色，颈下方及体部尾部下方为黑白相间的方格斑。

蕲 蛇

【别名】大白花蛇、五步蛇

【来源】蝰科动物五步蛇除去内脏的干燥体。

【产地】野生。主产于浙江、江西、福建等地。销全国各地，并有出口。

【采收加工】多于夏、秋二季捕捉，剖开蛇腹，除去内脏，洗净，用竹片撑开腹部，盘成圆盘状，干燥后拆除竹片。

【性状】蕲蛇药材见图 9-10，性状描述见表 9-9。

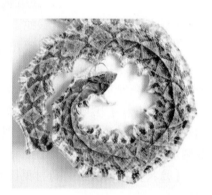

图 9-10 蕲蛇

表 9-9 蕲蛇的性状描述

项目	性状描述
形状	呈圆盘状，盘径 17~34cm，体长可达 2m
表面	头在中间稍向上，呈三角形而扁平，吻端向上，习称"翘鼻头"。上腭有管状毒牙，中空尖锐。背部两侧各有黑褐色与浅棕色组成的"V"形斑纹 17~25 个，其"V"形的两上端在背中线上相接，习称"方胜纹"，有的左右不相接，呈交错排列。腹部灰白色，鳞片较大，有黑色类圆形的斑点，习称"连珠斑"；腹内壁黄白色，脊椎骨的棘突较高，呈刀片状上突，前后椎体下突基本同形，多为弯刀状，向后倾斜，尖端明显超过椎体后隆面。尾部骤细，末端有三角形深灰色的角质鳞片 1 枚
气味	气腥，味微咸

【品质】以条大、头尾齐全、花纹斑块明显者为佳。

【功效】祛风，通络，止痉。

【贮藏】置干燥处，防霉，防蛀。

乌梢蛇

【别名】乌蛇、剑脊蛇

【来源】游蛇科动物乌梢蛇的干燥体。

【产地】野生。主产于浙江、江苏，贵州、安徽、云南、四川亦产。销全国各地。

【采收加工】多于夏、秋二季捕捉，剖开腹部或先剥皮留头尾，除去内脏，盘成圆盘状，干燥。

【性状】乌梢蛇药材见图9-11，性状描述见表9-10。

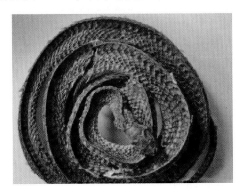

图9-11　乌梢蛇

表9-10　乌梢蛇的性状描述

项目	性状描述
形状	呈圆盘状，盘径约16cm
表面	表面黑褐色或绿黑色，密被菱形鳞片；背鳞行数成双，背中央2~4行鳞片强烈起棱，形成两条纵贯全体的黑线。头盘在中间，扁圆形，眼大而下凹陷，有光泽。上唇鳞8枚，第4、5枚入眶，颊鳞1枚，眼前下鳞1枚，较小，眼后鳞2枚
气味	气腥，味淡

【品质】以头尾齐全、皮色黑褐、肉色黄白、脊部有棱、体坚实者为佳。

【功效】祛风，通络，止痉。

【贮藏】置干燥处，防霉，防蛀。

哈蟆油

【别名】田鸡油、蛤什蟆油、林蛙油

【来源】蛙科动物中国林蛙雌蛙的输卵管。

【产地】野生或人工养殖。主产于吉林、辽宁；黑龙江、内蒙古亦产。销全国各地并出口。

【采收加工】10月间捕捉雌蛙，用线绳将头部穿过吊起，或用70℃热水烫1~2分钟，待腿伸直后，吊起来风干。剥油前用热水浸一下，立即捞出，用湿毛巾覆盖，闷润一段后，剖开腹部，取出输卵管，去尽卵子

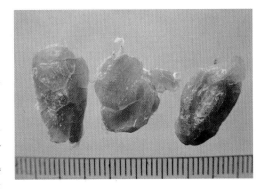

图9-12　哈蟆油

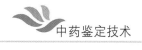

及其他内脏，放到通风干燥处阴干。

【性状】哈蟆油药材见图9－12，性状描述见表9－11。

表9－11 蛤蟆油的性状描述

项目	性状描述
形状	呈不规则块状，弯曲而重叠
大小	长1.5~2cm，厚1.5~5mm
色泽	表面黄白色，呈脂肪样光泽，偶有带灰白色薄膜状干皮
质地	摸之有滑腻感
气味	气腥，味微甘，嚼之有黏滑感

【鉴别】在温水中浸泡体积可膨胀10~15倍。

【品质】以块大整齐、黄白色、有脂肪样光泽、无黑块的卵粒为佳。哈蟆油的膨胀度不得低于55。商品常分为1~4等。

一等：为黄白色，大块整齐，有光泽，不带皮膜，无血筋及卵子等其他杂物，干而不湿。

二等：色黄不黑，皮膜及其他杂物不超过1%。余同一等。

三等：外表颜色较深，筋皮、卵子及其他杂物不超过5%。余同一等。

四等：不符合一等、二等、三等者均属四等，但他杂物不超过10%。

【功效】补肾益精、养阴润肺。

【贮藏】置通风干燥处，防潮，防蛀。

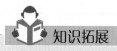知识拓展

市场上常用同属动物黑龙江林蛙、蟾蜍科动物中华大蟾蜍或黑眶蟾蜍的干燥输卵管充"蛤蟆油"药用，应注意鉴别。

（1）黑龙江林蛙的干燥输卵管与正品的主要区别是：较小，颜色灰黄或棕黄。

（2）蟾蜍科动物中华大蟾蜍或黑眶蟾蜍雌蟾的干燥输卵管与正品的主要区别是：形似鸡肠或盘卷成串，有白色纤维状筋膜相连，质硬，难折断，手摸无滑腻感。热水浸后膨胀度较小，仍呈鸡肠状，手捻之不易碎。气腥，味微苦。

任务三 学习角、甲、贝壳类中药的鉴定

鹿 茸

【来源】为鹿科动物梅花鹿或马鹿的雄鹿未骨化密生茸毛的幼角。前者习称"花鹿茸"，后者习称"马鹿茸"。

【产地】梅花鹿多为人工饲养。主产吉林、黑龙江、辽宁等省；马鹿野生或人工饲养。主产黑龙江、内蒙古、吉林和辽宁，习称"东马鹿茸"；主产于新疆、青海、甘肃等，习称"西马鹿茸"。销全国各地，并出口。

【采收加工】分锯茸和砍茸两种方法，多数为锯茸，少数为砍茸。

（1）锯茸　一般从生长第三年的鹿开始锯茸，二杠鹿茸每年可采收二次，清明后45～55天锯取（头茬茸），采后50～60天锯取第二次（二茬茸）；梅花三叉鹿茸每年则采收一次，约在7月下旬。马鹿茸根据情况可在5～8月间锯取。锯取时应迅速将茸锯下，锯时要稳，锯口要平，锯口敷上止血药要快，将锯下的茸立即进行烫炸等加工，分为排血鹿茸和含血鹿茸。马鹿茸不进行排血，全部加工成含血鹿茸。阴干或烘干。

（2）砍茸　已生长多年的老鹿、病鹿，先将鹿头砍下，再将茸连脑盖砍下，刮净残肉，将脑皮绷紧，进行烫、炸等加工、阴干。

【性状】鹿茸药材见图9-13，性状描述见表9-12。

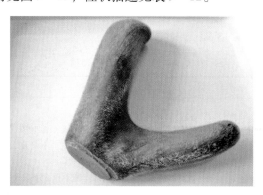

图9-13　鹿茸

表9-12　鹿茸的性状描述

项目	性状描述
花鹿茸	
形状	呈圆柱状分枝。具一个分枝者习称"二杠"，主枝习称"大挺"，长17～20cm，锯口直径4～5cm，离锯口约10cm处分出侧枝，习称"门庄"，长9～15cm，直径较大挺略细。具二个分枝者，习称"三叉"，大挺长23～33cm，直径较二杠细，略呈弓形，微扁，枝端略尖，下部多有纵棱筋及突起疙瘩，习称"骨豆"
表面	外皮红棕色或棕色，多光润，表面密生红黄色或棕黄色细茸毛，上端较密，下端较疏；分岔间具1条灰黑色筋脉，皮茸紧贴
断面	锯口黄白色，外围无骨质，中部密布细孔
质地	体轻
气味	气微腥，味微咸
二茬茸	二茬茸与头茬茸相似，但挺长而不圆或下粗上细，下部有纵棱筋。皮灰黄色，茸毛较粗糙，锯口外围多已骨化。体较重。无腥气
马鹿茸	
特点	较花鹿茸粗大，分枝较多；侧枝一个者，习称"单门"；二个侧枝习称"莲花"；三个者，习称"三岔"，四个者，习称"四岔"，五个者习称"五岔"，最多"六岔"

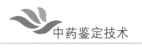

续表

项目	性状描述
	东马鹿茸
特点	"单门"大挺长25～27cm，直径约3cm。外皮灰黑色，茸毛灰褐色或灰黄色。锯口面外皮较厚，灰黑色，中部密布细孔，质嫩；"莲花"大挺长可达33cm，下部有棱筋，锯口面蜂窝状小孔稍大；"三岔"皮色深，质较老；"四岔"茸毛粗而稀，大挺下部具棱筋及疙瘩，分枝顶端多无毛，习称"捻头"
	西马鹿茸
特点	大挺多不圆，顶端圆扁不一，长30～100cm。表面有棱，多抽缩干瘪，分枝较长且弯曲，茸毛粗长，灰色或黑灰色。锯口色较深，常见骨质。气腥臭、味咸

【品质】花鹿茸以粗壮挺圆，嘴头以饱满，茸毛柔软，棕黄色，皮色红色棕或黑棕褐，有油润光泽者为优。马鹿茸以饱满，体轻，茸毛灰白，柔顺而不乱，下部无棱线和骨豆者为佳。花鹿茸优于马鹿茸。

鹿茸商品规格见表9-13。

表9-13　鹿茸商品规格

名称	规　格
	梅花锯茸
二杠茸	一等：大挺门庄相称，短粗嫩壮，顶端圆钝，毛细柔软，茸毛棕黄色，皮色红棕或棕褐，锯口黄白色，无骨化圈，不拧嘴、不抽沟、不破皮、不悬皮、不乌皮、不存折、不臭、无虫蛀，每支纯干重85g以上 二等：存折不超过一处，虎口以下略显棱纹，每支纯干重65g以上，余同一等 三等：存折不超过二处，枝干较瘦。兼有悬皮，乌皮、破皮但不露茸，虎口以下有棱纹和骨豆，每支纯干重45g以上 四等：兼有独挺、怪角，凡不符合以上三等者均属于四等
三叉茸	一等：挺圆，茸质松嫩，嘴头饱满，不乌皮、不抽沟、不破皮、不悬皮、不存折、不怪角、不臭、无虫蛀。下部稍有纵棱筋，骨豆不超过茸长的30%，每支纯干重250g以上 二等：存折不超过一处，不怪角。突起纵棱筋长不超过2cm，骨豆不超过茸长的40%。每支纯干重200g以上 三等：条杆稍瘦，稍有破皮不露茸，不悬皮，存折不超过一处，纵棱筋、骨豆较多，每支纯干重150g以上 四等：体畸形或怪角，顶端不窜尖，皮色乌暗、不臭、无虫蛀，凡符合以上三等者均属此等
初生茸	不分等。要求干货，体呈圆柱形，茸毛较长或长短不等，不臭、不虫蛀
再生茸	不分等。有独挺、怪角或畸形，质硬，多骨化，茸毛较长或无茸毛，体较重、不臭、不虫蛀
	马鹿锯茸
	分三等均要求干货、不臭、无虫蛀、不骨化、茸内充分含血，茸血分布均匀
一等（A级）	肥嫩的莲花、三岔茸。不偏头、不抽沟、不破皮、不畸形，主枝及门庄无折伤，茸头饱满，不空、不瘪，每支重不低于0.50kg
二等（B级）	莲花、三岔茸和肥嫩的四岔茸、人字茸，不破皮、不畸形，茸头不空不瘪，每支重0.3kg以上
三等（C级）	凡不足以上二等者均归为三等

【功效】壮肾阳，益精血，强筋骨，调冲任，托疮毒。

【贮藏】置阴凉干燥处，密闭，防蛀。

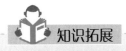 知识拓展

鹿茸常见混伪品见表9-14。

表9-14　鹿茸常见混伪品

名称	性状描述
草茸	为鹿科动物白臀鹿密生茸毛的幼角，分布于四川西部及西藏海拔4000m的森林、草甸和草原。为大型马鹿。茸形从第三分枝以上稍扁，茸毛细密柔和，灰白色或淡棕色。断面呈血红色，质嫩，体较泡
岩茸	为鹿科动物白唇鹿密生茸毛的幼角。分布于四川、青海、西藏。茸形粗壮似马鹿，其主要特点：第一门桩从6~8cm处分生，第二分生枝距第一分枝甚远，约30cm；大挺上端及2~4分枝均呈扁形，皮灰褐色，茸毛灰色或黄红色，细密而长，排列杂乱
春茸	为鹿科动物水鹿的密生茸毛的幼角。分布于四川、云南、贵州、广东、广西等省区。茸形与花茸类似。大挺与门桩均呈类圆形，茸毛褐色或黑褐色，毛粗而稀疏
犴茸	为鹿科动物驼鹿（堪达罕）的幼角。分布于黑龙江、内蒙古等省区。幼角嫩时似二杠茸，惟外形较粗大，拔头高，外皮较厚，体扁而稍长，茸毛深棕色、粗长，虎口处宽而扁，似鸭掌；体重、质坚实，断面干枯，海绵样，蜂窝致密，有腥臭气
驯鹿茸	又名"四不象"。为鹿科动物驯鹿的幼角。大挺先向后伸长，再向前兜，里面生一小岔。小岔外面再分出4个长短不等的小分枝
坡鹿茸	为鹿科动物海南坡鹿的幼角。分布于海南西部和西南部地区。外貌稍似梅花鹿。角基较短，眉岔就在基盘处，自下弯伸向前方。主干则向前方呈弧形状伸出，组成虹状角。成年后有少许分岔，角尖尖细

案例分析

　　案例一　王先生买了1000元的鹿茸片，经专家鉴定，这些鹿茸片是假的，是用鹿角片染色而成的，王先生购买的假鹿茸片成本约约有25元。

　　案例二　某药材市场发现几乎无成本的假鹿茸腊片冒充每千克6万多元的正品出售。伪品是用淀粉掺上胶黏合后，用动物毛皮包裹、蒸熟，再切成片，就成了以假乱真的"鹿茸腊片"了。

　　讨论

　　（1）假如你是鉴定者，你怎么鉴定出王先生买的鹿茸片是染色的鹿角片？

　　（2）淀粉鹿茸与正品鹿茸的区别有哪些？

羚羊角

【来源】为牛科动物赛加羚羊的角。

【产地】野生。产新疆西北部。进口羚羊角主产哈萨克斯坦、吉尔吉斯坦、俄罗斯、蒙古等国。

【采收加工】一年四季均可猎获。春季猎得青色微黄；秋季脱皮莹白；严冬季节常因受霜雪、烈风而致角表面出现裂纹，品质较次。猎取后，锯取其角，晒干。

【性状】羚羊角药材见图9-14，性状描述见表9-15。

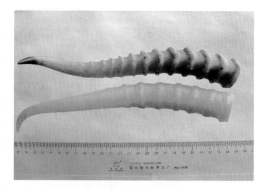

图9-14 羚羊角药材（上为正品，下为伪品）

表9-15 羚羊角的性状描述

项目	性状描述
形状	长圆锥形，略呈弓形弯曲
表面	全角呈半透明，类白色或黄白色，基部稍呈青灰色。有类白色细丝纹纵贯全角，纹丝平行而微呈波状。嫩枝对光透视有"血丝"或紫黑色斑纹，光润如玉，无裂纹，老枝则有细纵裂纹。除尖端外，有10～16个隆起环脊，间距约2cm，用手握之，四指正好嵌入凹处，习称"合把"
断面	角的基部横截面圆形，内有坚硬质重的角柱，习称"骨塞"。骨塞长约占全角的1/2或1/3，表面有突起的纵棱与其外面角鞘内的凹沟紧密嵌合。从横断面观，其结合部呈锯齿状，习称"合槽" 除去骨塞后，角的下半段成空洞，对光透视，上半段中央有一条隐约可辨的细孔道直通角尖，习称"通天眼"
质地	质坚硬
气味	气微，味淡

【品质】以质嫩、色白、光润、内含红色斑纹、无裂纹者为佳。

羚羊角商品规格见表9-16。

表9-16 羚羊角商品规格

名称	规格
大枝羚羊角	体长15～24cm，每柱有骨柱紧密顶塞，中上部透视有鲜艳血斑（俗称活血）；骨柱以上至尖端有天然直线扁形细孔（通天眼），嫩角尖部无裂纹
小枝羚羊角	体长9～15cm，多为嫩角。余同大枝羚羊角
青条羚羊角	亦名阴山货。角身瘦长，中下部扁圆柱形，骨柱沉重可隐现。嫩角同样有"活尖""活血"
紫羚羊角	亦名大头鬼。有短小与瘦长两种，尖端黑色甚长，约占全角的1/3～2/3
老羚羊角	亦称"老劈柴""倒山货"。系羚羊遗弃于野外之老角。全身灰暗无光泽，骨柱多已脱落，有裂纹，间隔环节鼓起不高
羚羊角片、粉	系用羚羊角镑片切成的菲薄片或锉下的粉末

【功效】平肝息风，清肝明目，散血解毒。

【贮藏】置阴凉干燥处。

**知识拓展**

1. 塞加羚羊　曾经分布于新疆西北部准噶尔盆地和准噶尔西部山地一带，1960年之后，却再也未见野外记录报道，而中国对羚羊角的需求一直没有停止过，主要由哈萨克斯坦和俄罗斯卡尔梅克地区提供，蒙古也会有少量的供应，价格昂贵。在中成药中，有羚羊角成分组成的药品不少于30种，以解毒、治疗感冒、清肺为主。但是，现在塞加羚羊的生存环境正面临严重威胁，数量在短短几年内下降超过50%，如果这种情况不能得到及时遏制，那么羚羊角就有可能真的被迫退出中药材目录——因为灭绝。

2. 混伪品　见表9-17。

表9-17　羚羊角的混伪品

名称	性状描述
鹅喉羚羊角	呈长圆锥形而稍侧扁，角尖显著向内弯转。表面黑色，粗糙，多纵裂纹，中下部有斜向环脊约8个，其间距约1.5cm
藏羚羊角	长而侧扁、较直，长50~70cm。表面黑色，较光滑，有环脊约16个，其间距几相等，约2cm
黄羊角	呈长圆锥形而侧扁，略呈S形弯曲，长约20cm。表面淡灰棕色或灰黑色，不透明，有多数纵纹理，微波状环脊17~20个，其下部间距较小，约0.5cm
山羊角	尖端略向后弯，表面脊环纹或前面呈瘤状，中空

案例分析

案例　刘女士在一药材市场花了4万元买了一根羚羊角，打算拿回家自己加工做成手链和项链，结果在加工过程才发现是用塑料铸成的。

讨论　假如你是鉴定者，你如何鉴定出刘女士买的羚羊角是塑料铸的？

龟　甲

【别名】龟板、下甲

【来源】龟科动物乌龟的背甲及腹甲。

【产地】野生或养殖。主产湖北、安徽，此外，河南、福建、江苏、江西、四川等地亦产，销全国各地。

【采收加工】全年均可捕捉，以秋冬季为多。捕捉后杀死，或用沸水烫死，剥取背甲和腹甲，除去残肉，晒干。杀死者称为"血板"，烫死者称为"烫板"。

【性状】龟甲药材见图9-15，性状描述见表9-18。

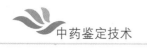

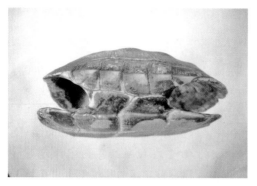

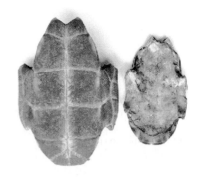

a. 龟甲全药材   b. 腹甲

图 9 – 15 龟甲

表 9 – 18 龟甲的性状描述

项目	性状描述
形状	本品背甲及腹甲由甲桥相连，背甲稍长于腹甲，与腹甲常分离
上表面	背甲长椭圆形拱状；外表面棕褐色或黑褐色；有脊棱三条
下表面	腹甲板片状，近长方椭圆形；盾片12块，每块常具紫褐色放射状纹理；前端钝圆或平截，后端具三角形缺刻
侧面	两侧残存呈翼状向斜上方弯曲的甲桥
质地	质坚硬，可自骨板缝处断裂
气味	气微腥，味微咸

【饮片】
醋龟甲 不规则块状，断面不平整，有的有蜂窝状小孔。质松脆。微有醋香气。
【品质】以块大，无残肉者为佳。商品分血板和烫板两种，以血板质优。
【功效】滋阴潜阳，益肾强骨，养血补心，固经止崩。
【贮藏】置干燥处，防蛀。

 知识拓展

1. 混淆品和伪品 近年在龟甲商品药材中发现许多乌龟的混淆品和伪品，如眼斑水龟、黄喉水龟、缅甸陆龟、四爪陆龟、凹甲陆龟、黄缘闭壳龟、三线闭壳龟、花龟等。应注意鉴别。

2. 龟甲胶 龟甲经煎煮、浓缩制成的固体胶。
龟甲胶呈长方形或方形的扁块。深褐色。质硬而脆，断面光亮，对光照视半透明。气微腥，味淡。功能滋阴，养血，止血。

石决明

【别名】鲍鱼壳

【来源】为鲍科动物杂色鲍、皱纹盘鲍、羊鲍、澳洲鲍、耳鲍或白鲍的贝壳。

【产地】杂色鲍主要分布于我国东海南部和南海；皱纹盘鲍主要分布于辽宁、山东沿海；羊鲍主要分布于我国南海东沙群岛和西沙群岛，耳鲍分布于南海；澳洲鲍和白鲍分布于澳洲等沿海。

【采收加工】夏、秋二季捕捞，去肉，洗净，干燥。

【性状】石决明药材见图9-16，性状描述见表9-19。

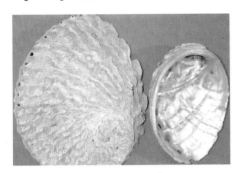
a. 石决明药材

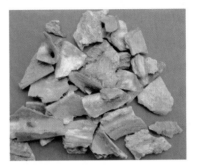
b. 石决明饮片

图9-16　石决明

表9-19　石决明的性状描述

项目	性状描述
	杂色鲍
形状	呈长卵圆形，内面观略呈耳形
大小	长7~9cm，宽5~6cm，高约2cm，壳较厚
表面	暗红色，有多数不规则的螺肋和细密生长线，螺旋部小，体螺部大，从螺旋部顶处开始向右排列有20余个疣状突起，末端6~9个开孔，孔口与壳面平。内面光滑，具珍珠样彩色光泽
质地	质坚硬，不易破碎
气味	气微，味微咸
	皱纹盘鲍
特点	呈长椭圆形，长8~12cm，宽6~8cm，高2~3cm，壳较薄。表面灰棕色，有多数粗糙而不规则的皱纹，生长线明显，常有苔藓类或石灰虫等附着物，末端4~5个开孔，孔口突出壳面
	羊鲍
特点	近圆形，长4~8cm，宽2.5~6cm，高0.8~2cm。壳顶位于近中部而高于壳面，螺旋部与体螺部各占1/2，从螺旋部边缘有2行整齐的突起，尤以上部较为明显，末端4~5个开孔，呈管状
	澳洲鲍
特点	呈扁平卵圆形，长13~17cm，宽11~14cm，高3.5~6cm。表面砖红色，螺旋部约为壳面的1/2，螺肋和生长线呈波状隆起，疣状突起30余个，末端7~9个开孔，孔口突出壳面
	耳鲍
特点	狭长，略扭曲，呈耳状，长5~8cm，宽2.5~3.5cm，高约1cm。表面光滑，具翠绿色、紫色及褐色等多种颜色形成的斑纹，螺旋部小，体螺部大，末端5~7个开孔，孔口与壳平，多为椭圆形，壳薄，质较脆

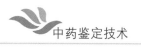

续表

项目	性状描述
	白鲍
特点	呈卵圆形，长 11～14cm，宽 8.5～11cm，高 3～6.5cm。表面砖红色，光滑，壳顶高于壳面，生长线颇为明显，螺旋部约为壳面的 1/3，疣状突起 30 余个，末端 9 个开孔，孔口与壳平

【饮片】

石决明　为不规则的碎块。灰白色，有珍珠样彩色光泽。质坚硬。气微，味微咸。

【品质】均以壳厚、内表面光彩鲜艳者为佳。

【功效】平肝潜阳，清肝明目。

【贮藏】置干燥处。

牡　蛎

【别名】左壳、蚝

【来源】为牡蛎科动物长牡蛎、大连湾牡蛎或近江牡蛎的贝壳。

【产地】养殖或野生。长牡蛎主产山东以北至东北沿海。大连湾牡蛎主产辽宁、河北、山东沿海。近江牡蛎产地较广，北起东北、南至广东沿海及海南省均产。销全国各地。

【采收加工】全年均可捕捞，去肉，洗净，晒干。

【性状】牡蛎药材见图 9-17，性状描述见表 9-20。

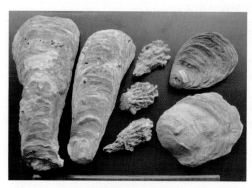
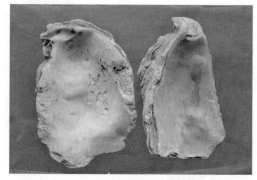

a. 牡蛎药材背面　　　　　　　　　　b. 牡蛎药材内面

图 9-17　牡蛎

表 9-20　牡蛎的性状描述

项目	性状描述
	长牡蛎
形状	长片状，背腹缘几平行。贝壳的下片为左壳，较大而凹；上片为右壳，较小平坦长片状。鳞片坚厚，层状或层纹状排列
外表面	有多层鳞片，灰色，极粗糙

续表

项目	性状描述
内表面	瓷白色，壳顶二侧无小齿
质地	坚硬
断面	层状，洁白
气味	无臭，味微咸

大连湾牡蛎

特点	类三角形，背腹缘八字形。具疏松的同心鳞片，鳞片起伏或波浪状

近江牡蛎

特点	呈圆形，卵圆形或三角形等 环生同心鳞片，幼体者鳞片薄而脆，多年生长的鳞片层层相叠

【饮片】

生牡蛎　不规则的碎块。

煅牡蛎　不规则的碎块或粗粉，灰白色，质酥脆，断面层状。

【品质】以质坚、内面光洁、色白者为佳。

【功效】重镇安神，潜阳补阴，软坚散结。

【贮藏】置干燥处。

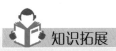 知识拓展

　　牡蛎肉，又称蛎黄，俗称"海底牛奶"，是提炼蚝油的主要物质。具有养血安神，软坚消肿的功效，是餐桌中常见的美味食物，具有汤鲜肉嫩的特征。

课堂互动

　　讨论：牡蛎饮片与石决明饮片的异同。

任务四　学习生理、病理产物类中药的鉴定

珍　珠

【来源】为珍珠贝科动物马氏珍珠贝、蚌科动物三角帆蚌或褶纹冠蚌等双壳类动物受刺激形成的病理分泌物。

【产地】野生或养殖。马氏珍珠贝分布于广东、福建沿海，主产于广东、海南、福

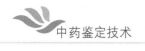

建和台湾，称为"海珍珠"；三角帆蚌、褶纹冠蚌分布于江、泽、湖、泊中，主产于江苏、浙江、黑龙江等省，称为"淡水珠"或"湖珍珠"。销全国各地并出口。

【采收加工】野生天然珍珠全年均可采收，自动物体内取出珍珠，洗净，干燥。人工养殖珍珠在接种后养殖2年即可采收，以秋末采收为宜，取出珍珠，洗净，干燥。

【性状】珍珠药材见图9-18，性状描述见表9-21。

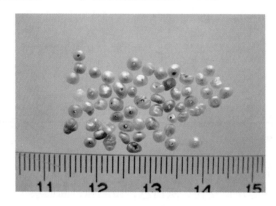

图9-18　珍珠

表9-21　珍珠的性状描述

项目	性状描述
形状	类球形、长圆形、卵圆形或棒形；直径1.5~8mm
色泽	类白色、浅粉红色、浅黄绿色或浅蓝色，半透明，光滑或微有凹凸，具特有的彩色光泽，习称"宝气"
质地	质坚硬
断面	破碎面显层纹
气味	气微，味淡

【鉴别】

（1）本品磨片具同心层纹。

（2）取本品粉末，加稀盐酸，即产生大量气泡，滤过，滤液显钙盐的鉴别反应。

（3）取本品置紫外光灯（365nm）下观察，显浅蓝色或亮黄绿色荧光，通常环周部分较明亮。

【品质】以粒大、形圆、色白光亮，破开有层纹无硬核者为佳。

商品上分为天然珍珠和养珠两类，按其生活水域又分为海珍珠和淡水珍珠两种，人工养殖珍珠，又分为有核珍珠和无核珍珠。天然珍珠优于养珠，海珍珠优于淡水珠，无核珍珠优于有核珍珠。

【功效】安神定惊，明目消翳，解毒生肌，润肤祛斑。

【贮藏】密闭。

知识拓展

　　市售商品中，常发现有伪品。多为用异物经加工成较大圆粒，接种于双壳类动物体内，经较短时间异物表面包裹珍珠层后即取出，形成大而光洁的"珍珠"；还有用贝壳或矿石加工伪制，一般无彩色光泽，质硬，破碎面无同心性层纹。

案例分析

　　案例　王阿姨旅游期间买了10串颗粒直径超过了5mm的珍珠项链，说某旅游区商家"血本甩卖"淡水珍珠，每串价格只有60元。王阿姨的儿子将项链拿到了珠宝鉴定中心去鉴别，证实是造假品，成本不到2元钱，是石子镀塑料的产物。

　　讨论　假如你是鉴定者，你如何鉴定出王阿姨买的珍珠是石子镀塑料的产物？

牛　黄

【来源】为牛科动物牛的干燥胆结石。

【产地】全国各地均产，主产于北京、天津、内蒙古、辽宁及甘肃等地，销全国各地，并出口。进口牛黄，主产于加拿大、阿根廷、乌拉圭和印度等国。

【采收加工】宰牛时，如发现有牛黄，即滤去胆汁，将牛黄取出，除去外部薄膜，阴干。胆囊内牛黄商品上称"胆黄"（蛋黄），肝管和胆管的称"管黄"。若宰杀牛后，牛黄在胆内浸泡时间过长，胆汁渗入牛黄内，称"吃胆牛黄"。

【性状】牛黄药材见图9-19，性状描述见表9-22。

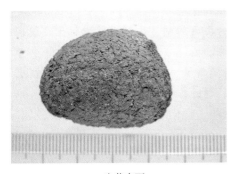
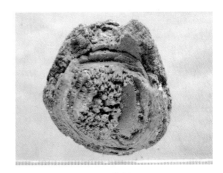

a. 牛黄表面　　　　　　　　　　　　　　　b. 牛黄断面

图9-19　牛黄

表9-22　牛黄的性状描述

项目	性状描述
形状	多呈卵形、类球形、三角状或四方形，少数呈管状或碎片；大小不一，直径0.6~3（4.5）cm

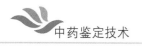
续表

项目	性状描述
表面	黄红色至棕黄色。有的表面挂有一层黑色光亮的薄膜，习称"乌金衣"；有的粗糙，具疣状突起，有的具龟裂纹
质地	体轻，质酥脆，易分层剥落
断面	金黄色，可见细密的同心层纹，有的夹有白心
气味	气清香，味苦而后甘，有清凉感，嚼之易碎，不黏牙

【鉴别】

（1）取本品少量，加清水调和，涂于指甲上，能将指甲染成黄色，习称"挂甲"。

（2）取本品少许，用水合氯醛试液装片，不加热，置显微镜下观察：不规则团块由多数黄棕色或棕红色小颗粒集成，稍放置，色素迅速溶解，并显鲜明金黄色，久置后变绿色。

【品质】商品均以完整、色棕黄、质松脆、断面层纹清晰而细腻者为佳。习以胆黄为优。

【功效】清心，豁痰，开窍，凉肝，息风，解毒。

【贮藏】遮光，密闭，置阴凉干燥处，防潮、防压。

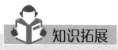 知识拓展

1. 体外培育牛黄 本品以牛科动物牛的新鲜胆汁作母液，加入去氧胆酸、胆酸、复合胆红素钙等制成。本品呈球形或类球形，直径 0.5～3cm。表面光滑，呈黄红色至棕黄色。体轻，质松脆，断面有同心层纹。气香，味苦而后甘，有清凉感，嚼之易碎，不黏牙。也有挂甲现象。含胆酸不得少于 6.0%，含胆红素不得少于35.0%。功效：清心，豁痰，开窍，凉肝，息风，解毒。用于热病神昏，中风痰迷，惊厥抽搐，癫痫发狂，咽喉肿痛，口舌生疮，痈肿疔疮。

2. 人工牛黄 本品系由牛胆粉、胆酸、猪去氧胆酸、牛磺酸、胆红素、胆固醇、微量元素等加工制成。为黄色疏松粉末，味苦，微甘。含胆酸不得少于13.0%，含胆红素不得少于0.63%。功效：清热解毒，化痰定惊。用于痰热谵狂，神昏不语，小儿急惊风，咽喉肿痛，口舌生疮，痈肿疔疮。

燕 窝

【来源】雨燕科动物金丝燕的窝。

【产地】主产于印度尼西亚、泰国、缅甸、日本、马来西亚、越南等地，我国南海有少量产出。

【采收加工】2～10月采收。采下的燕窝称之为"原燕"，即进入洗燕工厂人工清洗。将原燕稍微泡水使其湿软，用夹子把原燕上面的羽毛杂质剔除干净，固定成形，分档分级，包装成品。

【性状】燕窝药材见图9-20，性状描述见表9-23。

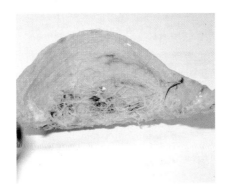

图9-20　燕窝（毛燕窝）

表9-23　燕窝的性状描述

项目	性状描述
形状	完整者呈半月形，略弯曲如盏状，中间凹陷成窝，附着在岩石的一面较平；长6.5~10cm，宽3~5cm
表面	全体由黄白色或暗红色半透明的丝状物互相交错层叠而成，窝内呈丝瓜络状，有的沾有少量羽毛
质地	质硬而脆，断面微似胶质样，有光泽
气味	气微，味淡

【品质】燕窝品种可分燕盏（白燕窝、毛燕窝、血燕窝）和燕边、燕碎三大类。

白燕窝（白燕、宫燕、白燕盏）：呈半月形，略弯曲如盏，全体黄白色。

毛燕窝（毛燕、毛燕盏）：呈半月形，略弯曲如盏，灰黑色，夹杂燕毛较多。

燕边：多呈条状或断块。系修整燕窝时修下的边片、块。

燕碎：形状多种，有短条状，碎块不一。

以燕窝心呈半月盏形，完整，羽绒少，肉细，半透明者为佳。白燕要求色白，血燕要求暗红，完整的优于燕边、燕碎，血燕优于白燕。

【功效】养阴润燥，益气补中，化痰止咳。

【贮藏】充分干燥，密封保存。

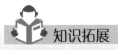 知识拓展

1. 来源　金丝燕群栖，食鱼虫，水藻，口腔唾液腺发达，能分泌大量浓厚而富有黏性的唾液，这些唾液吐出后，经海风吹拂就凝结为白色半透明的丝状固体，堆积并固在岩壁上，构成半个碗形的鸟巢，这就是燕窝。金丝燕一年筑巢3次。第一次在春季，这次所筑巢全为唾液筑成，所采集到的是"白燕窝"。若巢被人所采，再建新巢，因此时金丝燕唾液已少，便啄取羽毛混其唾液筑巢，此时所采的叫毛燕窝。若毛燕又被采走，金丝燕由于急于产卵，再吐液筑巢，所分泌唾液时常带血丝，这时所采得燕窝带血，呈暗红色，名为血燕窝。

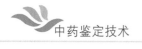
2. 燕窝作用 抗疲劳，降压，滋补强壮，美肤等。

3. 鉴别方法

（1）水浸法 用水浸软后丝条弹性强，用手拉之不断，手搓之有弹性，无胶黏感，水无混浊者为真，反之为假。水浸后呈片状，无丝状结构者或水面有油物漂浮者为假。

（2）嗅、闻、尝 嗅之有鱼腥气，或油腻气者为假；气微腥，微有馨香味，味微咸，嚼之有黏滑感者为真。

（3）火烧 火烧之崩裂，"噼噼啪啪"作响，有黑烟，味焦臭气，残渣黑色呈瘤状结块者为假。起泡，无臭，无烟，灰烬呈灰白者为真。

（4）紫外光照射 在紫外光灯（365nm）下照射无黄绿色荧光者为假；显蓝绿色荧光为真。在254nm下显黄绿色或绿色带紫色荧光者为真。

案例分析

案例 某省工商局对省内销售的血燕大规模抽查，并公布省内燕窝存在造假现象，不少商家用猪皮、银耳冒充燕窝。

讨论 假如你是鉴定者，你如何鉴定出案例中的血燕为不合格品？用猪皮、银耳冒充燕窝与正品燕窝的区别是什么？

桑螵蛸

【来源】 为螳螂科昆虫大刀螂、小刀螂或巨斧螳螂的干燥卵鞘。以上3种分别习称"团螵蛸""长螵蛸"及"黑螵蛸"。

【产地】 野生。全国大部分地区均产。多自产自销。

【采收加工】 深秋至次春收集，除去杂质，蒸至虫卵死后，干燥。

【性状】 桑螵蛸药材见图9-21，性状描述见表9-24。

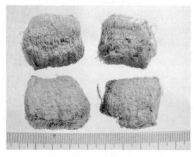

a. 团螵蛸

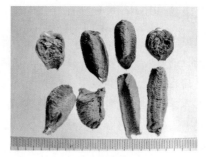

b. 长螵蛸

图9-21 桑螵蛸

表 9-24　桑螵蛸的性状描述

项目	性状描述
	团螵蛸
形状	略呈圆柱形或半圆形，由多层膜状薄片叠成；长 2.5~4cm，宽 2~3cm
颜色	浅黄褐色
表面	上面带状隆重起不明显，底面平坦或有凹沟
质地	体轻，质松而韧
断面	横断面可见外层为海绵状，内层为许多放射状排列的小室，室内各有一细小椭圆形卵，深棕色，有光泽
气味	气微腥，味淡或微咸
	长螵蛸
特点	略呈长条形，一端较细，长 2.5~5cm，宽 1~1.5cm。表面灰黄色，上面带状隆起明显，带的两侧各有一条暗棕色浅沟和斜向纹理，质硬而脆
	黑螵蛸
特点	略呈平行四边形，长 2~4cm，宽 1.5~2cm。表面灰褐色，上面带状隆起明显，两侧有斜向纹理，近尾端微向上翘。质硬而韧

【品质】均以个完整、色黄、体轻而带韧性、卵未孵出、无树枝草梗等杂质者为佳。习以团螵蛸为优，长螵蛸次之，黑螵蛸最次，均为统货。

【功效】固精缩尿，补肾助阳。

【贮藏】置通风干燥处，防蛀。

> **课堂互动**
>
> 　讨论：团螵蛸、长螵蛸与黑螵蛸的异同。

蟾　酥

【别名】癞蛤蟆浆

【来源】蟾蜍科动物中华大蟾蜍或黑眶蟾蜍的干燥分泌物。

【产地】野生或养殖。全国各地均有分布。主产江苏、安徽、山东，此外，湖北、浙江、上海、天津、河北、河南等地亦产。销全国各地。

【采收加工】多于夏、秋二季捕捉蟾蜍，洗净，挤取耳后腺和皮肤腺的白色浆液，加工，干燥。加工忌用铁器，否则易变黑。加工成扁圆形团块者称"团蟾酥"，加工成片状者，称"片蟾酥"。加工时误入眼内会发生红肿。

【性状】蟾酥药材见图 9-22，性状描述见表 9-25。

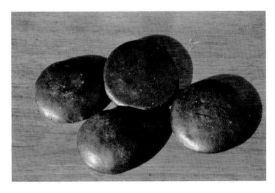

图 9-22　蟾酥

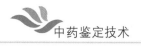

表 9 - 25　蟾酥的性状描述

项目	性状描述
气味	气微腥，味初甜而后有持久的麻辣感，粉末嗅之作嚏
	团蟾酥
特点	扁圆形团块状，质坚，不易折断，断面棕褐色，角质状，微有光泽
	片蟾酥
特点	片状，质脆，易碎，断面红棕色，半透明

【鉴别】本品断面沾水，即呈乳白色隆起。

【品质】以色红棕、断面角质样，半透明，有光泽者为佳。商品中分团蟾酥和片蟾酥两种，团蟾酥优于片蟾酥。

【功效】解毒，止痛，开窍醒神。

【贮藏】置干燥处，防潮。

 知识拓展

蟾酥常有掺伪现象，掺伪物常用淀粉类、泥沙类、蛋白质类、松香粉及猪油等。

1. 掺入淀粉类与正品的主要区别　质较硬，片较厚，对光照之不透明，韧性差，滴加碘液显黑色、蓝色或黑褐色，而纯品应显黄褐色。

2. 掺入泥沙类与正品的主要区别　表面粗糙，手搓有沙粒感，断面不呈角质样，韧性较差。

3. 掺入蛋白质与正品的主要区别　质硬而脆，表面光滑，韧性较差，有蛋白样腥气。

4. 掺入松香粉与正品的主要区别　气味异常，口尝有麻辣感、涩味减弱。

5. 掺入猪油与正品的主要区别　将本品置于锡纸上加热，无泡而油量大。

其他动物类药材见表 9 - 26。

表 9 - 26　其他动物类药材

品名	来源	性状特征
瓦楞子	蚶科动物毛蚶、泥蚶或魁蚶的贝壳	略呈三角形或扇形，壳外面隆起；壳顶突出，向内卷曲；自壳顶至腹面有延伸的放射肋多条；壳内面平滑，白色铰合部具小齿 1 列。质坚。无臭，味淡
蛤壳	为帘蛤科动物文蛤或青蛤的贝壳	文蛤　扇形或类圆形，背缘略呈三角形，腹缘呈圆弧形。壳外面光滑，黄褐色，同心生长纹清晰，通常在背部有锯齿状或波纹状褐色花纹。壳内面白色，前后壳缘有时略带紫色，铰合部较宽，右壳有主齿 3 个和前侧齿 2 个；左壳有主齿 3 个和前侧齿 1 个。质坚硬，断面有层纹。气微，味淡 青蛤　类圆形，壳顶突出，位于背侧近中部。壳外面淡黄色或棕红色，同心生长纹凸出壳面略呈环肋状。壳内面白色或淡红色，边缘常带紫色并有整齐的小齿纹，铰合部左右两壳均具主齿 3 个，无侧齿

品名	来源	性状特征
僵蚕	为蚕蛾科昆虫家蚕4～5龄的幼虫感染（或人工接种）白僵菌而致死的干燥体	本品略呈圆柱形，多弯曲皱缩。表面灰黄色，被有白色粉霜状的气生菌丝和分生孢子。头部较圆，足8对。质硬而脆，易折断，断面平坦，外层白色，中间有亮棕色或亮黑色的丝腺环4个。气微腥，味微咸
鳖甲	鳖科动物中华鳖的背甲	椭圆形或卵圆形，背面隆起，外表面黑褐色或黑绿色，略有光泽，具细网状皱纹及灰黄色或灰白色斑点，中间有1条纵棱，两侧各有左右对称的横凹纹8条，内表面类白色，中部有突起的脊椎骨，两侧各有肋骨8条，伸出边缘。质坚硬。气微腥，味淡
海马	海龙科动物线纹海马、刺海马、大海马、三斑海马或小海马的干燥体	长形而弯曲，黄白色。头略似马头，有冠状突起；前方有一管状长吻，躯干部七棱形。尾部四棱形，渐细而卷曲。体上有瓦楞形的节纹并具瘤状棱棘，体轻，骨质坚硬。气微腥，味微咸。常以"马头、蛇尾、瓦楞身"概述其形状
水牛角	为牛科动物水牛的角	呈稍扁平而弯曲的锥形，长短不一。棕黑色或灰黑色，一侧有数条横向的沟槽，另一侧有密集的横向凹陷纹线。上部渐尖，有纵纹，基部略呈三角形，中空角质，坚硬。气微腥，味淡
鹿角	鹿科动物马鹿或梅花鹿已骨化的角或锯茸后翌年春季脱落的角基，分别习称"马鹿角""梅花鹿角""鹿角脱盘"	马鹿角　呈分枝状，通常分成4～6枝，全长50～120cm。主枝弯曲，直径3～6cm。基部盘状，上具不规则瘤状突起，习称"珍珠盘"，周边常有稀疏细小的孔洞。侧枝多向一面伸展，第一枝与珍珠盘相距较近，与主干几成直角或钝角伸出，第二枝靠近第一枝伸出，习称"坐地分枝"；第二枝与第三枝相距较远。表面灰褐色或灰黄色，有光泽，角尖平滑，中、下部常具疣状突起，习称"骨钉"，并具长短不等的断续纵棱，习称"苦瓜棱"。质坚硬。断面外圈骨质，灰白色或微带淡褐色，中部多呈灰褐色或青灰色，具蜂窝状孔。气微，味微咸 梅花鹿角　通常分成3～4枝，全长30～60cm，直径2.5～5cm。侧枝多向两旁伸展，第一枝与珍珠盘相距较近，第二枝与第一枝相距较远，主枝末端分成两小枝。表面黄棕色或灰棕色，枝端灰白色。枝端以下具明显骨钉，纵向排成"苦瓜棱"，顶部灰白色或灰黄色，有光泽 鹿角脱盘　呈盔状或扁盔状，直径3～6cm（珍珠盘直径4.5～6.5cm），高1.5～4cm。表面灰褐色或灰黄色，有光泽。底面平，蜂窝状，多呈黄白色或黄棕色。珍珠盘周边常有稀疏细小的孔洞。上面略平或呈不规则的半球形。质坚硬。断面外圈骨质，灰白色或类白色
海螵蛸	为乌贼科动物无针乌贼或金乌贼的干燥内壳	无针乌贼　呈扁长椭圆形，中间厚，边缘薄。长9～14cm，宽2.5～3.5cm，厚约1.3cm。背面有磁白色脊状隆起，两侧略显微红色，有不甚明显的细小疣点；腹面白色，自尾端到中部有细密波状横层纹；角质缘半透明，尾部较宽平，无骨针。体轻，质松，易折断。断面粉质，显疏松层纹。气微腥，味微咸 金乌贼　长13～23cm，宽约6.5cm。背面疣点明显，略呈层状排列；腹面的细密波状横层纹占全体大部分，中间有纵向浅槽；尾部角质缘渐宽，向腹面翘起，末端有1骨针，多已断落
阿胶	为马科动物驴的干燥皮或鲜皮经熬煮、浓缩制成的固体胶	呈长方形块、方形块或丁状。棕色至黑褐色，有光泽。质硬而脆，断面光亮，碎片对光照视呈棕色半透明状。气微，味微甘

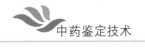
任务五　识别常用动物类中药

【实践目的】

1. 通过实践，掌握土鳖虫、生斑蝥、石决明、海螵蛸、蜈蚣、鹿角、水牛角、金钱白花蛇、蕲蛇、乌梢蛇、牡蛎、龟甲、醋龟甲、鹿茸、羚羊角、地龙、水蛭、烫水蛭、全蝎、蛤蚧、蛤蟆油、珍珠、蟾酥、牛黄、桑螵蛸、燕窝、僵蚕、瓦楞子、鳖甲、蛤壳、阿胶、海马的性状鉴别特征、品质要求。

2. 了解药材质量的评价方法和依据。

3. 正确认识饮片。

【实践内容】

1. 鉴定药材样品及饮片样品：土鳖虫、生斑蝥、石决明、海螵蛸、蜈蚣、鹿角、水牛角、金钱白花蛇、蕲蛇、乌梢蛇、牡蛎、龟甲、醋龟甲、鹿茸、羚羊角、地龙、水蛭、烫水蛭、全蝎、蛤蚧、蛤蟆油、珍珠、蟾酥、牛黄、桑螵蛸、燕窝、僵蚕、瓦楞子、鳖甲、蛤壳、阿胶、海马。

2. 对照各药材的品质规定，判定实践所用药材的优劣。

【实践操作】

1. 仔细观察药材样品和饮片样品：土鳖虫、生斑蝥、牡蛎、龟甲、醋龟甲、鹿茸、羚羊角、地龙、水蛭、烫水蛭、全蝎、蛤蚧、蛤蟆油、珍珠、蟾酥、牛黄、桑螵蛸、蜈蚣、燕窝、僵蚕、瓦楞子、鳖甲、阿胶、海马，记录其外观、质地、气味等鉴别要点。

2. 根据品质规定，评价当天实践用药材的质量情况。

【实践考核】

表9-27　动物类中药识别实践项目考核表

品名	来源	鉴别要点	质量情况（优，合格，差）

项目小结

1. 动物中药采集较难，资源不足，但疗效显著，导致其价格昂贵，造假掺伪现象十分普遍，因此在鉴定动物药的混杂品和掺伪品时，就必须十分小心。

2. 本项目主要介绍了珍珠、金钱白花蛇、鹿茸、羚羊角、牛黄、燕窝等常用且价格较贵的药材的鉴别知识。在学习的过程中，对于这些内容，无需死记硬背，在结合药材样品的同时，多联系社会实际，便可达到学习目标的要求。

目标检测

1. 下列除哪项外均为蛤蚧的鉴别特点（　　　）
   A. 头略呈三角形　　　　　　　　　B. 两眼深陷，无眼睑
   C. 吻鳞切鼻孔　　　　　　　　　　D. 尾细长而结实，扁圆形

2. "白颈"为哪种药材的鉴别特征（　　　）
   A. 地龙　　　　　B. 水蛭　　　　　C. 全蝎　　　　　D. 蜈蚣

3. 马鹿茸具 2 个侧枝者可称（　　　）
   A. 单门　　　　　B. 二杠　　　　　C. 三岔　　　　　D. 莲花

4. 通天眼是指（　　　）
   A. 羚羊角的顶端开口　　　　　　　B. 羚羊角内的细小孔道
   C. 羚羊塞的开口　　　　　　　　　D. 羚羊角镑片的裂缝

5. 能"挂甲"的中药是（　　　）
   A. 熊胆　　　　　B. 牛黄　　　　　C. 蟾酥　　　　　D. 麝香

6. 下列中药来源于动物结石的是（　　　）
   A. 珍珠　　　　　B. 蟾酥　　　　　C. 阿胶　　　　　D. 牛黄

7. 迄今为止世界上最强的凝血酶特效抑制剂是（　　　）
   A. 抗凝血酶　　　B. 蝎毒素　　　　C. 水蛭素　　　　D. 蜂毒素

8. 蕲蛇腹部灰白色、鳞片较大，有多数类圆形斑纹，习称为（　　　）
   A. 方胜纹　　　　B. 连珠斑　　　　C. 佛指甲　　　　D. 胶口镜面

9. 团螵蛸来源于螳螂科昆虫（　　　）的卵鞘。
   A. 大刀螳螂　　　B. 小刀螳螂　　　C. 巨斧螳螂　　　D. 螳螂

10. 关于土鳖虫，下列哪一个说法是错误的（　　　）
    A. 药用来源为地鳖或冀地鳖的雄虫
    B 苏土虫优于汉土虫
    C. 药用来源为地鳖或冀地鳖的雌虫
    D. 别名土元

11. 《中国药典》收载龟甲的药用部分是（　　　）
    A. 背甲　　　　　B. 腹甲　　　　　C. 腹甲和背甲　　　D. 骨骼

12. 来源于动物生理产物的中药材是（　　　）
    A. 蝉蜕　　　　　B. 僵蚕　　　　　C. 牛黄　　　　　D. 马宝

13. 下列哪种药材的磨片在暗视野中可见同心环状的如彩虹般光环（　　　）

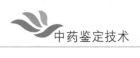

A. 石决明　　　　B. 牡蛎　　　　　C. 珍珠　　　　　D. 海螵蛸

14. 断面沾水即呈乳白色隆起的中药材是（　　）

A. 水蛭　　　　　B. 麝香　　　　　C. 蟾酥　　　　　D. 牛黄

15. 羚羊角正品药材的原动物是（　　）

A. 鹅喉羚羊　　　B. 藏羚羊　　　　C. 赛加羚羊　　　D. 绵羊

16. 梅花鹿茸中没有的规格是（　　）

A. 二杠茸　　　　B. 三岔茸　　　　C. 初生茸　　　　D. 莲花茸

17. 来源于动物病理产物的中药材是（　　）

A. 蝉蜕　　　　　B. 麝香　　　　　C. 牛黄　　　　　D. 蜂蜜

18. 下列除哪项外均以动物全体入药（　　）

A. 水蛭　　　　　B. 全蝎　　　　　C. 蜈蚣　　　　　D. 地龙

19. 具有"马头蛇尾瓦楞身"特征的药材（　　）

A. 水蛭　　　　　B. 地龙　　　　　C. 海马　　　　　D. 全蝎

（张红梅）

项目十 矿物类中药的鉴定

学习目标

知识要求

1. **掌握** 重点品种来源、性状及典型理化鉴别特征、品质。
2. **熟悉** 一般品种的来源、性状鉴别特征及重点品种的产地。
3. **了解** 矿物类药材的炮制品种类、贮藏、化学成分、功效。

本项目涉及中药9种，其中重点掌握品种7种，一般掌握品种2种。

重点品种：朱砂、赭石、磁石、自然铜、石膏、芒硝、滑石。

一般品种：玄明粉、雄黄。

技能要求

能准确鉴定药材的品种和品质。

任务 学习矿物类中药的鉴定

矿物是由地质作用而形成的天然单质及其化合物，除少数是自然元素以外，如硫黄等，绝大多数是自然化合物。矿物类中药包括可供药用的天然矿物，如朱砂、石膏等；以矿物为原料的加工品，如轻粉、芒硝等；动物或动物骨骼的化石，如石燕、龙骨等，是以无机化合物为主要成分的一类药物。

利用矿物作为药物在我国有着悠久的历史，早在公元前2世纪已能从丹砂中制炼出水银。《神农本草经》中载有玉石类药物46种，《名医别录》增加矿物药32种，《新修本草》增加矿物药14种，《本草拾遗》又增加矿物药17种，到唐代矿物药就达104种。宋代《证类本草》等书中的矿物药已达到139种。《本草纲目》的金石部载有矿物药161种，《本草纲目拾遗》又增加矿物药38种。据1985~1989年全国中药资源普查统计，我国现在药用的矿物约80种。

本类药材数目虽较植、动物药材较少，但在医疗上同样具有重要价值。如石膏清热泻火、除烦止渴，是治疗气分实热、肺热咳喘的要药；自然铜可散瘀、接骨、止痛；代赭石能平肝潜阳、降逆、止血；磁石能潜阳安神、聪耳明目、纳气平喘等，均是中医临床上重要的常用药材。同时，一些矿物药医疗作用机制，也被现代药理实验所证明，如0.75%的枯矾混悬液处理烧伤创面，对铜绿假单胞菌生长具有明显抑制作用；白虎汤中重用石膏，治疗流行性脑髓膜炎、流行性乙型脑炎等急性传染病的高热、惊厥，确有显著疗效，有抗菌、消炎、镇静作用。

1. 分类　矿物类中药的分类是以矿物中所含的主要成分为根据的。矿物在矿物学上的分类，通常是以阴离子为依据而进行分类，即氧化物类（磁铁矿、赤铁矿、砷化矿等），硫化物类（雄黄、辰砂、自然铜等），卤化物类（大青盐等），硫酸盐类（石膏、明矾、芒硝等），碳酸盐类（菱锌矿、钟乳石等），硅酸盐类（滑石等）。

矿物类中药从现代医学的观点看，由于阳离子通常对药效起重要作用，故常以矿物中的主要阳离子进行分类，常见的矿物中药按此分为如下几类。

（1）汞化合物类　朱砂、轻粉、红粉。

（2）铁化合物类　赭石、磁石、自然铜。

（3）铅化合物类　铅丹、密陀僧。

（4）铜化合物类　胆矾、铜绿。

（5）铝化合物类　明矾、赤石脂。

（6）砷化合物类　雄黄、雌黄、信石。

（7）钙化合物类　石膏、寒水石、龙骨、钟乳石。

（8）钠化合物类　芒硝、硼砂、大青盐。

（9）镁化合物类　滑石。

（10）锌化合物类　炉甘石。

（11）其他类　硫黄、琥珀。

2. 采收加工　矿物类药材多采自天然的矿石和化石，采后除去泥沙、杂质。部分加工制成品，需按特定方法制备。

3. 性状　矿物除少数是自然元素以外，绝大多数是自然化合物，大部分是固体，也有少数是液体，如水银；或气体，如硫化氢。每一种固体矿物具有一定的物理和化学性质，这些性质取决于它们的结晶构造和化学成分。利用这些性质的不同，可鉴别不同种类的矿物。

矿物类药材性状鉴定包括形状、光泽、颜色、条痕、透明度、硬度、解理与断口、延展性与脆性、吸湿性、气味等。

（1）形状　自然界中绝大多数矿物是由晶体组成。由晶体组成的矿物都具有固定的结晶形状，分单体形状和集合形状，自然状况下多以集合体形状存在，如石膏单体呈板状，集合体呈块状、纤维状。

（2）光泽　指矿物表面对见光的反射能力。反射能力的强弱，就是光泽的强度。矿物的光泽由强至弱分为金属光泽（如自然铜）、金刚光泽（如朱砂）、玻璃光泽（如硼砂）等。

（3）颜色　一般分为3类。①本色：矿物的成分和内部构造所决定的颜色，如朱砂、自然铜等。②外色：由混入的有色物质染成的颜色，如紫石英等。③假色：某些矿物中，有时可见变彩现象，这是由于投射光受晶体内部裂缝面、解离面及表面氧化膜的反射所引起光波的干涉现象，如云母、方解石等。

（4）条痕　矿物粉末的颜色，在矿物学上称为"条痕"，即矿物在白色毛磁板上划过后所留下的颜色线条。条痕比矿物的表面颜色更为固定，因而具有鉴定意义。有的粉末颜色与矿物本身颜色相同，如朱砂。也有的不同，如自然铜本身为亮黄色而其粉末则为绿黑色。

（5）透明度　矿物透光能力的大小即为透明度。常分为透明体、半透明体、不透明体。

（6）硬度　指矿物抵抗某种外力机械作用的能力。不同的矿物有不同的硬度，通常采用摩氏硬度计来测定矿物的相对硬度。

（7）解理与断口　矿物受力后沿一定结晶方向裂开成光滑平面的性能称为解理，所裂成的平面即为解理面，解理是结晶物质特有的性质，其形成和晶体构成的类型有关，所以是矿物的主要鉴定特征。矿物受力后不沿一定方向裂开，断裂面是不规则和不平整的，这种断裂面称为断口。断口形状可为贝壳状、平坦状、参差状、锯齿状。

（8）延展性与脆性　延展性是指矿物能被压成薄片或拉伸成细丝的性质，如各种金属。脆性是指矿物容易被击破或压碎的性质，如自然铜等。

（9）吸湿性　有的矿物有吸着水分的性质，称吸湿性，如龙骨、赤石脂。

（10）气味　有些矿物具有特殊的气味。尤其是矿物受到锤击、加热或湿润时较为明显，如雄黄灼烧有蒜臭味、胆矾具有涩味、大青盐具咸味等。

4. 鉴别

（1）显微鉴别　对外形无明显特征或细小颗粒状，特别是粉末状的矿物或需进一步鉴定和研究的矿物药，可用光学显微镜观察其形状、透明度和颜色等。此外，可使用透射偏光显微镜观察透明的非金属矿物的晶形、解理和化学性质，如折射率、双折射等；用反射偏光显微镜对不透明与半透明矿物的形态、光学性质进行观察和测试。

（2）理化鉴别　利用物理和化学分析方法，对矿物药所含主要化学成分进行定性和定量分析。对外形和粉末无明显特征的矿物药，如玄明粉、信石等进行物理和化学分析尤为重要。

5. 品质　以无杂质、无泥沙掺杂者为合格。以块大、完整、色泽正常者为佳。

6. 贮藏　矿物药材一般体重质硬，应选择牢固的包装材料，如竹篓、木箱及金属容器等。矿物药大多不易变质，对贮藏条件要求不高，主要注意防潮、防尘。矿物药中的剧毒品应严格执行剧毒药管理制度，严防发生中毒事件。

朱　砂

【别名】丹砂、汞砂

【来源】硫化物类矿物辰砂族辰砂，主含硫化汞（HgS）。

【产地】主产贵州、湖南、四川、广西、云南等省。

【采收加工】全年可采。采挖后，选取纯净者，用磁铁吸净含铁的杂质，再用水淘去杂石和泥沙即得。或劈开辰矿石，取出岩石中夹杂的少数朱砂。可利用浮选法，将凿碎的矿石放在直径约尺余大的淘洗盘内，左右旋转之，因其相对密度不同，沙沉于

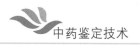

底，石浮于上。除去石质后，再将朱砂劈成片、块状。其碎末状者，称朱宝砂；片状者，称镜面砂；块粒状者，称为豆瓣砂。

【性状】朱砂药材见图10-1，性状描述见表10-1。

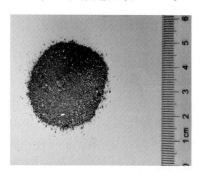

图10-1　朱砂

表10-1　朱砂的性状描述

项目	性状描述
形状	为粒状或块状集合体、呈颗粒状或块片状
表面	鲜红色或暗红色。条痕红色至褐红色、具"金钢"光泽
质地	体重，质脆，片状者易破碎
断面	粉末状者有闪烁的光泽
气味	气微，味淡

【饮片】朱砂粉　取朱砂，用磁铁吸去铁屑，或照水飞法水飞，晾干或40℃以下干燥。

本品为朱红色极细粉末，体轻，以手指撮之无颗粒状物，以磁铁吸之，无铁末。气微，味淡。含硫化汞不得少于98.0%。

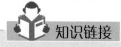知识链接

　　朱砂昔以湖南辰州（今沅陵）产的好，故又有"辰砂"之称。但目前商品上称为辰砂的，系指人工合成品。

　　人工合成的辰砂（又名"平口砂""灵砂"）系水银与硫黄升华而成的加工品（硫化汞结晶）。商品多为大小不等碎块，全体黯红色，质重易纵向碎裂，断面呈纤维柱状（习称"马牙柱"），有金属光泽。气微、味淡。含汞在99.0%以上。目前贵阳、哈尔滨、广州、重庆等地均有生产。性能同朱砂。

　　辰砂经过水飞法制成的红色粉末称为银朱。除供临床使用外，亦为化工原料。

【理化鉴别】

（1）取本品粉末，用盐酸湿润后，在光洁的铜片上磨擦，铜片表面显银白色光泽，加热烘烤后，银白色即消失。

（2）取本品粉末 2g，加盐酸 – 硝酸（3:1）的混合液 2ml 使溶解，蒸干，加水 2ml 使溶解，滤过，滤液加氢氧化钠试液，生成黄色沉淀。（汞盐鉴别反应）

（3）将粉末加少许铁粉混合，置潘菲试管中，于酒精喷灯上加热，则管壁有汞珠或汞镜生成。

【品质】以色泽鲜红、有光泽、体重、质脆者为佳。按照《中国药典》规定的铁盐检查法检查，铁的含量不得大于 0.1%；按《中国药典》规定的容量法含量测定，以硫化汞计不得少于 96.0%。

【功效】清心镇惊，安神，明目，解毒。

【贮藏】置干燥处。防尘。

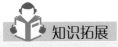 知识拓展

1. 化学成分主含硫化汞（HgS）。常夹杂少量土质、有机物和氧化铁等。

2. 本品有毒，不宜大量服用，也不宜少量久服；孕妇及肝肾功能不全者禁用。朱砂水飞炮制方法的目的之一就是降低可溶性汞和游离汞的含量，从而降低毒性。

3. 朱砂其主要成分为硫化汞，忌用火制和煎煮，因为硫化汞在高温下分解为汞和硫，而汞的毒性极强，故《本经逢原》有"丹砂入火，则烈毒能杀人"之说。

4. 商品分为：①朱宝砂 呈细小片状或颗粒状，色鲜红，明亮，触之不染手。质优。②镜面砂 呈斜方形或长方形的薄片状，边缘不齐，厚薄不一。色红而鲜亮，光亮如镜面而透明。质较松脆，易破碎。质量较佳。③豆瓣砂 呈块状，较大，方圆形或多角形。颜色发暗或呈灰褐色。体重质坚，不易破碎。质量较次。

赭 石

【别名】代赭石

【来源】为氧化物类矿物刚玉族赤铁矿，主含三氧化二铁（Fe_2O_3）。

【产地】主产山西、河北、广东、湖南、四川、河南等地。

【采收加工】全年可采，采挖后选取表面有乳头状突起的部分，除去泥沙、杂石。

【性状】赭石药材见图 10 – 2，性状描述见表 10 – 2。

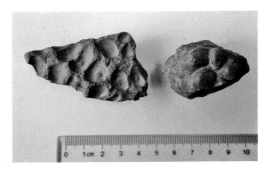

图 10 – 2 赭石

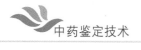
表 10 - 2 赭石的性状描述

项目	性状描述
形状	鲕状、豆状、肾状集合体，多呈不规则的扁平块状
表面	暗棕红色或灰黑色，条痕樱红色或红棕色，有的有金属光泽。一面多有圆形的突起，习称"钉头"；另一面与突起相对应处有同样大小的凹窝
质地	体重，质硬
断面	砸碎后断面显层叠状
气味	气微，味淡

【饮片】

赭石　除去杂质，砸碎。

煅赭石　取净赭石，砸成碎块，照煅淬法煅至红透，醋淬，碾成粗粉。（每100kg赭石，用醋30kg）

【理化鉴别】

（1）取本品粉末0.1g，加盐酸2ml，振摇，滤过，取滤液2滴，加硫氰酸铵试液2滴，溶液即显血红色；另取滤液2滴，加亚铁氰化钾试液1~2滴，即生成蓝色沉淀；再加25%氢氧化钠溶液5~6滴。沉淀变成棕色。

【品质】以色红棕、断面层次明显、有"钉头"、无杂石者为佳（有钉头的煅后乌黑色，层层脱落，无钉头的则为灰黑色）。按《中国药典》规定的容量法测定，本品含铁不得少于45.0%。

【功效】平肝潜阳，重镇降逆，凉血止血。

【贮藏】置干燥处，防尘。

 知识拓展

1. 化学成分主含三氧化二铁（Fe_2O_3）。

2. 商品分老式钉赭石和新式钉赭石。老式钉赭石赭褐色，明显有钉，松脆易剥下；新式钉赭石为黑红色，钉极少不明显，坚硬，不易击碎的生块。

3. 广东顺德等地产一种"马尾赭石"，为含铁量较高的褐铁矿石。呈不规则块状，外表铁黄色，无光泽。质坚重如铁，很难破碎，纵断面显马尾丝状纹理。不宜作赭石入药。

磁　石

【别名】吸铁石、灵磁石

【来源】为氧化物类矿物尖晶石族磁铁矿，主含四氧化三铁（Fe_3O_4）。

【产地】主产河北、山东、辽宁、江苏、安徽、广东、四川等地。

【采收加工】全年可采。采挖后，除去杂石及带铁锈的矿石，选择吸铁能力强者（称"活磁石"或"灵磁石"）入药。若放置日久，或煅烧后发生氧化，其磁性便会减弱，乃至失去吸铁能力（称"死磁石"或"呆磁石"），影响药效，故应用铁屑或泥土包埋，以保持其磁性。已失去磁性者，与活磁石放在一起，磁性可逐渐恢复。

【性状】磁石药材见图10-3，性状描述见表10-3。

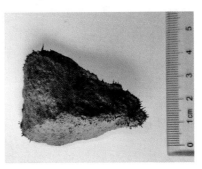

图10-3　磁石

表10-3　磁石的性状描述

项目	性状描述
形状	块状集合体，呈不规则块状，或略带方形，多具棱角
表面	灰黑色或棕褐色，条痕黑色，具金属光泽
质地	体重，质坚硬，具磁性
断面	断面不整齐
气味	有土腥气，味淡

【饮片】

磁石　除去杂质，砸碎。

煅磁石　取净磁石块，照煅淬法煅至红透，醋淬，碾成粗粉（每100kg磁石，用醋30kg）。本品为不规则的碎块或颗粒。表面黑色。质硬而酥。无磁性。有醋香气。

【理化鉴别】取本品粉末约0.1g，加盐酸2ml，振摇，静置。上清液显铁盐的鉴别反应。上清液加亚铁氰化钾试液，即发生深蓝色沉淀；加硫氰酸铵试液，即显血红色。

【品质】以色灰黑、断面致密有光泽、有吸铁能力者为佳。

【功效】镇惊安神，平肝潜阳，聪耳明目，纳气平喘。

【贮藏】置干燥处，防尘，用铁屑或泥土包埋可保持磁性。

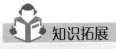知识拓展

（1）化学成分主含四氧化三铁（Fe_3O_4）。尚含有铝、镁、锰、钙等混入物。按《中国药典》规定的容量法测定，本品含铁不得少于50.0%。

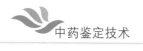

（2）本品为等轴系氧化物类矿物磁铁矿，伪品磁石为三方晶系赤铁矿和褐铁矿混合物的矿石。呈不规则块状，有的棱角不甚明显或稍圆滑。表面棕褐至褐色，具金属光泽或不甚明显，有的较光滑。体重，质坚硬，难破碎、断面颗粒状，可见黄白或灰黑色的杂质斑块。无磁性，无吸铁能力。有土腥气。

自然铜

【来源】为硫化物类矿物黄铁矿族黄铁矿，主含二硫化铁（FeS_2）。

【产地】产于四川、云南、广东、湖南、山东、湖北等地。

【采收加工】全年可采收。采挖后，除去杂石、沙土及黑锈后，敲成小块。

【性状】自然铜药材见图 10-4，性状描述见表 10-4。

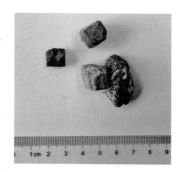

图 10-4　自然铜

表 10-4　自然铜的性状描述

项目	性状描述
形状	晶形多为立方体，集合体呈致密块状
表面	表面亮淡黄色，有金属光泽；有的黄棕色或棕褐色，无金属光泽。具条纹，条痕绿黑色或棕红色
质地	体重，质坚硬或稍脆，易砸碎
断面	黄白色，有金属光泽；或断面棕褐色，可见银白色亮星
气味	无臭、无味

【饮片】

自然铜　除去杂质，洗净，干燥。用时砸碎。

煅自然铜　取净自然铜，照煅淬法煅至暗红，醋淬至表面呈黑褐色，光泽消失并酥松（每 100kg 自然铜，用醋 30kg）。

【理化鉴别】取本品粉末 1g，加稀盐酸 4ml，振摇，滤过。滤液显铁盐的鉴别反应。

【品质】以晶体呈方块形、颜色黄亮、断面有金属光泽、不含岩石杂质者为佳。

【功效】散瘀止痛，续筋接骨。

【贮藏】置干燥处。

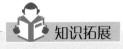

知识拓展

1. 化学成分主含二硫化铁 FeS_2。并常含镍、砷、锑、铜、钴等杂质。
2. 云南及广东产的"土然铜"多为黄铁矿氧化后而成的褐铁矿。主要成分为四氧化三铁。其表面为棕褐色，无光泽，断面棕褐色至黑褐色，有的中部具有铜样光泽，条痕呈棕褐色。习惯认为质量较次。性能同自然铜。

课堂互动

1. 观察标本，看一看、比一比，说出朱砂、赭石、磁石、自然铜分别是什么颜色？
2. 在白色毛瓷板上划一划，看看朱砂、赭石、磁石、自然铜的"条痕"分别是什么颜色？
3. 赭石、磁石、自然铜均分别含有铁，联系化学知识，说说有何不同？

雄　黄

【别名】石黄、苏雄

【来源】为硫化物类矿物雄黄族雄黄，主含二硫化二砷（As_2S_2）。

【产地】主产于湖南、贵州、湖北、云南、四川等地。

【采收加工】全年可采掘。采挖后，除去杂质。本品在矿石中质软如泥，遇空气变硬。

【性状】雄黄药材见图 10－5，性状描述见表 10－5。

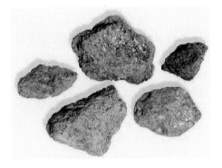

图 10－5　雄黄

表 10－5　雄黄的性状描述

项目	性状描述
形状	为块状或粒状集合体，呈不规则块状
表面	深红色或橙红色，条痕淡橘红色，晶面有金刚石样光泽
质地	质脆，易碎
断面	断面具树脂样光泽
气味	微有特异的臭气，味淡
火试	燃之易熔融成红紫色液体，并生黄白色烟，有强烈蒜臭气
精矿粉	为粉末状或粉末集合体、质松脆、手捏即成粉，橙黄色，无光泽

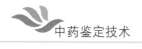

【饮片】

雄黄粉　取雄黄照水飞法水飞，晾干。

【理化鉴别】

（1）取本品粉末10mg，加水润湿后，加氯酸钾饱和的硝酸溶液2ml，溶解后，加氯化钡试液，生成大量白色沉淀。放置后，倾出上层酸液，再加水2ml，振摇，沉淀不溶解。（检查硫）

（2）取本品粉末0.2g，置坩埚内，加热熔融，产生白色或黄白色火焰，伴有白色浓烟。取玻片覆盖后，有白色冷凝物，刮取少量、置试管内加水煮沸使溶解，必要时滤过，溶液加硫化氢试液数滴，即显黄色，加稀盐酸后生成黄色絮状沉淀，再加碳酸铵试液，沉淀复溶解。（检查砷）

【品质】雄黄以块大、色红、有光泽、质脆、无泥沙杂质者为佳。结晶雄黄、明雄黄、腰黄质量佳，但产量极少。本品含砷量以二硫化二砷（As_2S_2）计，不得少于90.0%。

【功效】解毒杀虫，燥湿祛痰，截疟。

【贮藏】置干燥处，密闭。

> **知识拓展**
>
> 1. 雄黄遇热易分解产生剧毒的三氧化二砷，故忌用火煅。本品含砷量以二硫化二砷计，不得少于90.0%。
>
> 2. 雌黄常与雄黄共生。其性状与雄黄相似，不同点是雌黄全体呈黄色。雌黄含As_2S_3。
>
> 3. 根据矿石中雄黄的含量、颜色和形态，可分为以下几类：
>
> ①雄晶　为雄黄结晶体，色鲜红、透明如鸡冠，晶面呈金钢光泽，结构较致密，含As_2S_2达99%。
>
> ②明雄黄　以鲜红，透明如鸡冠，具珍珠样彩色光泽，极脆，在太阳光下受热易爆裂，含As_2S_2量达98%以上。
>
> ③腰黄　为橘红色，略透明，具珍珠亲彩色光泽，断面为树脂状，含As_2S_2量达95%左右。
>
> ④块状雄黄　即习见的雄黄商品，为主要商品来源。为块状或粒状集合体，深红色或橙红色，表面常覆有橙黄色粉末，以手触之易被染成橙黄色。晶面有金钢石样光泽，含As_2S_2量达90%以上。
>
> ⑤末状雄黄　亦为习见商品，呈粉末状或小碎块，产地又称"沙黄"或"泡黄"，橙黄色，无光泽，含As_2S_2亦在90%以上。

石　膏

【来源】为硫酸盐类矿物硬石膏族石膏，主含含水硫酸钙（$CaSO_4 \cdot 2H_2O$）。

【产地】主产于湖北、河南、西藏、安徽等地；此外，四川、甘肃、新疆、贵州、云南亦产。

【采收加工】全年可采。采挖后，除去泥沙和杂石。

【性状】石膏药材见图10-6，性状描述见表10-6。

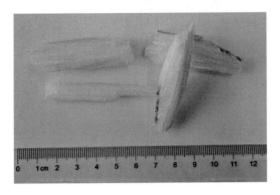

图10-6　石膏

表10-6　石膏的性状描述

项目	性状描述
形状	为纤维状的集合体，呈长块状、板块状或不规则块状
表面	白色、灰白色或淡黄色，有的半透明
质地	体重，质软
断面	易纵向断裂，纵断面具绢丝样光泽
气味	气微，味淡

【饮片】

生石膏　打碎，除去杂石，粉碎成粗粉。

煅石膏　本品为白色的粉末或酥松块状物，表面透出微红色的光泽，不透明。体较轻，质软，易碎，捏之成粉。气微，味淡。

【鉴别】粉末黄棕色。

理化鉴别如下。

（1）取本品一小块（约2g），置具有小孔软木塞的试管内，灼烧，管壁有水生成，小块变为不透明体。

（2）取本品粉末0.2g，加稀盐酸10ml，加热使熔解，溶液显钙盐与硫酸盐的鉴别反应。

【品质】以块大、色白、半透明、纤维状、无杂质者为佳（含含水硫酸钙不得少于95.0%）。

【功效】生石膏：清热泻火，除烦止渴。煅石膏：收湿、生肌、敛疮、止血。

【贮藏】置干燥处。

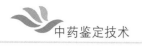

知识拓展

1. 化学成分主含含水硫酸钙（$CaSO_4 \cdot 2H_2O$）。常粘有黏土、沙粒、有机物、硫化物及微量的铁、镁等。本品含含水硫酸钙不得少于95.0%。

2.《中国药典》规定本品含重金属不得过百万分之十。含砷量不得过百万分之二。

3. 石膏加热失去一部分结晶水而成熟石膏，与水相遇变为具有黏性的固体。其他矿石无此特征。

案例分析

案例 过去在有些地方发现有用如图10-7的矿物作石膏用。从外形来看，与石膏确有区别，经鉴别确定该品为"寒水石"。

分析 据临床验证寒水石性能与石膏有异，不可代用。为防止混淆，寒水石基本特点叙述如下。

寒水石为三方晶系碳酸钙的矿石（方解石）或硫酸钙的矿石（红石膏）。

方解石（南方有些地方作石膏用）主含碳酸钙，以色白、透明、有如寒水状之光泽、击碎后呈方形具棱角者为佳；红石膏（北方有些地方作石膏用）主含含水硫酸钙，以肉红色、纯净薄片状、细丝纹、有光泽者为佳。

寒水石药材见图10-7，性状描述见表10-7。

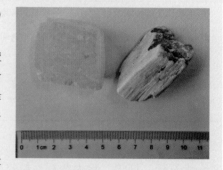

图10-7 寒水石

表10-7 寒水石的性状描述

项目	性状描述	
	方解石	红石膏
形状	为规则的块状结晶，常呈斜方柱形，有棱角	呈不规则的扁平块状，大小不等
表面	白色或黄白色，平滑，有玻璃样光泽，透明或不透明	粉红色，半透明，凹凸不平
质地	质坚硬而脆，条痕为白色或淡灰色	质硬脆，用指甲可刻划
断面	敲击时多呈小块斜方体破裂，断面平坦	敲击时垂直向断裂，断面有纵纹理，状如纤维
气味	气微，味淡	略带泥土气，味淡稍咸，嚼之显粉性

芒　硝

【来源】硫酸盐类矿物芒硝族芒硝，经加工精制而成的结晶体。主含含水硫酸钠（$Na_2SO_4 \cdot 10H_2O$）。

【产地】主产于我国沿海各产盐区及四川、内蒙古、新疆等地。

【采收加工】将天然土硝或含有大量硫酸钠的土壤，加水溶解，待杂质沉淀后过滤，收集滤液，加热浓缩，或日晒蒸发，在上的芒状结晶即为芒硝，凝结在下者为朴硝，可再溶解结晶产生芒硝。

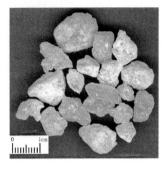

图 10 - 8　芒硝

【性状】芒硝药材见图 10 - 8，性状描述见表 10 - 8。

表 10 - 8　芒硝的性状描述

项目	性状描述
形状	棱柱状、长方形或不规则块状及粒状
表面	无色透明或类白色半透明
质地	质脆，易碎
断面	断面呈玻璃样光泽
气味	气微，味咸

【理化鉴别】

（1）取本品水溶液加氯化钡试液，生成白色沉淀。（检查硫酸盐）

（2）取本品少许，在火焰中燃烧，火焰呈黄色。（检查钠盐）

【品质】以无色透明、呈结晶块者为佳。其重金属含量不得大于百万分之十，含砷量不得过百万分之十。按《中国药典》规定的重量法测定，含硫酸钠不得少于99.0%。

【功效】泻下通便，润燥软坚，清火消肿。

【贮藏】密闭。在30℃以下保存，防风化。

 知识拓展

（1）化学成分主含含水硫酸钠（$Na_2SO_4 \cdot 10H_2O$）。常夹杂微量氯化钠。

（2）皮硝（也称土硝）为极不纯的硫酸钠，可为原料，不入药用。朴硝为较不纯的硫酸钠结晶，一般只供制芒硝用，不作内服。牙硝也称马牙硝，因结晶形状为块片状形似"马牙"而名。

（3）玄明粉是经芒硝风化干燥制得。主含硫酸钠 Na_2SO_4。为白色粉末。气微，味咸。有引湿性。功效同芒硝。玄明粉药材见图 10 - 9。

（4）芒硝与硝石（KNO_3，习称"火硝"）不同，应注意区别。硝石为无色透明六角斜方形的柱状结晶或白色结晶状粉末。条痕白色，微透明，表面成玻璃样光泽。质脆，无臭，味咸且凉。硝石药材见图 10 - 10。

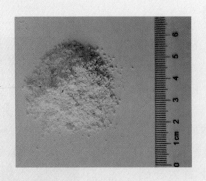

图 10 - 9　玄明粉

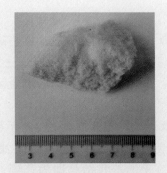

图 10 - 10　硝石

课堂互动

1. 请同学们想一想，说说皮硝、朴硝、芒硝、玄明粉有何关联与不同？
2. 请同学们查阅资料，比较芒硝与硝石。

滑　石

【来源】为硅酸盐类矿物滑石族滑石，主含含水硅酸镁 $[Mg_3(Si_4O_{10})(OH)_2]$。

【产地】主产于山东、江苏、陕西、山西、辽宁等省。

【采收加工】采挖后，除去泥沙和杂石。

【性状】滑石药材见图 10 - 11，性状描述见表 10 - 9。

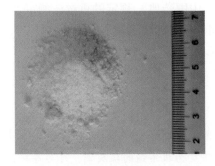

图 10 - 11　滑石

表 10 - 9　滑石的性状描述

项目	性状描述
形状	多为块状集合体。呈不规则的块状
表面	白色、黄白色或淡蓝灰色，有蜡样光泽
质地	质软，细腻。条痕白色
断面	手摸有滑润感，无吸湿性，置水中不崩散
气味	气微，味淡

【饮片】

滑石粉　除去杂石，洗净，砸成碎块，粉碎成细粉，或照水飞法水飞，晾干。

【理化鉴别】取本品粉末 0.2g，置铂坩埚中，加等量氟化钙或氟化钠粉末，搅拌，加硫酸 5ml，微热，立即将悬有 1 滴水的铂坩埚盖盖上，稍等片刻，取下铂坩埚盖，水滴出现白色浑浊。

【品质】以色白、滑润者为佳。

【功效】利尿通淋，清热解暑；外用祛湿敛疮。

【贮藏】置干燥处。

 知识拓展

1. 滑石粉系滑石经精选净制、粉碎、干燥制成。为白色或类白色，微细、无砂性的粉末，手摸有滑腻感。在水、稀盐酸或稀氢氧化钠中均不溶解。气微，味淡。

2. 软滑石来源于天然的高岭土。主产于江西、四川。呈不规则土块状，白色或夹杂有浅红色、浅棕色、灰色，无光泽或稍有光泽。质较松软，手捻即可粉碎成白色粉末。摸之有滑腻感。微有泥土样气，无味而有黏舌感。主含水合硅酸铝 $Al_4(Si_4O_{10})(OH)_8$，功效与硬滑石类同。

课堂互动

1. 请同学们摸一摸玄明粉、滑石粉，说一说自己的感受有何不同？

2. 请同学们对比观察石膏、芒硝、滑石药材标本，说说自己对这三种中药性状鉴别的感观认识？

项目小结

本项目主要介绍矿物类中药的概念、应用历史、分类等基本知识概况，着重介绍矿物类中药的性状等鉴别特点。本项目介绍矿物类中药 9 种，其中重点品种包括朱砂、赭石、磁石、自然铜、石膏、芒硝、滑石 7 种，一般品种包括玄明粉、雄黄 2 种。每一种矿物类中药着重介绍其来源、产地、采收加工、性状等鉴定特征及品质、功效及贮藏等方面。

目标检测

一、单项选择题

1. 朱砂的主要化学成分是（　　　　）

A. As_2S_3 B. HgS C. Fe_2O_3 D. As_2S_2

2. 体重而具有安神作用的中药是（　　）

    A. 石膏   B. 芒硝   C. 朱砂   D. 自然铜

3. 石膏的主要化学成分是（　　）

    A. $CaCO_3$ B. Na_2SO_4 C. $CaSO_4 \cdot 2H_2O$ D. FeS_2

4. 纵断面具纤维状纹理的中药是（　　）

    A. 石膏   B. 芒硝   C. 朱砂   D. 雄黄

5. 具磁性的中药是（　　）

    A. 石膏   B. 雄黄   C. 芒硝   D. 磁石

6. 芒硝的主要化学成分是（　　）

    A. $CaCO_3$ B. $Na_2SO_4 \cdot 10H_2O$

    C. $CaSO_4 \cdot 2H_2O$ D. FeS_2

7. 具"钉头"的矿物类中药是（　　）

    A. 石膏   B. 朱砂   C. 赭石   D. 滑石

8. 属有毒中药的是（　　）

    A. 石膏   B. 赭石   C. 雄黄   D. 芒硝

9. 置空气中表面会风化的中药是（　　）

    A. 炉甘石   B. 芒硝   C. 朱砂   D. 石膏

10. 呈方块形，表面亮黄色，有金属光泽，体重，质硬脆，易砸碎的天然药物是（　　）

    A. 自然铜   B. 朱砂   C. 石膏   D. 雄黄

11. 下列矿物药中主含单质成分的是（　　）

    A. 雄黄   B. 自然铜   C. 朱砂   D. 硫黄

12. 下列矿物药中常含结晶水的是（　　）

    A. 朱砂   B. 雄黄   C. 石膏   D. 自然铜

13. 具绢丝样光泽的矿物药是（　　）

    A. 朱砂   B. 雄黄   C. 自然铜   D. 石膏

14. 下列矿物不能作药用的是（　　）

    A. 皮硝   B. 芒硝   C. 玄明粉   D. 滑石粉

二、配伍选择题

（1～4）

    A. 本色   B. 外色   C. 假色   D. 条痕色

1. 由外来的带色杂质等引起的颜色是（　　）

2. 由成分和内部构造所决定的颜色是（　　）

3. 由表面反射光引起与入射光波的干涉而产生的颜色是（　　）

4. 粉末的颜色是（　　）

（5～9）

    A. 红色   B. 白色   C. 红棕色   D. 淡橘红色

5. 雄黄的条痕是（　　　）

6. 赭石的条痕是（　　　）

    A. 红色　　　　　　　B. 白色　　　　　　　C. 黄色　　　　　　　D. 绿黑色

7. 自然铜的条痕是（　　　）

8. 朱砂的条痕是（　　　）

9. 石膏的条痕是（　　　）

三、多项选择题

1. 含有结晶水的矿物中药是（　　　）

    A. 朱砂　　　　　　　B. 石膏　　　　　　　C. 赭石　　　　　　　D. 芒硝

2. 对石膏描述正确的是（　　　）

    A. 体重　　　　　　　　　　　　B. 呈类白色

    C. 含 HgS　　　　　　　　　　D. 纵断面具绢丝样光泽

3. 对雄黄描述正确的是（　　　）

    A. 有毒　　　　　B. 为动物药　　　　C. 为矿物药　　　　D. 能解毒杀虫

4. 条痕白色的中药是（　　　）

    A. 滑石　　　　　　　B. 芒硝　　　　　　　C. 自然铜　　　　　　　D. 石膏

（马立本）

项目十一　藻、菌、树脂类及其他植物类中药的鉴定

学习目标

知识要求

1. **掌握**　重点品种来源、性状及典型鉴别特征、品质。
2. **熟悉**　一般品种的来源、性状鉴别特征及重点品种的采收加工、贮藏。
3. **了解**　藻、菌、树脂及其他类药材的化学成分、功效、伪品或代用品。

　　本项目涉及中药18种，其中重点掌握品种12种，一般掌握品种6种。

　　重点品种有：昆布、海藻、冬虫夏草、灵芝、茯苓、猪苓、乳香、没药、冰片、芦荟、海金沙、五倍子。

　　一般品种有：马勃、雷丸、血竭、青黛、儿茶、天竺黄。

技能要求

能准确鉴定药材的品种、品质。

任务一　学习藻、菌、树脂类及其他植物类中药的鉴定

本类药物主要包括藻类、菌类、树脂类及其他类药材。

藻类和菌类都是低等植物，植物体构造简单，在形态上无根、茎、叶的分化，是单细胞或多细胞的叶状体，可以分枝或不分枝；在构造上一般无组织分化，无维管束。

供药用的藻类有30余种，主要来源于绿藻门、红藻门和褐藻门。藻类药材是海洋水生藻的植物体，属于褐藻门，是藻类中较高级的一群。如昆布、海藻等。

菌类药材多来自真菌门子囊菌纲和担子菌纲。子囊菌的主要特征是在特殊的子囊中形成子囊孢子，如冬虫夏草等。担子菌的主要特征是不形成子囊，而依靠担子形成担孢子来繁殖。药用的部分主要是它们的子实体，如马勃、灵芝等；菌核，如猪苓、茯苓、雷丸等。

树脂类中药材通常是指从植物体内得到的正常代谢产物或割伤后的植物分泌物。如血竭、乳香、没药等。

其他植物类药材直接或间接来源于植物，主要包括：①由植物体的某一或某些部分，经特殊的加工处理（如浸泡、加热、蒸馏等）所得的产品，如冰片、青黛、芦荟、儿茶等；②蕨类植物的成熟孢子，如海金沙等；③由某些昆虫寄生于某些植物上所形成的虫瘿，如五倍子等；④植物体分泌或渗出的非树脂类混合物，如天竺黄。

1. 采收加工　各随其时。

2. 性状　藻类药材如昆布、海藻等，没有根、茎、叶等器官的分化，也没有维管束和胚。但在性状描述时仍然用枝、干、叶等术语，注意无实质意义。

菌类药材药用的主要是它们的子实体（如马勃、灵芝）或菌核体（如猪苓、茯苓、雷丸）。

菌核是由菌丝体所组成的坚硬的休眠体。子实体是指高等真菌在生殖时期所形成的有一定形状和结构，能产生孢子的菌丝体。子座是某些高等真菌的子实体下面或周围菌丝组成的紧密组织，也就是说，子座是容纳子实体的褥座。当菌核萌发时，首先形成子座，在子座内着生许多子实体，常为子囊壳，其内产生许多子囊，子囊内产生一定数目的子囊孢子。

其他植物类药材注意掌握其特别的来源。

3. 鉴别

（1）其他类中药性状鉴定要点　注意外观形状、大小、颜色、质地、气味、简单理化试验等。如海金沙的成熟孢子呈粉末状，显颗粒性、黄棕色、火烧产生爆鸣声。

（2）树脂类中药性状鉴定要点　主要应注意其形状、大小、颜色、表面特征、质地、破碎面、光泽、透明度、气味等特征。

（3）显微鉴别　菌类药材多用。藻类药材可用。

（4）理化鉴别　其他植物类药材常用。藻类药材多用。树脂类中药理化鉴定主要进行下列方面的检查：如溶解度、水分、灰分、浸出物、酸值、皂化值、碘值、香脂酸和醇不溶物、黏稠度、比旋度、折光率、硬度等。

4. 品质　依各类、各种而不同。

5. 贮藏　依各类、各种而不同。

昆　布

【别名】海带

【来源】海带科植物海带或翅藻科植物昆布的干燥叶状体。

【产地】野生或人工培植。海带主产辽宁、山东沿海，昆布主产福建沿海。

【采收加工】夏、秋二季采捞，晒干。

【性状】昆布药材见图 11 - 1，性状描述见表 11 - 1。

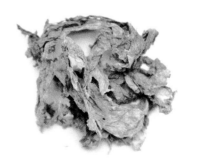

图 11 - 1　昆布

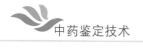
表 11 - 1　昆布的性状描述

项目	性状描述	
	海带	昆布
形状	卷曲折叠成团状，或缠结成把	卷曲皱缩成不规则团状
颜色	全体呈黑褐色或绿褐色，表面附有白霜	全体呈黑色，较薄
水试	用水浸软则膨胀成扁平长带状，中部较厚，边缘较薄而呈波状。类革质，残存柄部扁圆柱状	用水浸软则膨胀呈扁平的叶状，两侧呈羽状深裂，裂片呈长舌状，边缘有小齿或全缘。质柔滑
气味	气腥，味咸	

【鉴别】本品体厚，以水浸泡即膨胀，表面黏滑，附着透明黏液质。手捻不分层者为海带，分层者为昆布。

【品质】以色黑、质厚为佳。

【功效】消痰软坚散结，利水消肿。

【贮藏】置干燥处。

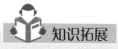知识拓展

（1）按《中国药典》规定法测定：海带含碘不得少于0.35%，昆布含碘不得少于0.20%。

（2）尚含多种有机物和钾、钙、铁等元素，含蛋白质、脂肪酸、糖类、多种维生素和尼克酸等。可防治地方性甲状腺肿，显著降低胆固醇。常食增加碘摄入、增加钙吸收，可防癌，预防和辅助治疗高血压、动脉硬化及脂肪过多症。对女性来说，不仅有美容、美发、瘦身等保健作用，还能治疗乳腺增生。

海　藻

【来源】马尾藻科植物海蒿子或羊栖菜的干燥藻体。前者习称"大叶海藻"，后者习称"小叶海藻"。

【产地】大叶海藻主产辽宁、山东沿海；小叶海藻主产福建、浙江沿海。

【采收加工】夏、秋二季采捞，除去杂质，洗净，晒干。

【性状】海藻药材见图11-2，性状描述见表11-2。

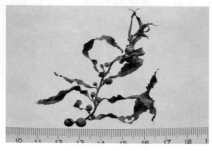

图 11 - 2　海藻（大叶海藻）

表 11 - 2　海藻的性状描述

项目	性状描述		
		大叶海藻	小叶海藻
形状	皱缩卷曲		
颜色	黑褐色，有的被白霜		
表面	主干呈圆柱状，具圆锥形突起		
	主枝自主干两侧生出，侧枝自主枝叶腋生出，具短小的刺状突起		较小，分枝互生，无刺状突起
	初生叶披针形或倒卵形，全缘或具粗锯齿；次生叶条形或披针形，叶腋间有着生条状叶的小枝		叶条形或细匙形，先端稍膨大，中空
	气囊黑褐色，球形或卵圆形，有的有柄，顶端钝圆，有的具细短尖		气囊腋生，纺锤形或球形，囊柄较长
质地	质脆，潮润时柔软		质较硬
气味	气腥，味微咸		
水试	水浸后膨胀，肉质，黏滑		

【鉴别】取本品 1g，剪碎，加水 20ml，冷浸数小时，滤过，滤液浓缩至 3 ~ 5ml，加三氯化铁试液 3 滴，生成棕色沉淀。

【品质】以色黑褐、白霜少、无杂质为佳。

【功效】消痰软坚散结，利水消肿。

【贮藏】置干燥处。

 知识拓展

20 世纪初人们才发现海藻也有重要的食用价值，不仅含有 10 多种氨基酸及矿物质、维生素等，而且还有许多微量元素和大量的碘、甘露醇以及藻胶等。海藻又是一种多功能有效美容面膜，含有蛋白素、维生素 E，能对面部皮肤起到去皱、去斑、美白、消炎和消除眼部眼袋皱纹、增加营养水分的作用，使肌肤更有弹性和青春力。

课堂互动

比一比：请同学们说一说既可药用又可食用的中药材，看谁说得多。

冬虫夏草

【别名】虫草

【来源】麦角菌科真菌冬虫夏草菌寄生在蝙蝠蛾科昆虫幼虫上的子座和幼虫尸体的干燥复合体。

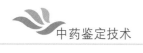

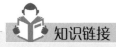知识链接

　　冬虫夏草的形成和生长：夏季，冬虫夏草菌的子囊孢子从子囊内逆发出后，产生芽管（或从分生孢子产生芽管）穿入寄主幼虫体内生长，染病幼虫钻入土中，冬季形成菌核，菌核侵蚀破坏了幼虫的内部器官，但虫体的外壳角皮仍完整无损。第二年夏季，从幼虫尸体的前端生出子座，形成药材冬虫夏草。

　　【产地】野生，主产四川、青海、西藏等地。

　　【采收加工】夏初子座出土、孢子未发散时挖取，晒至六七成干，除去似纤维状的附着物及杂质，晒干或低温干燥。

　　【性状】冬虫夏草药材见图 11 - 3，性状描述见表 11 - 3。

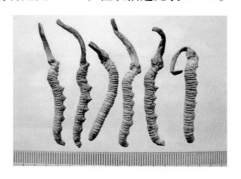

图 11 - 3　冬虫夏草

表 11 - 3　冬虫夏草的性状描述

项目	性状描述
形状	本品由虫体与从虫头部长出的真菌子座相连而成
虫体	
形状	虫体似蚕
大小	长 3 ~ 5cm，直径 0. 3 ~ 0. 8cm
颜色	深黄色至黄棕色
表面	有环纹 20 ~ 30 个，近头部的环纹较细，头部红棕色，足 8 对，前 3 中 4 后 1，以中部 4 对较明显
质地	质脆，易折断
断面	略平坦，淡黄白色
子座	
形状	单生于虫体头部，细长圆柱形
大小	长 4 ~ 7cm，直径约 0. 3cm
颜色	深棕色至棕褐色
表面	有细纵皱纹，上部稍膨大
质地	质柔韧
断面	类白色
气味	气微腥，味微苦

【品质】以完整、虫体肥壮、坚实、外表色黄、断面白色、子座短者为佳。商品按产销分藏虫草、青海草、川虫草等类，以藏虫草质优。

【功效】补肺益肾，止血化痰。

【贮藏】置阴凉干燥处，防蛀。

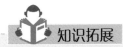 知识拓展

（1）按《中国药典》规定法测定：含腺苷不得少于 0.010%。

（2）由于野生冬虫夏草分布地区狭窄、自然寄生率低、对生活环境条件要求苛刻，所以资源比较有限。近年来，又由于冬虫夏草主产地生态环境遭到人为严重破坏，大量盲目不合理采挖致使资源日趋减少，产量逐年下降。而冬虫夏草由于可以药食两用，且人们不断发现其新的药理作用，所以多数国家对它的需要倍增，价格逐年上涨，国际市场日益紧缺。为了满足全球市场的需求，目前许多地区如四川、湖北、河南、陕西、云南及湖南等省都相继开展了对冬虫夏草的研究工作。人们对冬虫夏草的研究涉及无性型确证、生态环境考察、化学成分和药理作用分析、人工栽培等方面。

（3）冬虫夏草混淆品、伪品、掺杂品见表 11 - 4。

表 11 - 4　冬虫夏草的混淆品、伪品、掺杂品

项目	冬虫夏草混淆品、伪品、掺杂品
亚香棒虫草	产湖南、安徽、贵州等地。虫体形似虫草，色暗褐，背面有横皱纹，可见发亮头壳。子座茶褐色，弯曲，单生或偶有 2～3 个长于头部，味微淡或微咸
凉山虫草	产四川。虫体肥大，黑褐色。子座分枝，纤细而曲折
新疆虫草	虫体似蚕，表面暗红色至紫红色，虫体质地较硬。子座通常无
蛹草（北虫草）	产吉林、河北、陕西等地。虫体呈椭圆形的蛹。子座肉质，棒状，橙黄色或橙红色
伪品	用淀粉、米面等物质及石膏粉经模压加工而成。外形似正品，形体均一，子座质脆易断，表面颜色易褪。遇碘液显蓝色
掺杂品	虫体表面有土粉或金属粉，或内部有铁丝、竹枝等

案例分析

　　案例　李某外出旅游时，在一个特产店购买了店主声称是云南产的正宗虫草，价格也比较实惠。云南迪庆、怒江、丽江少部分地区产冬虫夏草。但经过与正宗虫草特征鉴别比对，确定李某在云南旅游时购买到的"冬虫夏草"是亚香棒虫草，属于伪品。

　　分析　鉴别要点如下。

（1）此伪品子座（草）粗细均匀生硬，从虫体头部正中生长出来，黑色，偶有分支（正品虫草子座圆柱形，深棕至深褐色，无分枝，一般比虫体长，顶部稍膨大）。

（2）此伪品虫体头部红黑色（正品虫草为棕红和棕黄色）。

（3）此伪品虫体近头部半厘米处颜色更深，渐变不明显（正品虫草虫体近头部半厘米颜色更浅，渐变明显）。

（4）此伪品虫体腹部足不明显（正品虫草腹部4对足明显）。

灵 芝

【别名】菌灵芝、血灵芝

【来源】多孔菌科真菌赤芝或紫芝的干燥子实体。

【产地】野生或栽培。赤芝主产华东、西南区；紫芝主产华东、华南区。多自产自销。

【采收加工】全年采收，除去杂质，剪除附有朽木、泥沙或培养基质的下端菌柄，阴干或在40~50℃烘干。

【性状】灵芝药材见图11-4，性状描述见表11-5。

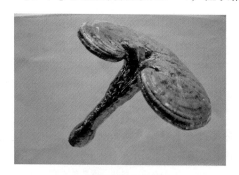
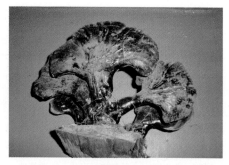

a. 灵芝药材（赤芝）　　　　　　　　　b. 灵芝药材（紫芝）

图11-4 灵芝

表11-5 灵芝的性状描述

项目	性状描述	
	赤芝	紫芝
形状	呈伞状	
大小	直径10~18cm，厚1~2cm	
表面	菌盖肾形、半圆形或近圆形，皮壳坚硬，黄褐色至红褐色，有光泽，表面具环状棱纹和辐射状皱纹，边缘薄而平截，常稍内卷。菌肉白色至淡棕色。菌柄圆柱形，侧生，少偏生，长7~15cm，直径1~3.5cm，红褐色至紫褐色，光亮。孢子细小，黄褐色	皮壳紫黑色，有漆样光泽。菌肉锈褐色。菌柄长17~23cm。子实体较粗壮、肥厚，直径12~22cm，厚1.5~4cm。皮壳外常被有大量粉尘样的黄褐色孢子
气味	气微香，味苦涩	

【品质】分别以个大、厚实、光泽亮、菌柄短者为佳。野生品优于栽培品。

【功效】补气安神，止咳平喘。

【贮藏】置干燥处，防霉，防蛀。

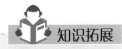 知识拓展

1. 按《中国药典》规定法测定，含灵芝多糖以无水葡萄糖计，不得少于0.90%。

2.《神农本草经》把灵芝列为上品，谓紫芝"主耳聋，利关节，保神益精，坚筋骨，好颜色，久服轻身不老延年。"谓赤芝"主胸中结，益心气，补中增智慧不忘，久食轻身不老，延年成仙。"近年来，对灵芝的研究如雨后春笋，临床报道颇多，归纳起来灵芝成分及药理作用有下述几方面：主含三萜类化合物、多糖类、核苷类、甾醇类、生物碱类、呋喃衍生物、氨基酸多肽类、无机元素、脂肪酸等；治失眠，治白细胞减少症，保肝护肝治急性病毒性肝炎，治慢性支气管炎和支气管哮喘，治疗心律失常，解蕈毒，促进和调节免疫功能。

茯　苓

【来源】多孔菌科真菌茯苓的干燥菌核。

【产地】栽培或野生。主产安徽、云南，湖北、贵州、四川亦产。

【采收加工】多于7~9月采挖，挖出后除去泥沙，堆置"发汗"后，摊开晾至表面干燥，再"发汗"，反复数次至现皱纹、内部水分大部散失后，阴干，称为"茯苓个"；或将鲜茯苓按不同部位切制，阴干，分别称为"茯苓块"和"茯苓片"。

茯苓商品较多，常见的有如下几种。

（1）白（赤）苓块　为扁平方块，白色或微带红色，厚4~6mm，长宽4~5cm。

（2）平片　为1~2mm厚的薄片，长、宽各5~8cm。白色或微带红色。

（3）骰方　各边均约1cm的立方体。生切品色白易碎；蒸后米白色，质坚实不碎。

（4）苓肉　不规则团块，直径1.5~4cm，为质松易碎的次货加工。灰白色带微红。

（5）碎苓　不规则边料碎片，色白或微带红。

（6）朱茯苓　取茯苓片，加一定量朱砂细末拌匀，为"朱茯苓"（每100kg茯苓用朱砂2kg）。

【性状】茯苓药材见图11-5，性状描述见表11-6。

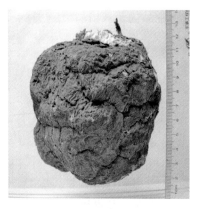
a. 茯苓个

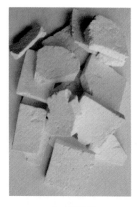
b. 茯苓片

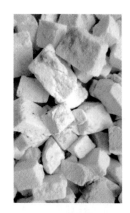
c. 茯苓块

图 11 - 5　茯苓

表 11 - 6　茯苓的性状描述

项目	性状描述		
	茯苓个	茯苓块	茯苓片
形状	呈类球形、椭圆形、扁圆形或不规则团块，大小不一	为去皮后切制的茯苓，呈立方块状或方块状厚片，大小不一	为去皮后切制的茯苓，呈不规则厚片，厚薄不一
表面	外皮薄而粗糙，棕褐色至黑褐色，有明显的皱缩纹理	白色、淡红色或淡棕色	白色、淡红色或淡棕色
质地	体重，质坚实		
断面	断面颗粒性，有的具裂隙；外层淡棕色，内部白色，少数淡红色，有的中间抱有松根		
气味	气微，味淡，嚼之黏牙		

【鉴别】粉末灰白色。

（1）甘油 - 水装片观察　不规则颗粒状团块和分枝状团块无色，遇水合氯醛液渐溶化。菌丝无色或淡棕色，细长，稍弯曲，有分枝，直径 3~8μm，少数至 16μm。

（2）取茯苓片或粉末少量，加碘化钾碘试液 1 滴，显深红色。（为多糖类的显色反应。可区别猪苓，猪苓显棕褐色。）

案例分析

案例　茯苓具有利水渗湿、健脾、宁心安神等作用。既可药用，又可煮粥作食疗。李女士在市场上买了一些茯苓，她把茯苓打成粉放在粥里。结果发现这些茯苓和以前在药店里买的不一样，这次买的茯苓打成粉放到粥里后非常黏，像淀粉一样，而以前在药店买的就不是这样。

分析　假茯苓一般切成茯苓丁，为大小 5 ~ 8mm 的方形药材，仔细观察，可见表面色泽略有不均匀，偶见霉斑，气微，入口尝略有甜味。打碎水装片置普通光学显微镜下可见菌丝和淀粉粒，淀粉粒较小而不规则，取少许粉末滴加稀碘液变淡蓝色。加碘化钾碘试液 1 滴，显蓝黑色。

正品茯苓一般较伪品茯苓断面更加细腻，嚼之味淡，黏牙。粉末在光学显微镜下可见大量菌丝，无淀粉粒，滴加稀碘液无明显颜色变化。加碘化钾碘试液 1 滴，显深红色。茯苓作为医学常用药材，临床应用尤为广泛，若误用了伪品，则不但不会起到治疗作用，在遇环境潮湿容易滋生霉菌，产生毒素后，对人体还会产生毒副作用。

李女士在市场上买的茯苓加碘化钾碘试液 1 滴，显蓝黑色。确系伪品。

【品质】以体重坚实，无裂隙，断面白色细腻，黏牙力强者为佳。

【功效】利水渗湿，健脾，宁心。

【贮藏】置干燥处，防潮。

知识拓展

茯苓皮为多孔菌科真菌茯苓菌核的干燥外皮。本品呈长条形或不规则块片，大小不一。外表面棕褐色至黑褐色，有疣状突起，内面淡棕色并常带有白色或淡红色的皮下部分。质较松软，略具弹性。气微，味淡，嚼之黏牙。利水消肿。用于水肿，小便不利。

猪　苓

【来源】多孔菌科真菌猪苓的干燥菌核。

【产地】多为野生。主产陕西、云南、四川，甘肃、青海亦产。

【采收加工】春、秋二季采挖，除去泥沙，干燥。

【性状】猪苓药材见图 11 - 6，性状描述见表 11 - 7。

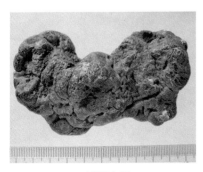

a. 猪苓个子

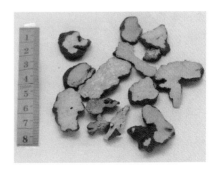

b. 猪苓饮片

图 11 - 6　猪苓

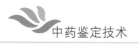

表 11 - 7 猪苓的性状描述

项目	性状描述
形状	呈条形、类圆形或扁块状，有的有分枝，长 5～25cm，直径 2～6cm
颜色	黑色、灰黑色或棕黑色
表面	皱缩或有瘤状突起
质地	体轻（能浮于水面），质硬
断面	类白色或黄白色，略呈颗粒状（细腻）
气味	气微，味淡

【鉴别】显微鉴别：全体由菌丝紧密交织而成。外层厚 27～54μm。菌丝棕色，不易分离；内部菌丝无色，弯曲，直径 2～10μm，有的可见横隔，有分枝或呈结节状膨大。菌丝间有众多草酸钙方晶，大多呈正方八面体形、规则的双锥八面体形或不规则多面体，直径 3～60μm，长至 68μm，有时数个结晶集合。

【品质】以个大、皮黑、肉白而厚、体较重者为佳。

【功效】利水渗湿。

【贮藏】置通风干燥处。

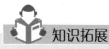 知识拓展

（1）按《中国药典》规定法测定：含麦角甾醇不得少于 0.070%。

（2）未来中药材市场的黑金子——猪苓。猪苓的药用历史当在 2000 年以上。进入 21 世纪后，猪苓的高药用价值和独特的疗效，决定了猪苓用途的逐步拓宽。内销走畅，外销增长，用量连年增长，拉升价格逐年上涨，由 2000 年的 30～32 元（千克价），上涨至 2010 年的 195 元，涨幅是 2000 年的 6 倍左右。我国有几千家药厂生产几百种含猪苓的利水渗湿新药、特药和中成药。猪苓还广泛用于临床中配方。猪苓还是我国出口创汇的重要商品之一，主要销往日本、韩国和东南亚、东北亚各国。特别是猪苓多糖的抗癌作用和防治肝炎的作用被发现后，许多国家提取猪苓多糖，研究猪苓多糖新用途。而当前的现状是，野生猪苓资源已枯竭，野生变家种又步履维艰，产量杯水车薪，猪苓市场后继乏力，猪苓将成为 21 世纪的紧俏品种。

课堂互动

请问茯苓、猪苓有何不同？

乳　香

【来源】本品为橄榄科植物乳香树及同属植物树皮渗出的树脂。通常分为索马里乳香和埃塞俄比亚乳香，每种又分为乳香珠和原乳香。

【产地】主产于索马里、埃塞俄比亚及阿拉伯半岛南部。土耳其、利比亚、苏丹、埃及亦产。我国广西有引种。

【采收加工】春、夏季均可采收，春季为盛产期。采收时，于树干的皮部由下至上顺序切伤，开一狭沟，使树脂从伤口处渗出，流入沟中，数天后凝成硬块，即可采取。落于地上者常粘附泥沙杂质，品质较次。需防尘，遇热易软化，宜密闭贮存于阴凉处。

【性状】乳香药材见图11-7，性状描述见表11-8。

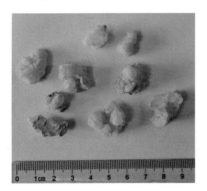

图11-7　乳香

表11-8　乳香的性状描述

项目	性状描述
形状	长卵形滴乳状、类圆形颗粒或粘合成大小不等的不规则块状物
大小	大者长达2cm（乳香珠）或5cm（原乳香）
表面	半透明，表面黄白色，被有黄白色粉末，久存则颜色加深
质地	常温下质脆，遇热软化
断面	破碎面有玻璃样或蜡样光泽
气味	具特异香气，味微苦
水试	加水研磨成白色或黄白色乳状液
火试	燃烧时显油性，冒黑烟，有香气

【品质】以色淡黄、颗粒状、半透明、无杂质、气芳香者为佳。杂质：乳香珠不得过2%，原乳香不得过10%。

【功效】活血定痛，消肿生肌。

【贮藏】置阴凉干燥处。

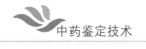

知识拓展

　　乳香　本名薰陆，为橄榄科常绿乔木的凝固树脂。因其滴下成乳头状，故亦称乳头香。为薰香原料，又供药用。《南方草木状》：薰陆香，出大秦，在海边，有大树，枝叶正如古松，生于沙中，盛夏，树胶流出沙上，方采之。

　　洋乳香　为漆树科植物粘胶乳香树的树干或树枝切伤后流出的干燥树脂。主产于希腊，与乳香相似，但颗粒较小而圆，直径约3~8mm。新鲜品表面有光泽，半透明。质脆，断面透明，玻璃样。气微香，味苦。咀嚼时先碎成砂样粉末，后软化成可塑性团状，不黏牙齿。与水共研磨，不形成乳状液体。含树脂酸约43%、树脂烃约50%、挥发油约2%。从树脂中曾分离出薰陆香二烯酮酸和异薰陆香二烯酮酸等药用硬膏原料和填齿料。

没 药

　　【来源】本品为橄榄科植物地丁树或哈地丁树的干燥树脂。分为天然没药和胶质没药。

　　【产地】主产于索马里、埃塞俄比亚、阿拉伯半岛南部及印度等地。以索马里所产没药最佳。

　　【采收加工】11月至次年2月间将树刺伤，树脂由伤口或裂缝口自然渗出。初为淡黄白色液体，在空气中渐变为红棕色硬块。采后拣去杂质。

　　【性状】没药药材见图11-8，性状描述见表11-9。

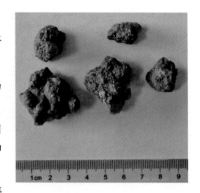

图11-8　没药

表11-9　没药的性状描述

项目	性状描述	
	天然没药	胶质没药
形状	呈不规则颗粒状团块，大小不等	呈不规则的块状和颗粒，多黏结呈大小不等的团块
大小	大者直径长达6cm以上	大者直径长达6cm以上
表面	黄棕色或红棕色，近半透明部分呈棕黑色，被有黄色粉尘	棕黄色至棕褐色，不透明
质地	质坚脆，破碎面不整齐，无光泽	质坚实或疏松
气味	具特异香气，味苦而微辛	有特异香气，味苦而有黏性

　　【鉴别】取本品粉末少量，加香草醛试液数滴，天然没药立即显红色，继而变为红紫色，胶质没药立即显紫红色，继而变为蓝紫色。

　　【品质】以块大、色红棕、半透明、微黏手、香气浓而持久，杂质少者为佳。杂质：天然没药不得过10%，胶质没药不得过15%。

　　【功效】散瘀定痛，消肿生肌。

【贮藏】置阴凉干燥处。

课堂互动

1. 想一想、说一说：来源于菌类子实体的中药有哪些？来源于菌类菌核的中药有哪些？来源于树脂的中药有哪些？

2. 请比较乳香、没药有何不同？

冰 片

【别名】合成龙脑、机制冰片

【来源】以樟脑、松节油等经化学方法合成。

【产地】主产于广东、广西、云南等省。

【性状】冰片药材见图11-9，性状描述见表11-10。

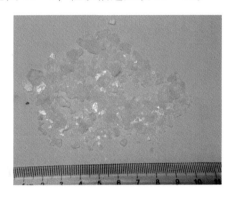

图11-9 冰片

表11-10 冰片的性状描述

项目	性状描述
形状	本品为无色透明或白色半透明的片状松脆结晶
气味	气清香，味辛、凉；具挥发性
火试	点燃发生浓烟，并有带光的火焰

【鉴别】

（1）取本品10mg，加乙醇数滴使溶解，加新制的1%香草醛硫酸溶液1~2滴，即显紫色。

（2）取本品3g，加硝酸10ml，即产生红棕色的气体，待气体产生停止后，加水20ml，振摇，滤过，滤渣用水洗净后，有樟脑臭。

【品质】以片大质薄、颜色洁白、质松脆、气清香纯正者为佳。

【功效】开窍醒神，清热止痛。

【贮藏】密封，置凉处。

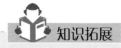

知识拓展

天然冰片如下品种。

（1）艾片 为菊科植物艾纳香的叶中提取的结晶，为天然冰片的一种。为半透明的结晶。气清香，味辛凉浓烈。燃之有浓黑烟。成分为左旋龙脑。

（2）龙脑冰片 为龙脑香科植物龙脑香树脂的加工品，为天然冰片的另一种。为半透明块状、片状或颗粒状结晶，类白色至淡灰棕色，气清香，味清凉，嚼之慢慢溶化。成分为右旋龙脑。

青 黛

【别名】靛花

【来源】为爵床科植物马蓝、蓼科植物蓼蓝或十字花科植物菘蓝的叶或茎叶经加工制得的干燥粉末、团块或颗粒。

【产地】主产福建、河北、云南、江苏、安徽等省。销全国各地。

【采收加工】夏、秋两季，当植物的叶生长茂盛时，割取茎叶，置大缸或木桶中，加入清水，浸泡2~3昼夜至叶腐烂、茎脱皮时，捞去茎枝叶渣，每50kg茎叶加石灰4~5kg，充分搅拌，待浸液由乌绿色转变为紫红色时，捞取液面蓝色泡沫状物，晒干。

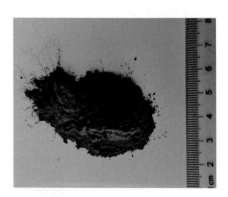

图11-10 青黛

【性状】青黛药材见图11-10，性状描述见表11-11。

表11-11 青黛的性状描述

项目	性状描述
颜色	粉末为深蓝色的粉末，体轻，易飞扬
质地	团块呈不规则多孔性的团块、颗粒，用手捻搓即成细末
气味	微有草腥气，味淡

【鉴别】

（1）取本品少量，用微火灼烧，有紫红色的烟雾产生。

（2）取粉末少量，滴加硝酸，产生气泡，并显棕红色或黄棕色。

【品质】以蓝色均匀、体轻能浮于水面、火烧时产生紫红色烟雾的时间较长、嚼之无砂石感者为佳。

【功效】清热解毒，凉血消斑，泻火定惊。

【贮藏】置干燥处。

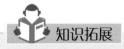

知识拓展

1. 按《中国药典》规定法测定：含靛蓝不得少于 2.0%；含靛玉红不得少于 0.13%。

2. 目前青黛的临床应用存在问题较多，如：不进行必要的水飞炮制，夹杂石灰直接使用，刺激人体、剂量不准，入汤剂煎煮有效成分难以溶出，石灰中钙离子与含有鞣质的中药成分络合沉淀，降低疗效，剂量加大，浪费药源；使用凉开水调敷外用，有效成分同样难溶出。为解决这些问题，除了应加强基层医药人员的业务素质教育和职业道德教育之外，应当做到下面几点。

（1）青黛在临床应用前一定要进行水飞炮制，除去夹带的石灰杂质，保证用药安全有效，剂量准确。具体方法是：先将青黛筛去杂质，置乳钵内加适量清水，混合研细，复注入清水，轻轻搅动，使细粉悬浮，倾入另一容器中，待沉淀后，倒去清水，然后将沉淀之粉末倾倒在铺有白纸的筛内晒干，装瓶备用。

（2）青黛粉细质轻易漂浮，不易溶于水，临床应用时一定要选用丸散剂或胶囊剂，用药汁或温开水调服或送服，用量掌握在 1.5~3g，不入煎剂，以提高疗效，节省药材。

（3）鉴于青黛成分难溶于水的特性，故在外科疮疡、皮肤病、腔道溃疡及五官科疾病的临床外用时，不管是单方运用或是复方运用都要调制成油膏剂外用或使用散剂，使青黛最大限度地发挥治疗作用。

芦 荟

【来源】百合科植物库拉索芦荟、好望角芦荟或其他同属近缘植物叶的汁液浓缩干燥物。前者习称"老芦荟"，后者习称"新芦荟"。

【产地】野生或栽培。进口芦荟主产非洲好望角、索喜德拉岛、库拉索喜望峰、南美洲，印度岛及地中海沿岸热带地区亦产。现广东、广西、云南、福建、台湾等省大量栽培，销各地各地。

【采收加工】全年可采。从叶的基部割断，将采下的叶片排列于水槽两侧，使汁液经水槽流入容器，然后放入铜锅内加热蒸发至稠膏状，倾入容器中，逐渐冷却凝固。

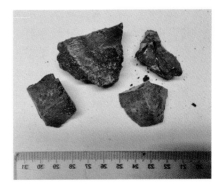

图 11-11 芦荟

【性状】芦荟药材见图 11-11，性状描述见表 11-12。

表 11-12 芦荟的性状描述

项目	性状描述	
	库拉索芦荟	好望角芦荟
形状	呈不规则块状，常破裂为多角形，大小不一	

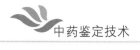

续表

项目	性状描述	
	库拉索芦荟	好望角芦荟
色泽	暗红褐色或深褐色，无光泽	暗褐色，略显绿色，有光泽
质地	体轻，质硬，不易破碎	体轻，质松，易碎
断面	粗糙或显麻纹，富吸湿性	玻璃样而有层纹
气味	有特殊臭气，味极苦	

【品质】 以气浓，味苦，溶于水后无杂质及泥沙者为佳。

【功效】 泻下通便，清肝泻火，杀虫疗疳。

【贮藏】 置阴凉干燥处。

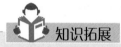 知识拓展

（1）按《中国药典》规定法测定：含芦荟苷库拉索芦荟不得少于16.0%，好望角芦荟不得少于6.0%。

（2）芦荟发展非常迅速，开发成果利用显著，经济效益巨大，其研究成果不仅用于医疗、美容、食品保健，而且还应用于染料、冶金、纺织、农药、畜牧等领域中。芦荟不仅具有各种药效，使用方法也非常多，主要有内服和外用两种。将芦荟作为食品食用还是近几十年的事情，严格来说芦荟不应该属于药食同源的植物。芦荟容易造成肾损害，因用芦荟不当，毁容者有之，致残者有之，死亡者有之，应引起注意。芦荟味苦性寒，主要适用于实证病型，对于虚证病型就不太合适。尤其是阳气不足，脾胃虚弱或虚寒体质的人食用，有时不仅不会起到治疗效果还会加重病情。心脑血管患者、肝病患者、肾病患者中医辨证多属阳虚气虚类型，过用具有清肝热泻实火作用的芦荟，等于是雪上加霜。2009年原卫生部下发通知要求凡含芦荟食品，要标明本品含有芦荟，孕妇忌服的字样，因为其含有的芦荟素会导致孕妇流产或婴儿畸形。

海金沙

【来源】 海金沙科植物海金沙的干燥成熟孢子。

【产地】 野生。主产广东、浙江、湖北、湖南、江苏等省，其他地区也多有生产。销全国各地。

【采收加工】 秋季孢子未脱落时采割藤叶，晒干，搓揉或打下孢子，除去藤叶。

【性状】 海金沙药材见图11-12，性状描述见表11-13。

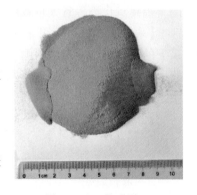

图11-12　海金沙

表11-13　海金沙的性状描述

项目	性状描述
形状	呈粉末状
颜色	棕黄色或浅棕黄色
质地	体轻，手捻有光滑感，置手中易由指缝滑落
气味	气微，味淡
水试	撒于水中则浮于水面，加热始逐渐下沉

【鉴别】

（1）取本品少量，撒于火上，即发出轻微爆鸣及明亮的火焰。

（2）粉末棕黄色或淡棕黄色。孢子为四面体、三角状圆锥形，顶面观三面锥形，可见三叉状裂隙，侧面观类三角形，底面观类圆形，直径$60 \sim 85 \mu m$，外壁有颗粒状雕纹。

【品质】以身干、粒细、黄棕色、质轻、无叶片等杂物，有光滑感者为佳。

【功效】清利湿热，通淋止痛。

【贮藏】置干燥处。

知识拓展

　　海金沙是治疗肾结石的主要药物。随着肾结石患者的增多，海金沙的市场需求逐年递增，价格也不断上扬。同时掺假现象日益严重。这种掺伪品火试也易着火燃烧而发爆鸣及闪光，但留有大量残渣；入水，有极少量海金沙浮于水面，所掺杂质下沉于水底形成大量黄色沉淀。经检查，掺入海金砂里的伪品主要是黄泥沙细粉、滑石粉及易着火燃烧闪光爆鸣的火硝类。

其他藻、菌、树脂类、植物类药材见表11-14。

表11-14　其他藻、菌、树脂类、植物类药材

品名	来源	性状特征
马勃	灰包科真菌脱皮马勃、大马勃或紫色马勃的干燥子实体	脱皮马勃呈扁球形或类球形，无不孕基部。包被呈灰棕色至黄褐色。纸质，常破碎成块片状，或已全部脱落。孢体呈灰褐色或浅褐色。紧密，有弹性。内有灰褐色似棉絮状的丝状物。触之则孢子呈尘土样飞扬，手捻有细腻感。气似尘土，无味。 大马勃不孕基部小或无。呈扁球形或已压扁呈不规则块状物，残留的包被由黄棕色的膜状外包被和较厚的灰黄色的内包被所组成，光滑，质硬而脆，成块脱落。孢体浅青褐色，手捻有润滑感。 紫色马勃呈陀螺形，或已压扁呈扁圆形，不孕基部发达。包被薄，两层，紫褐色，粗皱，有圆形凹陷，外翻，上部常裂成小块或已部分脱落。孢体紫色。取本品置火焰上，轻轻抖动，即可见微细的火星飞扬，熄灭后，发生大量白色浓烟。以个大、皮薄、饱满、松泡有弹性者为佳
雷丸	白磨科真菌雷丸的干燥菌核	类球形或不规则团块，直径$1 \sim 3cm$。表面黑褐色或灰褐色，有略隆起的网状细纹。质坚实，不易破碎。断面不平坦，白色或浅灰黄色，似粉状或颗粒状，常有黄棕色大理石样纹理。无臭，味微苦，嚼之有颗粒感，微带黏性，久嚼无渣

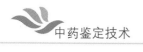
品名	来源	性状特征
血竭	棕榈科植物麒麟竭果实中渗出的红色树脂经加工制成	呈类圆四方形或方砖形，直径 6~8cm，厚约 4~6cm。每块重约250g，有的可达800g。表面暗红色，有光泽，附有因摩擦而成的红粉，底部圆平，顶端有包扎成型所形成的纵折纹。质硬脆，破碎面红色，光亮，研粉则成砖红色。气微味淡。在水中不溶，热水中软化；溶于乙醇、乙醚及苯。
儿茶	豆科植物儿茶的去皮枝、干的干燥煎膏	呈方形或不规则块状，大小不一。表面棕褐色或黑褐色，光滑而稍有光泽。质硬，易碎，断面不整齐，具光泽，有细孔，遇潮有黏性。气微，味涩、苦，略回甜
五倍子	漆树科植物盐肤木、青麸杨或红麸杨叶上的虫瘿，主要由五倍子蚜寄生而形成。按外形不同，分为"肚倍"和"角倍"	**肚倍** 呈长圆形或纺锤形囊状。长 2.5~9cm，直径 1.5~4cm。表面平滑，无角状突起，灰褐色或灰棕色，并被有灰黄色滑软的柔毛。毛茸略少，囊壁厚 1~2mm。质硬而脆，易破碎，断面角质样，有光泽，内壁平滑，有黑褐色死蚜虫及灰色粉末状排泄物。气特异，味涩 **角倍** 为不规则角状分枝的囊状物，形似菱角，长 3~8cm，直径 2~5cm。表面黄棕色或灰棕色，平滑。柔毛较肚倍明显，壁较薄。腔内有黑褐色蚜虫尸体或白色粉状分泌物和排泄物。气特异，味涩
天竺黄	禾本科植物青皮竹或华思劳竹等秆内的分泌液干燥后的块状物	不规则的片状或颗粒，大小不一。表面灰蓝色、灰黄色或灰白色，半透明，略带光泽。体轻，质硬而脆，易破碎，吸湿性强。气微，味淡

任务二　识别藻、菌、树脂类及其他植物类中药

【实训目的】

1. 通过实训，掌握海藻、冬虫夏草、灵芝、茯苓、猪苓、乳香、没药、冰片、芦荟、海金沙、五倍子、昆布、马勃、雷丸、血竭、青黛、儿茶、天竺黄的性状鉴别特征、品质要求。

2. 了解药材质量的评价方法和依据。

3. 正确认识药材饮片。

【实训内容】

1. 鉴定药材样品及饮片样品：海藻、冬虫夏草、灵芝、茯苓、猪苓、乳香、没药、冰片、芦荟、海金沙、五倍子、昆布、马勃、雷丸、血竭、青黛、儿茶、天竺黄。

2. 对照各药材的品质规定，判定实训所用药材的优劣。

【实训操作】

1. 仔细观察药材样品和饮片样品：海藻、冬虫夏草、灵芝、茯苓、猪苓、乳香、没药、冰片、芦荟、海金沙、五倍子、昆布、马勃、雷丸、血竭、青黛、儿茶、天竺黄，记录其外观、质地、气味等鉴别要点。

2. 根据品质规定，评价当天实训用药材的质量情况。

【实训考核】

表 11 - 15　藻、菌、树脂及其他类药材识别实训项目考核表

品名	来源	鉴别要点	质量情况（优，合格，差）

实验　猪苓、茯苓的显微鉴别

【实验目的】

（1）会用水合氯醛试液对粉末进行透化、再用稀甘油封片。

（2）能够在显微镜下鉴别出猪苓、茯苓的菌丝等。

（3）会对猪苓、茯苓进行显微描述和显微绘图。

【显微鉴别】

1. 猪苓　粉末黄白色。

（1）水装片可见散在的菌丝和多糖黏结的菌丝团块，大多无色，少数黄棕色或暗棕色。

（2）5%氢氧化钾液装片，多糖溶解而露出菌丝。菌丝细长，弯曲，有分枝，直径 1.5~6~13μm，横壁不明显。草酸钙方晶极多，多呈正方八面体，双锥八面体或不规则多面体，直径 3~60μm，有时可见数个结晶集合。

2. 茯苓　粉末灰白色。

（1）不规则颗粒状团块及分枝状团块，无色，遇水合氯醛渐溶化。

（2）菌丝无色或淡棕色（外层菌丝），较细长，稍弯曲，有分枝，直径 3~8μm，少数至 16μm。

【理化鉴别】

（1）茯苓粉末加 α-萘酚 + 浓硫酸──→团块物溶解，并显橙红色至深红色。

（2）茯苓粉末加碘化钾碘液──→深红色。

【作业】绘出猪苓、茯苓粉末的显微特征图。

项目小结

本项目主要介绍藻、菌、树脂类及其他类中药的基本知识概况。本项目涉及中药 18 种，其中重点品种 12 种，包括昆布、海藻、冬虫夏草、灵芝、茯苓、猪苓、乳香、

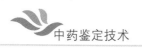
没药、冰片、青黛、芦荟、海金沙。一般品种 6 种，包括马勃、雷丸、血竭、儿茶、五倍子、天竺黄。重点品种的每一种中药着重介绍其来源、产地、采收加工、性状等鉴别特点及其品质、功效及贮藏等。一般品种列表介绍其来源及形状特征。

目 标 检 测

一、单项选择题

1. 粉末加硝酸立即产生气泡，并显棕红色或黄棕色的药材是（ ）
   A. 没药　　　　　　B. 五倍子　　　　　C. 青黛　　　　　　D. 儿茶
2. 茯苓的药用部位是（ ）
   A. 子实体　　　　　B. 菌核　　　　　　C. 块茎　　　　　　D. 藻体
3. 青黛的鉴别特征不包括（ ）
   A. 呈极细的深蓝色粉末　　　　　　　B. 质轻，易飞扬，撒于水中能浮于水面
   C. 火烧时产生紫红色烟雾　　　　　　D. 粉末加水振摇，水层显深蓝色
4. 具有挥发性，点燃发生浓烟，并有带光火焰的中药材是（ ）
   A. 海金沙　　　　　B. 青黛　　　　　　C. 乳香　　　　　　D. 冰片
5. 树脂类中药一般不溶于（ ）
   A. 水　　　　　　　B. 乙醇　　　　　　C. 乙醚　　　　　　D. 氯仿
6. 海金沙的药用部位为（ ）
   A. 种子　　　　　　B. 孢子　　　　　　C 菌丝　　　　　　D. 花粉
7. 撒在火上，发出爆鸣声且有闪光的药材是（ ）
   A. 海金沙　　　　　B. 冰片　　　　　　C. 青黛　　　　　　D. 天竺黄
8. 昆布的药用部位为（ ）
   A. 虫瘿　　　　　　B. 菌丝　　　　　　C. 孢子　　　　　　D. 叶状体
9. 青黛的药用部位为（ ）
   A. 大青叶加工品　　B. 花粉　　　　　　C. 孢子　　　　　　D. 提取物

二、配伍选择题

（1～2）
   A. 地衣体　　　　　B. 菌丝体　　　　　C 菌核　　　　　　D 子实体
1. 灵芝的药用部位是（ ）
2. 马勃的药用部位是（ ）

（3～4）
   A. 发汗　　　　　　B. 暴晒　　　　　　C. 熏硫　　　　　　D. 晒干或低温干燥
3. 冬虫夏草采收加工须（ ）
4. 茯苓采收加工须（ ）

三、多项选择题

1. 药用部位是菌核的中药有（ ）

  A. 雷丸   B. 猪苓   C. 冬虫夏草 D. 茯苓

2. 药用部位是子实体的中药有（　　　）

  A. 灵芝   B. 茯苓   C. 马勃   D. 没药

3. 含碘的中药有（　　　）

  A. 昆布   B. 雷丸   C. 海藻   D. 虫草

4. 药用部位是树脂的中药有（　　　）

  A. 没药   B. 芦荟   C. 血竭   D. 乳香

（马立本）

目标检测参考答案

项目一

一、单项选择题

1. B 2. D 3. C 4. D 5. B 6. A 7. B 8. C 9. B 10. B

二、多项选择题

1. ABC 2. ABCD 3. CD 4. AD 5. ABCD 6. BD 7. ABCD 8. ABCD
9. AD 10. ACD

项目二

单项选择题

1. A 2. B 3. B 4. C 5. B 6. A 7. A 8. D 9. D 10. A 11. B 12. C 13. B
14. B 15. B 16. A 17. D 18. B 19. D 20. A

项目三

一、单项选择题

1. B 2. D 3. A 4. A 5. B 6. C 7. B 8. A 9. D 10. C 11. D 12. C 13. A
14. C 15. D 16. A 17. A 18. B 19. B 20. C 21. A 22. C 23. B 24. C
25. C 26. A 27. B 28. D 29. D 30. C

二、填空题

1. 有节和节间，叶和芽。

2. 周皮，一列表皮细胞。

3. 五加、西洋参，十字花科、菘蓝。

4. 草酸钙簇晶，树脂道，木栓细胞，淀粉粒，网纹、梯纹导管。

5. 盐附子、黑顺片、白附片。

6. 蒽醌衍生物、人参皂苷、小檗碱、甘草甜素、芍药苷、粉防己碱、丹参酮、黄芩苷、生物碱、天麻苷。

三、名词解释

1. 指药材横切面上维管束与较窄的射线排列形成的细密放射状纹理，状似开放的菊花，如甘草、黄芪等。

2. 指苍术断面黄白色、间有棕红色油腺散在，形如朱砂颗粒状，俗称"朱砂点"。

3. 在纤维束外围有许多含有草酸钙晶体的薄壁细胞所组成的复合体的总称。

4. 药材根头部有密集横向环纹，形似蚯蚓头部，如防风。

5. 指松贝外层两鳞片大小悬殊，大鳞片呈心脏形，小鳞片镶嵌于大鳞片之中露出部分，似新月形，故称"怀中抱月"。

6. 指何首乌的块根根切面皮层中由多个异型维管束组成的云朵状花纹。

7. 指黄连根茎中段有细瘦的节间，光滑如细杆，习称"过桥"。

8. 指大黄横切面上的异常维管束。

四、思考题答案（略）

项目四

一、单项选择题

1. A　2. B　3. C　4. B　5. B　6. C　7. C　8. E　9. A　10. D　11. B　12. A　13. A
14. A　15. C　16. D　17. C　18. D　19. D　20. D

二、简答题（略）

项目五

一、单项选择题

1. D　2. C　3. C　4. D　5. B　6. A　7. B　8. D　9. A　10. A

二、多项选择题

1. AE　2. ABCE　3. ABC　4. ABE　5. CD　6. CDE　7. ABCE　8. AB　9. BCDE
10. ACDE

项目六

一、单项选择题

1. C　2. C　3. C　4. D　5. C　6. B　7. C　8. A　9. A　10. B　11. B　12. B　13. C
14. A　15. A　16. D　17. A　18. B　19. C　20. D

二、配伍选择题

1. B　2. C　3. A　4. D　5. E　6. B　7. A　8. B　9. E　10. D　11. B　12. D　13. E
14. C　15. A

三、多项选择题

1. ABD　2. ABCD　3. ABCDE　4. ACDE　5. ABCDE

四、简答题

1. 茎方柱型，叶对生，花冠二唇形，花萼钟状，多数轮伞花序腋生。

2. 形态上，草麻黄少分枝，中麻黄和木贼麻黄多分枝；表面上，草麻黄和中麻黄有粗糙感，木贼麻黄没有；节间：草麻黄和中麻黄长于木贼麻黄；膜质鳞叶：草麻黄长于中麻黄，中麻黄长于木贼麻黄；髓部：草麻黄和木贼麻黄近圆形，中麻黄为三角状圆形。

3. 石斛的植物来源有金钗石、鼓槌石斛、流苏石斛的栽培品及同属植物近似种的

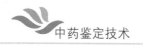

新鲜或干燥茎。

性状区别：形态上，金钗石斛为扁圆柱形，鼓槌石斛为粗纺锤形，流苏石斛为长圆柱形；金钗石斛质脆而硬，鼓槌石斛质轻而松脆，流苏石斛质疏松；断面，金钗石斛平坦疏松，鼓槌石斛断面海绵状，流苏石斛断面平坦或呈纤维状；金钗石斛味苦，鼓槌石斛味淡，流苏石斛味淡或微苦。

4. 广藿香老茎类圆形，藿香茎方柱型；广藿香叶展开呈卵形或椭圆形，藿香叶为卵形或长卵形；广藿香味微苦，藿香味淡。

项目七

单项选择题

1. B 2. D 3. D 4. C 5. A 6. B 7. C 8. A 9. C 10. C

项目八

单项选择题

1. D 2. B 3. A 4. A 5. B 6. A 7. D 8. D 9. B 10. C 11. C 12. C 13. D

项目九

1. C 2. A 3. D 4. B 5. B 6. D 7. C 8. B 9. A 10. A 11. C 12. A 13. C
14. C 15. C 16. D 17. C 18. D 19. C

项目十

一、单项选择题

1. B 2. C 3. C 4. A 5. D 6. B 7. C 8. C 9. B 10. A 11. D 12. C 13. D
14. A

二、配伍选择题

1. B 2. A 3. C 4. D 5. D 6. C 7. D 8. A 9. B

三、多项选择题

1. BD 2. ABD 3. ACD 4. ABD

项目十一

一、单项选择题

1. C 2. B 3. D 4. D 5. A 6. B 7. A 8. D 9. A

二、配伍选择题

1. D 2. D 3. D 4. A

三、多项选择题

1. ABD 2. AC 3. AC 4. ACD

参考文献

［1］国家药典委员会．中华人民共和国药典（2015 年版，一部，四部）．北京：中国医药科技出版社，2015.

［2］广东省食品药品监督管理局．广东省中药材标准（第一册，第二册）．广州：广东科技出版社，2011.

［3］全国中草药汇编编写组．全国中草药汇编（上、下册）．北京：人民卫生出版社，1978.

［4］陈仁寿．国家药典中药实用手册．南京：江苏科学技术出版社，2004.

［5］邬家林．药材商品学．北京：中国医药科技出版社，1998.

［6］林萍．中药鉴定技术．北京：中国医药科技出版社，2009.

［7］张钦德．中药鉴定学．北京：人民卫生出版社，2005.

［8］邹丽焱．中药鉴定技术．北京：人民卫生出版社，2008.

［9］吕薇．中药鉴定技术．北京：化学工业出版社，2008.

［10］李家实．中药鉴定学．上海：上海科学技术出版社，2003.

［11］张贵君．中药鉴定学．北京：科学出版社，2002.

［12］郑俊华．生药学．北京：人民卫生出版社，2001.

［13］任国荃，石虹．药材仓储技术与管理．上海：第二军医大学出版社，2005.

［14］李家实．中药鉴定学．上海：上海科学技术出版社，1996.